今日から取り組む 実践！さよならポリファーマシー

やわらぎクリニック
編著 北 和也

じほう

序

ある年末のこと。スルピリドによる薬剤性パーキンソニズムを発症し，誤嚥性肺炎を繰り返していたという高齢男性の症例を経験しました。発症当初，スルピリドの影響であることに同居する家族を含め誰も気づかずにいたのですが，状態が悪化してからようやく診断に至り，スルピリドを中止することで事なきを得ました。ところで，この大変な目にあってしまった高齢男性ですが，実は私の祖父なのです。自分は同居こそしていないものの，発症してから何度か会っていたはずなのですが，恥ずかしながら当初全く気づきませんでした（実は私の敬愛するO医師により指摘されて初めて気がついたという痛恨の症例だったのです）。きっと世の中には祖父のように診断がつけられず，例えば加齢の影響だろうとか，不定愁訴としてレッテル貼りされている人たちがたくさんいるのだろうと思うのです。この祖父のエピソード以降，日常診療でも積極的にポリファーマシー問題に取り組むことに決めました。取り組んだことを周りの人たちとシェアしたり，勉強会を開いたりしているうちに，情報発信を行う機会が増えてきました。

そんな中，さまざまな職種の方とお話しする機会が増え，たくさんの意見をいただくことができました。そして，多くの薬剤師がポリファーマシー問題に関して，実にさまざまな思いを抱いていることを知りました。ポリファーマシー問題に強い関心があり，どうにか現場を良くしたいと思っているその一方で，医師と良好なコミュニケーションを築けずに日々悶々と仕事をしている薬剤師がなんと多いことか！　コミュニケーション…。それがポリファーマシー問題における最大のキーワードであると多くの人が感じていると思います。

2015年のプライマリ・ケア連合学会の秋期生涯教育セミナーで，

さまざまなシチュエーションで働く医師・薬剤師の混合チームでポリファーマシーのワークショップを開催しました。この開催までの過程で，やはり医師と薬剤師の対話，コミュニケーションが非常に重要であることをあらためて感じました。本書はそのとき共に試行錯誤した仲間たちとあらためて試行錯誤し，信頼できる諸先輩方の力をお借りすることで生まれた『現場で奮闘する薬剤師のためのポリファーマシー対策入門書』であり，魂の一冊です。医師の立場から薬剤師に知って欲しいこと，そして薬剤師の立場から医師に伝えたいこと，それぞれの視点から思いを込めて執筆いただきました。お忙しい中にもかかわらず，すばらしい原稿をありがとうございました！

そして，出版のお話をいただいてから約１年，ときには診療所に足を運んで下さり，またある時には夜行バスを使ってまで（！）打ち合わせをしに来てくださった株式会社じほうの安達さんには，この場をお借りして心より感謝を申し上げます。一緒に食べた定食屋の出し巻き卵と１人で食べた2つのケーキの味は一生忘れません。

そしてそして，遅くまで執筆しているといつも身体を気遣ってくれる最高の妻・由紀子，すさんだ（？）心をいつも満面の笑みで癒してくれる可愛い可愛い三姉妹の和果子，咲和子，陽和子にも大感謝です！　いつもありがとう！（「可愛い可愛い」をつけろというリクエストは三女によるものです）

最後に，ポリファーマシー問題の重要性を，身をもって気づかせてくれた私の祖父「やかじいちゃん」にも，ありがとう！（本人にしてみれば感謝されてもって感じかもしれませんが…）。大変やったと思うけど，その苦痛は無駄にはせんからね！

2016年9月19日　敬老の日に

北 和也

執筆者一覧

●編 著

北　和也　やわらぎクリニック

●著

青木 拓也　京都大学大学院医学研究科医療疫学分野

青島 周一　医療法人社団徳仁会中野病院薬局

東　光久　福島県立医科大学白河総合診療アカデミー／白河厚生総合病院総合診療科

井藤 英之　洛和会音羽病院感染症科

岩崎 瑛子　地方独立行政法人大阪府立病院機構大阪府立急性期・総合医療センター薬局

岩出 賢太郎　株式会社サエラ（サエラ薬局）

大楠 崇浩　大阪警察病院ER・総合診療センター

恩田 光子　大阪薬科大学臨床実践薬学研究室

片岡 裕貴　兵庫県立尼崎総合医療センター呼吸器内科

北島 正大　りんくう総合医療センター薬剤科

忽那 賢志　国立国際医療研究センター国際感染症センター／国際診療部

齋藤 恵美子　兵庫県立尼崎総合医療センター呼吸器内科

篠原 久仁子　フローラ薬局河和田店

永田 慎平　大阪警察病院ER・総合診療センター

西村 正大　地域医療振興協会市立奈良病院総合診療科

橋本 忠幸　橋本市民病院総合内科

町谷 安紀　阪南市民病院管理部企画室／薬剤部

松田 能宣	国立病院機構近畿中央胸部疾患センター心療内科
的場 俊哉	株式会社キリン堂
宮里 悠佑	地方独立行政法人大阪府立病院機構大阪府立急性期・総合医療センター総合内科
宮下 淳	福島県立医科大学白河総合診療アカデミー／白河厚生総合病院総合診療科
村井 扶	株式会社由川メディカルサービスソーク薬局
守川 義信	南奈良総合医療センター循環器内科
吉岡 靖展	国立病院機構名古屋医療センター総合内科
吉田 英人	西伊豆健育会病院内科
矢吹 拓	国立病院機構栃木医療センター内科
山本 祐	自治医科大学附属病院総合診療内科
脇 大輔	神戸大学医学部附属病院膠原病リウマチ内科

目 次

1章 総論

なぜポリファーマシーは問題なのか？ (北 和也) ……… 2

【1】“ポリファーマシー”って何？…2　【2】何剤からポリファーマシー？…2
【3】ポリファーマシーはなぜ問題？…4
【4】ポリファーマシーはなぜ起こる？　どう解決する？…5
【5】ポリファーマシーへの介入にあたって…8

2章 薬剤師が医師と共有したい現場の悩み —どこに問題があるのか？

薬局薬剤師の仕事と現状 (恩田光子・的場俊哉) ……… 12

【1】医師と薬剤師は，使命をともにするパートナー…12
【2】「調剤」とは？…12　【3】事例紹介…14
【4】まとめ (医師と薬剤師が真のパートナーになるために) …21

医師の仕事と現状 —病院勤務医師編— (矢吹 拓) ……… 22

【1】はじめに…22　【2】病院勤務医の仕事…22
【3】どこに問題があるのか…25　【4】薬剤師との接点—病院薬剤師編— …25
【5】薬剤師との接点—薬局薬剤師編— …26　【6】おわりに…28

医師の仕事と現状 —診療所勤務医師編— (北 和也) ……… 30

【1】はじめに…30　【2】診療所勤務医の仕事って？…30
【3】診療所で引き起こされるポリファーマシー…31　【4】おわりに…35

3章 不適切処方の気づき方

不適切処方の気づき方 (吉田英人) ……… 40

【1】概論…41　【2】クライテリアを使用しての評価とその限界…45
【3】まとめ…54

4章 患者から何を聞く？　どうやって聞く？

患者から何を聞く？　どうやって聞く？
—情報収集・共有方法の TIPS— (村井 扶) ……… 58

【1】はじめに…58　【2】患者の思いに配慮しながら情報収集を行う…58
【3】服薬状況の確認は実物を見ながら…60

【4】参考になるお薬手帳，参考にならないお薬手帳…61
【5】薬局でのアンケートは話題づくり…62　【6】採血データの収集について…64
【7】おわりに…65

5章 医師にどう伝えるか，どう聞き出すか？ —疑義照会とトレーシングレポート

疑義照会で困るあれこれとその解決法 疑義照会の上手な方法について（町谷安紀・村井 扶）……68
【1】薬局薬剤師の立場から…68　【2】病院薬剤師の立場から…73　【3】最後に…77

トレーシングレポート —疑義照会するほど緊急性のない場合の飛び道具—（岩出賢太郎）……79
【1】トレーシングレポートとは？…79　【2】トレーシングレポートの様式…79
【3】疑義照会とトレーシングレポート…80　【4】トレーシングレポートの注意点…82
【5】トレーシングレポートが活きる事例…83　【6】最後に…86

医師が考える一歩上を行くコミュニケーション術 —こんな問い合わせならうれしい—（青木拓也）……87
【1】はじめに… 87　【2】ポリファーマシーと薬剤師のコミュニケーションスキル…87
【3】電話でのコミュニケーション (Telephone Communications) … 89
【4】書面でのコミュニケーション (Written Communications) … 91
【5】おわりに… 92

6章 処方整理・deprescribingのエッセンス

処方整理・deprescribingの総論（北 和也）……98
【1】PIMs 検出ツール (explicit criteria—明示的なクライテリア) …98
【2】deprescribing プロトコル，MAI (implicit criteria—黙示的なクライテリア) … 99
【3】処方整理の方法…99　【4】最後に…105

高血圧症の処方整理（山本 祐）……108
【1】はじめに…108　【2】降圧目標にとらわれた過降圧のリスク…109
【3】その降圧薬併用療法は適切か？…112
【4】高齢者での降圧薬選択と服用のタイミング…114
【5】医師が気づきにくい処方以外の薬剤…116　【6】おわりに…117

脂質異常症の処方整理（山本 祐）……119
【1】はじめに…119　【2】心血管疾患発症リスクから考える処方—1 次予防①— …120

【3】心血管疾患発症リスクから考える処方—1 次予防②— …122
【4】高齢者の心血管イベント 1 次予防…124
【5】中性脂肪が高いとフィブラート？…125
【6】スタチンとフィブラートの併用はいかに？…127
【7】そのほかの脂質異常症治療薬（エゼチミブ，ニコチン酸，
多価不飽和脂肪酸，陰イオン交換樹脂）…128　【8】おわりに…128

糖尿病の処方整理（大楠崇浩・永田慎平）……130

【1】はじめに…130　【2】高齢者糖尿病の治療目標…131
【3】治療薬選びの注意点…133　【4】糖尿病治療における処方整理…136
【5】処方整理の具体例… 137　【6】その他の工夫…139
【7】処方整理のアルゴリズム…139

高尿酸血症のポリファーマシー（宮里悠佑）……142

【1】はじめに…142　【2】高尿酸血症の定義と治療の意義…142
【3】具体的な処方例…143　【4】血清尿酸値が増加する原因…145
【5】薬物療法の注意点…147
【6】慢性腎臓病（CKD）における高尿酸血症の治療…147
【7】高尿酸血症の治療によく使われる薬剤の副作用…148　【8】まとめ…149

消化器疾患の処方整理（橋本忠幸）……151

【1】はじめに…151　【2】適切な PPI の適応とその期間…152
【3】PPI と保険適応…152　【4】よく見かける不適切処方…152
【5】PPI の合併症…153　【6】PPI の中止方法と注意点…153
【7】必要な長期処方…156　【8】まとめ… 156

循環器疾患の処方整理（守川義信）……159

【1】はじめに…159　【2】抗不整脈薬…160　【3】抗凝固薬，抗血小板薬…162
【4】心不全薬…165　【5】最後に…167

呼吸器疾患の処方整理（片岡裕貴・齋藤恵美子）……169

【1】喘息・COPD（慢性閉塞性肺疾患）治療の first choice は…169
【2】症例で考える吸入薬の選択…171　【3】その咳止めは必要な咳止めか…175

精神疾患・心因性疾患の処方整理（松田能宣）……177

【1】はじめに…177　【2】ベンゾジアゼピン（BZ）系薬の処方整理…178
【3】抗うつ薬の処方整理…179　【4】抗精神病薬の処方整理…181

睡眠薬の処方整理（青島周一）……184

【1】はじめに…184　【2】睡眠薬の処方整理における重要ポイント…185
【3】薬剤の不適切性の評価…186　【4】薬物有害事象の把握…186
【5】睡眠薬離脱のための方法…189

【6】仮想症例をもとに，睡眠薬の処方整理・deprescribingを考察する…190
【7】具体的な処方整理・deprescribingの例…193

超高齢 / フレイルな高齢者と処方整理 (西村正大) …… 196
【1】高齢者の多様性…196 【2】超高齢者とは…197 【3】フレイルとは…198
【4】5 Domain Approach…198 【5】Biomedical ～エビデンスの欠如～…200
【6】Functional ～転倒と薬物療法～…201
【7】Psychological ～認知症と服薬アドヒアランス～…201
【8】Social Problem ～近接性と薬物療法～…202
【9】Ethical Problem ～ ACPと予後予測～…203
【10】私の提案…203 【11】まとめ…204

処方整理後のフォローアップ注意点
(申し送りのポイント) (井藤英之) …… 206
【1】はじめに…206 【2】処方整理の留意点…206
【3】薬剤を中止した後に起こりうる問題…207
【4】診療報酬を得ることが主目的になっていないか…207
【5】患者に対し，正しい説明を「処方」する…208
【6】一歩進んだ実践的ポリファーマシー中止の実際…208 【7】おわりに…211

7章 お薬手帳について―みんなで共有できるカルテ

お薬手帳について―みんなで共有できるカルテ (町谷安紀) …… 214
【1】今までとこれから…214
【2】お薬手帳を見せながらの指導の効力感について…215
【3】お薬手帳に何を書くべきか…216 【4】お薬手帳と震災…218
【5】お薬手帳の未来に向けて…220

8章 一歩上をいく実践的知識

新薬についてどのように考えていけばよいのか (片岡裕貴) …… 224
【1】「新薬」とどう向き合うか？…224 【2】医療従事者の良い判断とは？…224
【3】ベストのエビデンスとは？…225 【4】真のアウトカムとは何か？…225
【5】効果量とは何か？…226 【6】確信性とは何か？…226
【7】新薬の臨床経験って？…227 【8】実際はどうなの？…228
【9】同種薬との違いは？…229 【10】結局どうするの？…230

適応にはない・添付文書には書いていない重要な処方（適応外処方）（井藤英之）……232

【1】適応外処方…232　【2】55 年通知…234
【3】保険請求可能になりうる処方リストと公知申請…235　【4】疑義照会…237

不適切な組み合わせ・相互作用とその気づき方（橋本忠幸）……239

【1】はじめに…239　【2】よくある不適切な組み合わせとそのメカニズム…239
【3】臨床的によく相互作用が問題となる薬剤…240
【4】薬剤の組み合わせについて調べる方法…241　【5】臨床医からの目線…243

Prescribing Cascade「処方の連鎖」の見つけ方～処方が引き起こす負の連鎖を断ち切る～（宮下 淳）……246

【1】“Prescribing Cascade”とは…246
【2】「処方の連鎖」に陥りやすい処方とその副作用…249
【3】「処方の連鎖」に陥りやすい患者とは…250　【4】やむを得ない処方の連鎖…251
【5】処方の連鎖を断ち切る方策…251　【6】まとめ…252

不適切な抗菌薬（忽那賢志）……254

【1】不適切な抗菌薬同士の併用…254
【2】不適切な抗菌薬と他の薬剤との併用…255
【3】不適切な抗菌薬使用…256　【4】不適切な抗菌薬…257

ステロイド投与患者においての注意点（脇 大輔）……260

【1】はじめに…260　【2】症例で考える「適切性」，「リスクとベネフィット」…261
【3】おわりに…261

消炎鎮痛薬の不適切使用（脇 大輔）……270

【1】変形性関節症（OA）に対して，NSAIDs の継続投与は妥当か？
代替手段はないか？…270
【2】NSAIDs とキノロン系抗菌薬の併用は問題ないか？…272
【3】NSAIDs は慢性腎不全（CKD）を悪化させるのか？…274
【4】NSAIDs とアスピリン（アセチルサリチル酸）の併用は大丈夫か？…275

抗認知症薬（主に ChE 阻害薬，メマンチン）の不適切処方（吉岡靖展）……278

【1】抗認知症薬の現状，市場規模…278　【2】抗認知症薬の入り口戦略…279
【3】抗認知症薬の効果…281　【4】抗認知症薬の副作用…283
【5】抗認知症薬の出口戦略…284

緩和領域の不適切処方（東 光久）……287

【1】はじめに…287　【2】「緩和領域」における PIMs の定義・エビデンス…287
【3】“落としどころ”を見つけることの重要性…289
【4】「緩和領域」の PIMs にどうやって気づくか…290
【5】薬剤師が PIMs に気づいたら…292　【6】おわりに…293

アンダーユーズ（矢吹 拓）……295

【1】はじめに…296　【2】アンダーユーズとは？…296
【3】アンダーユーズに関連する因子は？　そもそも何をもって「アンダー」か？…297
【4】アンダーユーズを見つけるツール…298　【5】症例に戻って…301
【6】まとめ…302

ポリファーマシー解消のための
ジェネリック医薬品の適正使用（篠原久仁子）……303

【1】はじめに…303　【2】GE 使用によるポリファーマシーの例と解消策…304
【3】ポリファーマシーを解消する GE の適正使用…306
【4】高齢者向けに工夫された GE 製剤…310

OTC 医薬品（一般用医薬品），
サプリメントの考え方（吉岡靖展）……315

【1】OTC 医薬品とサプリメントの現状，市場規模…315
【2】OTC 医薬品，サプリメントの副作用…318
【3】OTC 医薬品，サプリメントの使用は医療従事者に伝わっていない…322
【4】まとめ…323

9章 日常的に知識をアップデートする方法

私が勧める勉強法・ツール（青島周一）……326

【1】知識とは情報が生み出した構成物である…326
【2】手持ちの「情報」は臨床判断に役立つ「知識」となりうるか…327
【3】どんな情報を追えばよいのか…327
【4】情報を入手し，知識をアップデートするためのツール…328
【5】EBM スタイルで学ぶ…329

コラム
薬剤性○○を見逃さないためのゲートキーパーになって欲しい！……（北 和也） 10
こんなとき薬剤師を頼ってほしい……（岩崎瑛子） 36
抗菌薬とその他の薬剤との圧倒的な違いって？……（北 和也） 38
『さよならポリファーマシー』は正しいか？……（北 和也） 56
Choosing Wisely って？……（北 和也） 66
市中病院薬剤師のつぶやき……（北島正大） 94
マスコミの情報から患者さんを守ろう！……（北 和也） 96

1章

総論

なぜポリファーマシーは問題なのか？

【1】“ポリファーマシー”って何？

ポリファーマシーとは，多剤併用，多剤処方などを表す言葉である。ポリファーマシーの定義についてしばしば議論されるが，はっきりとした定義というのは実は存在しない。ポリファーマシーという言葉が医療系論文に初めて登場したのが，今から何と150年以上（！）も昔になるが，それでもいまだに明確な定義は定まっていないのである[1)]。それはどうしてなのだろう？

【2】何剤からポリファーマシー？

5剤（＝種類）以上をポリファーマシーとすることがある。5剤とする根拠として，5剤前後をカットオフ値にした場合に，機能低下，脆弱性，転倒，死亡が増えるという報告[2)]や薬物有害事象が増えるという報告[3)]などが挙げられる。それでは，すべての患者の処方を4剤以下に押さえ込むのが理想の処方といえるだろうか。

例えば，2型糖尿病がベースにあり，急性心筋梗塞後より左室収縮機能低下を伴う慢性心不全を患っている60歳代の患者が，抗血小板薬，βブロッカー，ACE阻害薬，スタチン，メトホルミンを内服していたとしても，「これは危険だ！　今すぐ処方を整理しなければ！」とは誰も思わないはずである（5剤以上の内服が問題にならない）。ところが，基礎疾患の全くない若者にこんな処方をしていたとしたら，それは事件になってしまう。つまり，内服に伴うリスクとベネフィットをそれぞれ考えた場合に，リスクを被るのに見合うだけのベネフィットが得られるかどうか，という視点が非常に大切なのである。これは

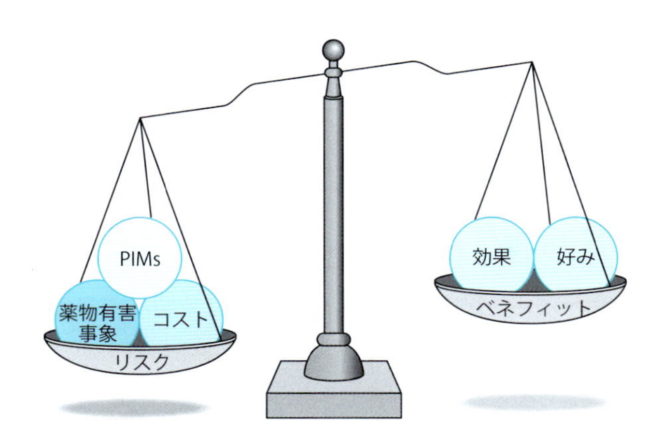

図1　1剤ごとにリスクとベネフィットを考える

1剤1剤の処方の際に，常に考える必要がある（図1）。

そうしてリスクとベネフィットを鑑みて処方した結果，やむを得ず生じたポリファーマシーのことをappropriate polypharmacy（適切なポリファーマシー），理にかなっていないものをproblematic polypharmacy（問題のあるポリファーマシー），と表現することもある[1)]。

つまり，単純に内服数が多いからダメだとか，少ないからOKだとかいったことは一概にいえず，ポリファーマシーの定義を「その人にとって臨床的に必要とされるより多く処方されている（内服している）状態」とすることが多い。

結局，5剤という数字は薬物有害事象に関する統計上の（集団で捉えた際の）数字に過ぎず，すべてのケースについて一様に当てはまるということではないのである。そもそも同じ5剤でも，内服する薬剤の種類次第でその危険性はずいぶん異なってくるはずである。5剤という数字はたかだかそのようなものなのかもしれない。とはいっても，ポリファーマシー関連のエビデンスを集積するにあたり，処方数を定義することは必要であるし，数字の設定は多すぎる処方への注意喚起にもつながるだろう。

【3】ポリファーマシーはなぜ問題？

ポリファーマシーの問題は大まかに2つある。1つは健康への影響，もう1つは医療経済への影響である。

健康への影響については上述の通り，転倒，死亡，脆弱性，機能低下および薬物有害事象の増加などが挙げられる。65歳以上の入院高齢患者700例〔約6割がポリファーマシー（5剤以上）〕のうち約5%に薬物有害事象を認め，そのうち約9割はポリファーマシーであったという日本の報告がある[4]。実際，救急外来で働いていても，病棟管理をしていても，頻繁に薬物有害事象を経験するように思う。

医療経済への影響も深刻である。厚生労働省の国民医療費統計[5]によると，日本の国民医療費は約40兆円にも上り，これは国民総生産（GDP）のうちの1割に当たる。そして，国民医療費のうち2割を薬剤費が占めている[6]。○○兆円だとかGDPだとかいわれてもイメージがつきにくいが，日本の医療費や薬剤費は，実際のところ世界的にみてどんなものなのだろう？　OECD' Health Statistics 2016によると，医療費（対GDP）はOECD加盟国35カ国のうち何と堂々の第3位のようである（http://stats.oecd.org/index.aspx?DataSetCode=SHA）。また，日本の人口は世界の2%に満たないにもかかわらず，薬剤費については何と世界の約10%を占めており，人口当たりの薬剤費は米国に次ぐ世界第2位である[7]。「日本は医療アクセスが優れているってことやなー，ホントありがたいよなー」という楽観的な考え方もあるだろうが，本当にそう思うだけでよいのだろうか。しかも，よくよく考えてみると，薬剤が関与する医療費というのは単純に薬剤費のみとは限らない。例えば不明熱診療の結果，最終診断が薬剤熱であるということもある。この診断を得る過程で，例えば全身CT，内視鏡検査，さらにはPET-CTが施行されていることもある。薬剤にまつわる医療費は，検査費や入院費などにも影響しており，こういったことは統計を眺めるだけではわからない。

そのほかにも，ポリファーマシーによりアンダーユーズが増える[8]，服薬回数が多いとアドヒアランスは低下する[9]，高齢者の退院時に服薬数が多いとアドヒアランスは低下する[10)]，など，ポリファーマシーに伴うデメリットはたくさんある。やはり，たとえ明らかな薬物有害事象が出ていない場合でも，ポリファーマシーへの介入には大きな意味があるといえるだろう。

【4】ポリファーマシーはなぜ起こる？　どう解決する？

では，ポリファーマシーはなぜ起こるのだろう？　高齢化は1つの重要な要素だろう。医療の発達や衛生状況改善により平均寿命は長くなり，高齢人口，フレイル・マルチモビディティを呈する人口が増加する。そうすると，疾患や愁訴が必然的に生じることになり，これらに対し治療的あるいは対症的処方を行う機会が増えれば，ポリファーマシーは容易に形成されてしまうだろう。例えば，糖尿病，高血圧症のある超高齢者が，肩痛・腰痛および胃腸症状をいつも訴え，独居であることへの不安とそれに伴う不眠も訴えていて，気がつけば多数の内服薬やら湿布やらが…といったような話はいくらでもあるだろう。

高齢化に伴う処方に関する諸問題は，患者の変化のみに留意すればよいというわけではない。患者のみならず医療従事者，環境（ヘルスケアシステム）など複数の要因が関与しているという[11)]。例えば，表1のような要因が挙げられる。それぞれの問題に対し，薬剤師が介入できそうなポイントについて検討してみた。

もちろん，この中にはそもそも医師が積極的に介入することが望ましいポイントが多々含まれている。「これ，オレの仕事じゃないし！」と思った方もおられるかもしれない。しかし，すべての医師が最善のサポートをしてくれているわけではないという事実を，皆さんはすでによくご存じであると思う。もし，処方医から十分なサポートが受けられていない患者が，薬剤師からのサポートも受けられないとすれば，その患者はどうすれば適切な医療を受けられるのだろうか。

筆者はこれまで，医師を積極的に（知識を，あるいはマンパワーとして）サポートすることで，現場で非常に重要な役目を果たしている薬剤師に何人も出会ったことがある。その薬剤師たちは，今置かれている環境の特色，普段よく

表1 不適切な処方につながりうる3つの要因

患者の要因
• 加齢によるマルチモビディティ，フレイルに伴う愁訴・疾患の増加 ➡臓器別ではなく患者に応じた対応を心がける。優先順位を意識した処方になっているかチェックする。超高齢者には“キュアからケアへ”を意識した対応になっているか検討する。
• 加齢による薬物動態の変化…水分量低下と脂肪組織増加による分布容積の変化／腎機能・肝機能の低下などが生じる等 ➡過量投与になっていないかチェックする。少なくともCr値，eGFR値，血中濃度，基礎疾患などについては把握しようと努める。過量投与を見つけた場合は主治医と情報共有する。
• 加齢による認知機能の低下に伴う服薬アドヒアランス低下 ➡残薬についての数的微調整のみで終わらせてはならない。介護者に内服・吸入などの状況を確認する。アドヒアランス低下例では，介護者によるサポートを提案する（例えば，内服回数を少なくしてDirectly Observed Therapyで対応する等）。服薬カレンダーの利用を提案する（薬局内での販売も１つの手）。処方をシンプルにする工夫を主治医へ提案する。
• 臓器別専門医への複数科受診 ➡複数受診による害が明らかであれば，できるだけシンプルな通院をアドバイスする等〔コモンディジーズ・コモンプロブレムであったとしても，臓器別専門医を受診する傾向のある患者はまだまだ多いが，処方医が１人増えれば薬物有害事象が30%増えるという報告[12]もあり，複数科受診が不利に働きうることを情報提供する必要性は高いと考える（これは医師には介入しづらい場合もあり，薬剤師・介護者の介入は重要である）〕。
• 病識の欠如，ヘルスリテラシーの欠如 ➡日々の患者教育が大切である。ちょっとした隙間時間を利用したアドバイス，お薬手帳への重要情報の記載，介護者との情報共有，患者勉強会の開催などの検討。
• 貧困のためのアドヒアランス低下 ➡適宜ジェネリックや合剤を提案する。新薬を必要以上に使用している場合は同等以上の効果を示す安価な代替案を主治医に提案する。優先度の低い薬剤は中止の検討を提案する。
• 処方医・薬剤師への遠慮 ➡積極的に困っていることを聞き出す。特に処方医には遠慮のため伝えられず，薬剤師のみに伝えているというケースは多い。この情報をいかにうまく処方医や介護者に伝えられるかが重要（トレーシングレポートなどを適宜利用する）。

医療従事者の要因

- **処方プラクティスの問題**
  ➡足し算処方，do処方，prescribing cascade，ガイドラインを遵守しすぎた医療などの問題を認識した場合，適宜主治医に伝える。処方医の“癖”にも配慮する。例えば，不要な合剤や新薬を積極的に使用する傾向のある医師にはコストについての情報提供やエビデンスを提案する。ただし，どうしても複数薬剤が必要な場合は，合剤を適宜使用することでアドヒアランスを向上させうる[13]。
- **処方医の知識・診療スキルの欠如**
  ➡薬剤師からの有用な情報提供によりサポートする必要がある。薬剤・薬物治療については，医師以上の情報をおくのが理想である。
- **処方医のコスト意識の欠如**
  ➡患者のアドヒアランス低下につながってしまうことに留意する。適宜同等以上の効果を示す代替案やジェネリックへの変更を提案する。
- **密室の医療化・セーフティネットの欠如**
  ➡問題のある処方を見つけた場合は医師に伝達する。疑義照会やトレーシングレポートといったシステムの未活用・不十分活用があることも多く，積極的に活用する。
- **コミュニケーション不足**
  ➡患者，医療従事者間のコミュニケーションを積極的に行う。

環境（ヘルスケアシステム）の要因

- **製薬会社のマーケティングの質とモラルの欠如**
  ➡製薬会社の情報を無批判受容しないよう心得る。営業の方に質の高い情報提供を行う。
- **マスコミの提供する情報の質とモラル**
  ➡日々の患者教育を工夫する。正しい情報の提供を積極的に行う。
- **患者情報の共有不足・コミュニケーション不足**
  ➡患者情報の積極的な共有を。例えば，お薬手帳の活用を。患者，医療従事者とのコミュニケーションを図る。
- **医師や薬剤師の生涯教育システムが整っていない**
  ➡今後の課題である。

関わる医師の特徴（診療スキルや性格など）を考慮し，うまく自分自身の役割を果たし見事に患者をサポートしているように思う。やりにくい医師とともに仕事をすることもあるだろう。勉強不足の医師からの処方箋を目にすることもあるだろう。たとえそのような状況であったとしても，必要と判断すればうまく医師や患者に伝えるべきことを伝えてほしい。どうすれば患者に安全な医療を提供できるか，そのために自分はどんな働きができるかを最優先に考え，プロフェッショナリズムをもって医療チームの一員として機能していただければ，これほど心強いチームメイトはほかにいないのである。

【5】ポリファーマシーへの介入にあたって

最近，多剤併用に関する問題が，医療従事者のみならず広く認識されつつある。診療報酬の改定があったり，広くマスコミに取り上げられることもあったりと，ポリファーマシー問題に働きかけるには追い風になっている節もある。しかし，その一方で週刊誌などには「絶対に飲んではいけない○○」，「1人でできる減薬セラピー」など，誤った情報も多数流れており，「薬＝悪」あるいは“医療否定”と混同されていることもある。医療従事者にとってもここ数年「ポリファーマシー」という言葉はキーワードとなり，言葉が1人歩きしているように感じることもある。

われわれの目標は，減処方・減薬ではなく，目の前の患者により良い医療を提供することなのであり，それは今も昔も変わらない。その目的を達成するために減処方することもある，ただそれだけのことである。よって，より良い医療を模索した結果，処方が増えていることもあるし，別にそれはそれで良いのである。決して，減薬・減処方を目的としてはいけない。

ところで，ポリファーマシーへの介入により，入院やQOL改善など臨床的に重要なアウトカムの改善は認めないという論文がある[14]。「え？　じゃあ，ポリファーマシーに介入する必要はないんじゃないの？」と考えられる方もおられるかもしれない。しかし，ある状況では確実に介入が功を奏することを，私たちは肌で感じているのではないだろうか。処方を整理したことにより，患者が健康を取り戻し，幸せな生活をサポートできたという経験をしたものは，筆者だけではないはずである。「何でもかんでも減薬を！」というのではなく，より患者の状況にフィットした処方整理を，患者と医療チームと，みんなで協力して見つけていくことができればと思う。

参考文献

1) Duerden M, et al.: Polypharmacy and medicines optimization : making it safe and sound. The King's fund 2013
2) Gnjidic D, et al.: Polypharmacy cutoff and outcomes: five or more medicines were used to identify community−dwelling older men at risk of different adverse outcomes. J Clin Epidemiol, 65（9）: 989−995, 2012
3) Field TS, et al.: Risk factors for adverse drug events among older adults in the ambulatory setting. J Am Geriatr Soc, 52（8）: 1349−1354, 2004
4) Fushiki Y, et al.: Polypharmacy and Adverse Drug Events Leading to Acute Care Hospitalization in Japanese Elderly. General Medicine, 15（2）: 110−116, 2014
5) 政府統計の総合窓口（http://www.e−stat.go.jp/SG1/estat/NewList.do?tid=000001020931）
6) 日本薬剤師会：後発医薬品の普及に係る現状と今後の課題．歳出改革WG重要課題検証サブ・グループ　ヒアリング説明資料．平成27年5月29日（http://www.kantei.go.jp/jp/singi/gskaigi/working/dai5/siryou2.pdf)
7) IMS Institute：The Global Use of Medicines: Outlook Through 2016, July 2012（http://apps.who.int/medicinedocs/documents/s20306en/s20306en.pdf)
8) Blanco−Reina E, et al.: Optimizing elderly pharmacotherapy: polypharmacy vs. undertreatment. Are these two concepts related? Eur J Clin Pharmacol, 71（2）: 199−207, 2015
9) Osterberg L, et al.: Adherence to medication. N Engl J Med, 353（5）: 487−497, 2005
10) Pasina L, et al.: Medication non−adherence among elderly patients newly discharged and receiving polypharmacy. Drugs Aging, 31（4）: 283−289, 2014
11) Spinewine A, et al.: Appropriate prescribing in elderly people: how well can it be measured and optimised? Lancet, 370（9582）: 173−184, 2007
12) Pretorius RW, et al.: Reducing the risk of adverse drug events in older adults. Am Fam Physician, 87（5）: 331−336, 2013
13) Osterberg L, et al.: Adherence to medication. N Engl J Med, 353（5）: 487−497, 2005
14) Cooper JA, et al.: Interventions to improve the appropriate use of polypharmacy in older people: a Cochrane systematic review. BMJ Open. 2015 Dec 9; 5（12）: e009235. doi: 10.1136/bmjopen−2015−009235.

コラム

薬剤性○○を見逃さないための ゲートキーパーになって欲しい！

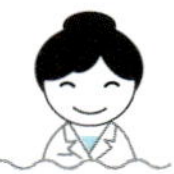

医師をしていると，どんなシチュエーションでも薬剤の副作用を生じているケースに遭遇する。救急外来で働けば，薬剤の副作用で救急搬送される患者に多数遭遇する。SU薬による低血糖性昏睡（必要以上に厳格な血糖コントロールであった，シックデイ時の対応について説明不足であった），ベンゾジアゼピンによる意識障害（認知症患者がうっかり過量内服した），H_1ブロッカーによる転倒や尿閉（市販の総合感冒薬を内服した）などは日常茶飯事である。

大学病院や市中病院の感染症科で働いているときのこと。院内発症の発熱患者についてコンサルトを受けていると，鑑別として薬剤熱が挙がり，実際に診断に至ることもしょっちゅうある。しかも，使用の必要性の乏しい薬剤により引き起こされていることもある。担当医は少しでも患者を良くしたいという気持ちで処方しているのだが，それとは裏腹に自分の手で診療を複雑にしてしまっていることもあるのだ。

ヒポクラテスの時代から「First, Do No Harm.」は医療の大原則であり，それは皆理解しているはずなのだが，処方に関する負の影響については，医師も患者もなぜかすっぽり思考から抜けてしまっていることが多い。薬剤への信頼がもともと高いからか，薬剤性○○であると医師や患者に伝えたとしても，「まさか薬のせいだったなんて」とか「そんなことってあるんですか？」と反応されることも多い。そこで重要なのが薬剤師による医師や患者へのアドバイスである。医師や患者が副作用の存在に気づいていない場合，ぜひ薬剤師が専門的知識を活かして察知し，診療をサポートいただければ心強い。

2章

薬剤師が医師と共有したい現場の悩み

—どこに問題があるのか？

薬局薬剤師の仕事と現状

【1】医師と薬剤師は，使命をともにするパートナー

医師の任務は，「医師法第1条」の中で「医師は，医療及び保健指導を掌ることによつて公衆衛生の向上及び増進に寄与し，もつて国民の健康な生活を確保するものとする」と定められている。同様に，薬剤師の任務は，「薬剤師法第1条」の中で，「薬剤師は，調剤，医薬品の供給その他薬事衛生をつかさどることによつて，公衆衛生の向上及び増進に寄与し，もつて国民の健康な生活を確保するものとする」と定められている。これらの任務条文は，社会から付託された「同じ使命」を果たすべく，医師と薬剤師が役割分担し協働することの必然性を明確に反映している。

【2】「調剤」とは？

薬剤師法の上記条文で筆頭に挙げられている「調剤」は，「薬剤の取り揃えや調製」のみを意味するのではなく，①処方箋の受付，②処方内容の鑑査，③薬剤服用歴（以下，薬歴）の確認，④医師への疑義照会，⑤薬剤の調製，⑥薬袋への必要事項の記入，⑦薬剤交付時の情報収集や指導・支援，⑧薬歴の記入，⑨その他〔相談応需などのメンタル業務，他職種へ（から）の情報提供，情報収集など〕，といった一連の行為を含んでいる。また，「調剤」を行う場所は，薬局のみならず，規定された条件や業務の範囲内において「患者の居宅」まで拡大している。

調剤プロセスの中で薬剤師が大切にしているのは，「患者のQOLを維持・向上させることを目指して，患者が薬物療法を安全に継続できるように支援する

こと」である。そして，多くの薬剤師は，医師と薬剤師のパートナーシップ，具体的には「患者情報の共有と協働」を切望している。

そこで，次項からは，ポリファーマシーの問題を中心に据えて，薬局薬剤師の仕事に関わる3つのテーマについて，医師と薬剤師のパートナーシップと関連づけて考えてみたい。

1 薬歴管理

医師にとっての診療録に相当するものが，薬剤師にとっての「薬歴」である。薬歴には薬物療法に係る患者情報が集積されている。薬剤師は薬歴情報に基づいて，処方の適切性，医師への疑義照会の要否，提供（収集）すべき情報，確認すべき項目，薬剤の調製方法，指導の内容などを判断している。ただ，薬歴作成時の情報源は，処方箋，お薬手帳，患者や家族が話す内容が中心になるため，患者の身体・生活状況の推移，既往歴，現在の病状や処方意図，治療の経緯や方針などの「医師に依拠する情報ではあるが，薬剤師も把握しておいた方がよい情報」を薬歴に反映させづらいケースが多いのが現状である。このような状況下では，薬剤因性の副作用や漫然投与の可能性など，「問題があるとは断言できないが，場合によってはポリファーマシーの是正に貢献しうる事項」に関する医師への照会は薬剤師にとってかなり困難である。そこで，何らかの形で医師と薬剤師間で必要な患者情報が共有できれば，薬歴情報が充実し「深みのある疑義照会」も可能になるのではないかと考えている。

2 外来服薬支援

薬局では，処方箋の受付有無にかかわらず，自己による服薬管理が困難な外来患者またはその家族の求めに応じ，当該患者が服薬中の薬剤について，薬剤師が服薬支援を行うことができる。また，当該薬剤を処方した保険医に当該薬剤の治療上の必要性および服薬管理に係る支援の必要性を確認した場合は，保険調剤上の報酬が設定されている（外来服薬支援料）。薬局に患者が持ち込まれた薬剤を整理する過程で医師と薬剤師が協働し，個々の薬剤の要否を見直すことができれば，ポリファーマシー是正の好機になる可能性は高いと考える。

3 薬剤師から医師への服薬情報の提供

処方箋の発行元である保険医療機関から保険薬局に対して情報提供の求めがあった場合や，薬歴に基づいて患者に薬学的な管理や指導を行っている保険薬局が必要と認めた場合に，当該薬局の薬剤師は当該医療機関の医師に対して，服薬状況などの情報を文書で提供することができ，保険調剤上の報酬が設定されている（服薬情報提供料）。ただし，情報提供に際しては当該患者の同意が必要である。情報提供手段の1例として，「トレーシングレポート」の活用が挙げられる。

【3】事例紹介

本項では，医師と薬剤師の協働により，残薬解消・処方の見直し，服薬アドヒアランスの改善につながった事例を紹介する。

1「外来服薬支援」を活用した取り組み

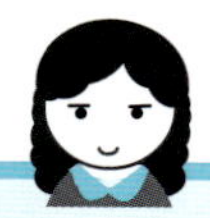

事例 ❶

筆者が勤務する薬局を訪れた1人の女性から「母親が薬をきちんと飲めておらず，薬が余っている」との相談を受けた。事情を尋ねると，以前，受診していた病院から3カ月ごとに処方箋をもらい，当該病院の前にある薬局で薬を受け取っていたとのことだった。

来局者の話によると，今までは，患者が薬を自己管理しており，受診時には処方医に「薬はきちんと飲んでいる」と話していたため，そのまま処方が継続され，薬局でも薬剤師に「薬はきちんと飲んでいる」と答えていたため，薬剤師も処方通りに薬を交付していた。しかし，来局者が患者宅を訪問した際に残薬を発見した。

【問題発見の経緯】

薬歴を調べてみると，この患者は，筆者が勤務する薬局に診療所（整形外科）からの処方箋のみを持参していた。来局時にお薬手帳を携帯しておらず，他科受診していることも知らされていなかったため，今回家族からの相談を受けて初めて，多剤併用の問題を把握することができた。

来局者によると，今後は，病院の処方医に紹介状を書いてもらい，患者は自宅近くの診療所（内科）を受診する予定なので，現在ある残薬の処理と今後の服薬管理を薬局へ希望された。

患者情報（薬局で把握していた情報）

70歳代女性

「骨粗鬆症」治療のため診療所（整形外科）を受診している。

【処方内容】

	薬剤	用量	用法	時期	日数
①	アルファカルシドールカプセル1mg	1カプセル	分1	朝食後	35日分
②	アレンドロン酸ナトリウム錠35mg	1錠	分1（土曜日）	起床時	5日分

【薬局での対応】

①筆者らは「外来服薬支援料」について患者の家族に説明し了承を得たうえで，「ブラウンバッグ運動*」について紹介し，患者宅にあるすべての残薬を薬局で用意したバッグに入れて持ってきてもらうよう依頼した。

*ブラウンバッグ運動

薬局薬剤師が中心となって取り組んでいる活動で，その目的は，患者が服用している薬をすべて薬局に持参してもらい，重複投与や相互作用などの問題がないかチェックするとともに，残薬の有効利用も併せて検討すること。1990年代にアメリカでこの活動が始まった時に使用していた紙袋が茶色であったことから，「ブラウンバッグ運動」と呼ばれるようになった。

残薬の内容

① 一硝酸イソソルビド錠20mg　109錠
② ジルチアゼム塩酸塩徐放カプセル100mg　45カプセル
③ ニコランジル錠5mg　250錠
④ ロフラゼプ酸エチル錠1mg　21錠
⑤ アルファカルシドールカプセル1mg　13カプセル
⑥ アレンドロン酸ナトリウム錠35mg　1錠

②病院の処方医に問い合わせ，家族が持参されたお薬手帳と薬袋に記載されている処方内容を再確認し，現処方すべての薬剤に関する継続服用の要否確認とともに，以下の情報を提供した。

- 患者宅に，今まで処方されていた薬が残っていること
- 整形外科も受診しており，薬が処方されていること
- 患者本人による服薬管理が難しく，家族から対応を相談されていること
- 必要に応じて，紹介先の診療所や整形外科医へも情報提供する可能性があること

その結果，病院の処方医から次の患者情報を得た。

- 患者の状態は経過がよく，今後は患者宅近くの診療所にて受診するよう紹介状を書いた。したがって，当該患者を最後に診察したのは3カ月前で，その際下記の薬を処方した。

処方内容

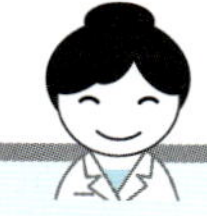

① 一硝酸イソソルビド錠20mg	2錠	分2	朝夕食後	91日分
② ジルチアゼム塩酸塩徐放カプセル100mg	1カプセル	分1	夕食後	91日分

③ ニコランジル錠5mg	3錠	分3	朝夕食後，寝る前	91日分
④ ロフラゼプ酸エチル錠1mg	2錠	分2	朝夕食後	30日分

また，薬剤師による「外来服薬支援」として，調剤済みとなった薬を一包化してまとめることについて処方医より了承を得た。

③整形外科医に問い合わせ，内科受診に関する情報を提供したうえで，服薬管理を目的にアルファカルシドールカプセルも一緒に一包化してもよいかを確認し，了承を得た。

④アレンドロン酸ナトリウム錠35mgを除く5種類の薬を服用日と用法を印字して，ロフラゼプ酸エチル錠1mgの残薬に合わせて10日分だけ一包化した。その他の残薬は一包化せず，薬局にて保管することにした。
また，今後処方される紹介先の内科医師に残薬状況を報告するため，お薬手帳に残薬状況と，その残薬は薬局で保管していることを明記し，患者の家族には，受診時には必ずお薬手帳を持参し，主治医と薬剤師に見せるよう依頼した。

現在，ロフラゼプ酸エチル錠1mgの要否を検討中で，不要であれば削除になる可能性がある。

2 「トレーシングレポート」を活用した取り組み

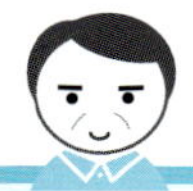

事例 ❷

筆者が勤務する薬局を訪れたケアマネジャーから「担当している患者さんの服薬管理を支援してもらえないか？」との相談を受けた。事情を尋ねると，当該患者は脊柱管狭窄症により「要支援2」の認定を受けており，また，以前から服薬間違いも多く，昼食後に飲むべき薬を朝食後に飲んだり，眠れないからといって，眠前に服用する薬を複数過剰に飲んだりと，服薬行動に問題があったとのことだった。

【対策の経緯】

これまでケアマネジャーが服薬カレンダーを用いて服薬管理を試みたが，患者がデイサービスを利用する際に持参し忘れるケースが多くあったようだった。また，作業療法士も服薬管理の介助を行ってきたが，業務上かなり負担がかかるため，思うように効果が上がらなかったようである。

患者情報

50歳代男性

既往歴：アルコール依存症，不安症にて病院（心療内科）を受診。
脳の軽度萎縮の所見あり。
高血圧症，高尿酸血症，前立腺肥大にて診療所（内科）を受診。
脊柱管狭窄症にて診療所（整形外科）を受診。

その他情報：生活の自立に対しては積極的であり，リハビリのため介護施設に通っている。現在は断酒しており，ヘルパーの介助を受けながら自炊も行っている。

処方内容

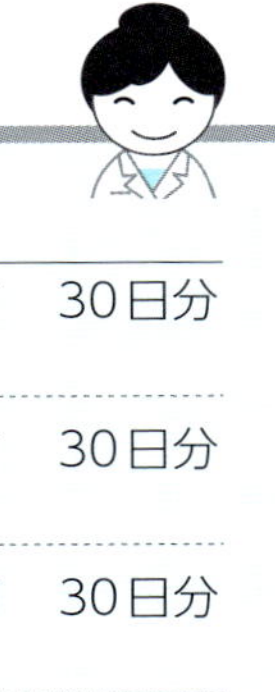

● 心療内科

	薬剤	用量	用法	時期	日数
①	アリピプラゾール錠3mg	2錠	分1	寝る前	30日分
②	ロフラゼプ酸エチル錠1mg	1錠	分1	寝る前	30日分
③	フルニトラゼパム錠1mg	0.5錠	分1	寝る前	30日分
④	フルニトラゼパム錠1mg	0.5錠	不眠時	30回分	

● 診療所（内科）

	薬剤	用量	用法	時期	日数
①	アムロジピン口腔内崩壊錠5mg	2錠	分2	朝夕食後	30日分
②	アロプリノール錠100mg	1錠	分1	朝食後	30日分
③	シロドシン錠4mg	1錠	分1	朝食後	30日分

● 診療所（整形外科）

	薬剤	用量	用法	時期	日数
①	エルデカルシトールカプセル0.75μg	1カプセル	分1	朝食後	21日分
②	アセトアミノフェン錠200mg	3錠	分3	朝昼夕食後	21日分
③	プレガバリンカプセル25mg	2カプセル	分2	朝夕食後	21日分
④	ラフチジン錠10mg	1錠	分1	朝食後	21日分

【薬局での対応】

相談を受けたケアマネジャーによると，当該患者の主治医は病院の勤務医師とのことだった。病院での医師の多忙さを鑑みると，診察時間の合間に十分な情報交換を行うことは難しいと考え，連携が円滑に進むよう，まずは当該病院の「地域連携室」に連絡をとることにした。

①担当ケアマネジャーから地域連携室担当者へ，薬局薬剤師に対して当該患者の服薬管理を依頼した旨を主治医に伝達してもらうよう依頼した。その後，筆者から当該地域連携室へ連絡し，主治医に現状報告を希望している旨を伝えたところ，地域連携室の担当者から，「こちらから主治医に連絡するので，患者情報を提供してください」との回答を得た。

②その後，トレーシングレポートを活用して主治医と患者情報を共有し，薬剤師による「介護予防居宅療養管理指導」の実施を提案した。その結果，訪問指示書を通して主治医から上記の「患者情報」を得るとともに居宅訪問を依頼された。

③薬剤師は当該患者の服薬状況および残薬の有無を確認し，その結果を主治医に報告した。その報告内容に基づき，当該患者の服薬管理を容易にするために，3つの診療科から処方された薬をまとめて一包化するよう主治医から依頼を受けた。

④薬局から診療所（内科，整形外科）の処方医に連絡をとり，当該患者の服薬状況と，主治医から一包化調剤の依頼を受けた旨を情報提供し，それらの内容について了承を得たので，服用日と用法を印字して，すべての薬を用法ごとに一包化した。

この事例では，病院内の「地域連携室」が，薬局薬剤師と病院医師の橋渡し役として機能した。また，トレーシングレポートを用いて患者情報を主治医と共有した結果，「介護予防居宅療養管理指導」の実施につながった。その後も，薬剤師が患者宅を訪問し，現在は，飲み間違いも残薬も生じない状況が継続している。

【4】まとめ（医師と薬剤師が真のパートナーになるために）

医薬分業という医療提供体制が「あるべき姿」で機能すれば，薬局に患者の服薬情報が集約される。それは，「各診療科からの個別処方には問題がなくても，複数診療科を受診することによって発生しうる“患者のためにならないポリファーマシー”を発見し是正できる可能性が高まることを意味する。しかし，このチャンスを最大限に活かすためには「医師にこのことを伝えたいが，どのようにすれば？」，「医師から教えてほしいことがあるが，難しいかな？」といった，薬剤師にとっては決して低くない，しかし必ず飛び越えるべきハードルがあり，これこそが，「薬剤師が医師と共有したい現場の悩み」の核心かもしれない。

本稿で紹介した事例は，薬局薬剤師の仕事のごく一部を切り取ったものであり，劇的なポリファーマシーの解消につながったものではない。しかし，「医師と薬剤師がそれぞれの役割を相互理解し，あらゆる機会を捉え，工夫を凝らして患者情報を共有し，気になることは気軽に意見交換できる環境を整える努力を地道に続けることが，患者本位の薬物療法を実現できる唯一かつ最速の方法だ」ということを教えてくれたように思う。

医師の仕事と現状
—病院勤務医師編—

【1】はじめに

本稿では,「薬剤師と医師が共有したい現場の悩み」という非常に興味深いテーマについて私見も交えて書かせていただく。先日も保険薬局の薬剤師の見学をお引き受けし，数日間診療に同行していただいたが,「こんなことをやってるんですね！」と驚かれていたのが印象的だった。まだまだお互いの業務についての理解が不十分なところもあると思われ，筆者自身の業務を中心に病院勤務医の業務内容の概要についてこの機会に紹介できればと思う。

【2】病院勤務医の仕事

「病院勤務医の仕事」と一口にいっても，医療機関によって大きく異なるのが現状だろう。以下，一般的に病院勤務医が行っている可能性が高い業務について解説する。

1 入院診療

病院勤務医の仕事の大きな役割の1つは入院診療である。受け持ち患者数や診療体制は医療機関規模や医師数によって異なるため一概にはいえないが，1人の入院患者を複数で診療する体制を確保できる医療機関は大学病院や研修病院など限られた病院であり，主治医単独で診療していることもまだまだ多い。

2003年から診断群分類包括評価（Diagnosis Procedure Combination：DPC）と呼ばれる診断疾患に基づいた定額支払い制度が導入され，今までの出来高制度とは異なる診療報酬算定制度となっている。この制度は1回の入院費用が定額で包括医療費として規定されており，入院期間が長引いたり，入院期間中に行う医療行為が多いと医療機関の収益が減るという仕組みでもある。すなわち入院期間の短縮が重要になっている。2016年度時点でDPC対応病床は全一般病床全体の55％といわれており，かなり普及してきたと考えてよいだろう。

一方，疾病構造の変化も確実に起こっており，多疾患併存のある虚弱高齢者や社会的経済的弱者の入院が明らかに増えている印象がある。病院勤務医の仕事には，単なる医療ケアを提供するだけでなく，退院や転院に向けて介護福祉サービスと連携しながら，患者・家族それぞれの希望を尊重し，最も適した場所を提供していくという複雑な作業が含まれてくる。

2 外来診療

多くの病院勤務医は外来診療枠を持っており，初診・再診それぞれの診療枠を受け持っていることが一般的だが，医療機関や診療体制によって枠の取り方は異なる。再診は予約枠になっていることが多いが，午前中だけで30～50人程度を診ることもあり，1人当たりの診療時間はいわゆる“3分診療”になっている可能性がある。厚生労働省が行った病院受療行動調査[1]によれば，実際の診療時間が「3分未満」が16.5％，「3分以上～10分未満」が51.2％を占めており，約70％の患者が1人当たり10分以内で診療が終わっているのが現状だろう。一方，この調査では満足度調査も平行して実施しているが，この状況に「満足していない」と回答した方は8.4％程度であり，患者自身は現状の診療時間にある程度満足している様子もうかがえる。

厚生労働省は，病院・病床機能の分化・強化を推進しており，総合病院での外来診療は縮小する方向で舵切りが行われている。1996年以降，病院の外来患者は減少傾向であり[2]，今後もその傾向は強まると考えられる。ある程度の期間病状が安定していれば，近隣の開業医への紹介が促されることが一般的といえるだろう。

3 救急診療

医療機関によって異なるが，救急告示病院などでは，日中・夜間を問わず救急車や紹介患者の救急応需が求められている。救急患者は水物であり，いつ搬送されてくるかはわからない。また，重症度や緊急性も搬送患者によって大きく異なるのが現状であり，救急診療によって通常行っている業務が一時中断することもしばしばあるのが現状である。

多くの病院勤務医は日中に救急車の受け入れを担う救急当番を担当していることも多く，救急診療もまた業務の1つである。

4 当直業務

当直と夜勤は異なる。当直とは一般的には①常態として，ほとんど労働をする必要のない勤務であること，②通常の労働の継続でないこと，③相当の睡眠設備が設置されていること，④宿直手当が支払われていること，⑤1週間に1回以内であることなどとされている。救急診療に多くの時間を割く当直業務は，労働基準法に照らせば当直というよりも夜勤というべきであろう。少し古いデータにはなるが，中医協の調査[3]によると，病院勤務医の平均当直回数は2.78回/月であり，救急科や産婦人科，小児科で当直回数が多い傾向にあった。

また，勤務医の1週間当たりの実勤務時間は平均61.3時間であり，労働基準法で制定される40時間は優に超えている状況である。そして，当然のように夜勤後も通常の日勤勤務を行っている医療機関がまだまだ多い。

5 検査

これは医師の専門性によって大きく異なるが，各種内視鏡検査（上部下部消化管・気管支鏡等），超音波検査，カテーテル検査などを行っている医師も一定数おり，曜日ごとに検査枠を設定している。処置によっては緊急で検査が必要になることもある。

6 その他

院内横断チームとして，感染対策チーム（ICT）や栄養サポートチーム

(NST)，緩和ケアチーム，皮膚・排泄ケアチーム(WOC)，摂食・嚥下チームなど多くの多職種連携チームが形成され，医師もその一員として関わっていることも多い。また，各種会議やカンファレンスなど，通常の診療以外に管理業務や教育・勉強に時間を割いている。

【3】どこに問題があるのか

❶ 多忙であること

病院勤務医は現時点では十分機能分化されているとはいえず，概して多忙である。前述の通り，カバーすべき診療範囲が広く，1週間を通じて十分余裕のある時間を確保することは難しい。処方業務を行うに当たっても，十分な検証を行う時間が確保されていないことも課題の1つだろう。

❷ 教育が不十分

外来診療においても入院診療においても，薬物処方に関する教育が十分されてこなかったという現実もある。特に，薬物療法のエビデンスをメリット・デメリットごとに定量的に提示する能力は不十分だといえるだろう。

❸ 連携が不十分

院内外の薬剤師との連携はいまだ十分ではないといえる。これについては，以下の薬剤師との接点の部分で詳しく解説する。

【4】薬剤師との接点―病院薬剤師編―

病院勤務医と病院薬剤師の接点について，当院の状況を通して解説する。病院薬剤師との接点は，主に入院患者のケアを行う場合に生じることが多い。これまでは，処方を行った際に，その内容についての疑義や提案を直接電話でもらうことが多かった。現在は，各病棟に薬剤師が配備されたこともあり，入院時の持参薬の確認や，薬剤変更時の患者・家族への説明などを積極的に行ってもらっており，直接顔を合わせて話すことも増えてきた。

また，院内横断チームの一員として薬剤師がメンバーに入り，薬剤師の専門性を活かした多職種連携を展開している。当院の特色として，2014年10月に発足した薬剤師を含めた多職種連携チームである「ポリファーマシーチーム」がある。このチームは，入院患者に一定の基準を設けてスクリーニングを行い，該当患者を内科医が診察して，投薬について見直す「ポリファーマシー外来」という取り組みを担っている。

具体的には，当該病棟に入院した患者全例に対して，看護師・薬剤師が，スクリーニング基準である①65歳以上，②1週間以上の入院見込み，③内服薬5種類以上を確認する。該当した場合に，患者および家族に，パンフレットを用いて概要を説明し，同意が得られた場合には，もともとの処方医療機関に地域連携室職員が診療情報提供書の送付を依頼する。その後，「ポリファーマシー外来」の予約枠を取得し，担当薬剤師が，受診までに，詳細な既往歴や内服薬剤の内容，処方経緯を確認し，処方解析を行っている。「ポリファーマシー外来」では，主に総合内科医が患者・家族と面談・診察を行いながら，薬剤エビデンスと患者・家族の薬への思いや希望をもとに薬剤の見直しを行う。薬剤調整後は病棟看護師や医師・病棟薬剤師が多角的に体調変化を確認し，適宜フォローアップしながら段階的な薬剤調整を行っている。複数回面談を重ねて調整していく方も多く，退院時には地域医療連携室を介して，処方元医療機関に診療情報提供および「ポリファーマシー外来」の取り組み概要を送付している。

開設にあたり，院内で複数回勉強会を開催し，概念や活動内容の啓蒙活動を行った。また，医局会で全医師に取り組みの案内と理解を呼びかけたり，近隣医療機関や薬剤師会などで勉強会を開催し，取り組みについて案内を行った。さらに，患者・家族に対する説明・同意文書やパンフレットの作成を行っている。取り組みを通して徐々に薬剤師の主体性が出てきており，最終的には薬剤師業務の1つとして定着すればよいと考えている。

【5】薬剤師との接点―薬局薬剤師編―

現状，病院勤務医と近隣の薬局薬剤師との接点は非常に少ないと言わざるを得ない。診療所やクリニックの医師であれば門前の薬局薬剤師との関係性はより密接になるが，病院と保険薬局の場合には組み合わせが複数考えられ，顔と顔が見える関係ができにくいのが難しい点である。

病院勤務医と薬局薬剤師の接点が最も生じるのは，疑義照会であろう。疑義照会の内容について2015年度に行われた全国薬局疑義照会調査報告書[4]を見てみると，疑義発見経緯は，「処方箋の内容により」が全体の56.1％を占め，次いで「患者・家族へのインタビューにより」が42.4％と多かった。疑義照会率は処方箋枚数29万7,086枚中7,607枚と全体の2.56％で，中身としては，形式的疑義照会（記載漏れや判読不能）が21.9％，薬学的疑義照会が78.1％だった。薬学的疑義照会の中で最も多かったのは，用法・用量に関する疑義で31.3％，続いて安全性上の疑義26.0％，日数・回数・総数に関する疑義25.6％と続いた。疑義照会による薬剤費節減は，推定103億円/年ともいわれ，疑義照会による処方変更が薬剤費節減に大きく貢献している可能性がある。疑義照会の有用性は証明されているといってもよいだろう。

一方，疑義照会への対応は医療機関ごとに異なるといわれている。例えば，医師と直接話をしたくても受付事務で門前払いをしたり，医師が多忙で十分な対応ができなかったりと，トラブルの原因になることもある。医師から怒られたり，怒鳴られたりといった経験がある薬局薬剤師も多いのではないだろうか。

病院勤務医の多忙な状況も考えると一概に医師のみが悪いとはいえない状況ではあるが，有用性が証明されている疑義照会が，より円滑でストレスが少ない形で行われる形が求められている。

薬剤師法第24条（処方せん中の疑義）では，「薬剤師は，処方せん中に疑わしい点があるときは，その処方せんを交付した医師，歯科医師又は獣医師に問い合わせて，その疑わしい点を確かめた後でなければ，これによつて調剤してはならない」と記載されており，調剤前に問い合わせを行わなければならないという時間的な制約がある。一方，医師側にとっては診療中に電話に出なくてはいけないこと自体がストレスであり，患者コミュニケーションを阻害することにつながるかもしれない。日本のアンケート調査[5]で，診察中に医師のPHSが鳴った時に患者がどう感じるかというものがあり，「その場で対応してよい」

と答えた患者が54%，「電源を切ってほしい」と答えた患者が10%という結果だった。「その場で対応してよい」とした患者が半分しかいないということはある種の事実であり，疑義照会の電話が医師・患者コミュニケーションを断絶することにつながりかねないのを示唆している。

やはり，重要なのはコミュニケーションスキルであろう。時間がない中でいかに簡潔に，伝わりやすく，要点をまとめられるかは疑義照会においても重要なスキルの1つである。研修医に指導する時も，一番最初にブリーフサマリーをつけてプレゼンするように指導するが，「○○についての疑義照会です」と話したい内容を最初に簡潔に述べるのがよい。また，忙しい外来診療中の質問や提案であれば，Closed Questionの形で「○○してよいか？」，「○○だと思うが間違いないか？」などと相手がYes Noで答えやすい形として確認するのも有用かもしれない。比較的緊急性を要さない問い合わせについては，トレーシングレポートやファクシミリなどを利用するのも1つの方法であろう。

何にせよ，普段から顔と顔の見えるコミュニケーションを取っていくことが重要であり，病院で行われる症例検討会や勉強会などに積極的に参加したりしながら，少しずつ信頼関係を得ていくことが重要と思われる。

【6】おわりに

病院勤務医の仕事を紹介しながら，薬剤師との接点について考察した。本稿を通じて病院勤務医の実態について，ある程度理解いただければ幸いである。まだまだ職種間，医療機関間のコミュニケーションの断絶が存在するのは事実だが，より良い患者ケアのために医療機関・職種の壁を越えて協働していく必要があると考えられる。

参考文献

1）厚生労働省：平成26年受療行動調査（概数）の概況，2015年9月8日（http://www.mhlw.go.jp/toukei/saikin/hw/jyuryo/14/dl/gaikyo-all.pdf）

2) 厚生労働省：平成26年（2014）医療施設（静態・動態）調査・病院報告の概況，2015年11月19日（http://www.mhlw.go.jp/toukei/saikin/hw/iryosd/14/dl/gaikyo.pdf）
3) 厚生労働省：診療報酬改定効果検証に係る特別調査（平成20年度調査） 病院勤務医の負担軽減の実態調査報告書，中医協，2009年5月20日（http://www.mhlw.go.jp/shingi/2009/05/dl/s0520-4b.pdf）
4) 鹿村恵明 他：平成27年度全国薬局疑義照会調査報告書，公益社団法人日本薬剤師会委託事業，2015年1月21日（http://www.nichiyaku.or.jp/wp-content/uploads/2016/1/gigihokoku.pdf）
5) 三浦和裕 他：当科における院内PHS使用に関する検討．聖マリアンナ医科大学雑誌，38：151-155，2010

医師の仕事と現状
―診療所勤務医師編―

【1】はじめに

現在，筆者は父とともに奈良県三郷町にある無床診療所で勤めている。診療所で勤め出すまでは，大学病院，中規模病院，へき地の小病院など，病院勤務がメインであった。病院で勤めていると，「なんであの診療所の先生，こんな処方するんやろう……」と思ったことは多々あるし，そういった会話が医師・研修医たちから聞こえてくることも少なくなかった。なぜこんな処方をしてしまうのか。診療所で勤める立場になり，診療所での仕事の特徴に思いをはせながら，その“なぜ”について考えてみたいと思う。

【2】診療所勤務医の仕事って？

ここでは私の勤めるクリニックのような，無床診療所（入院施設がない診療所）に限定してお話しさせていただこうと思う。例えば私の平日の業務は，午前と夕方に外来診療があり，昼は再来診（予約診）や訪問診療にあてている。検査として上部消化管内視鏡（胃カメラ）や超音波内視鏡検査（エコー検査）などがあり，その他には症例検討会や勉強会，経営会議，患者さん向けの健康教室などを行っている。実際，施設の規模や方針などにもよるが，外来診療のみの施設もあれば，訪問診療や内視鏡検査を行っている施設，訪問診療に特化した施設もある。

診療所への一般的なニーズは，軽症例を中心とした外来診療および在宅医療がメインだろう。実際，厚生労働省の患者調査によると，外来患者数は一般診療所で増加傾向（63％→72％），病院で減少傾向（37％→28％）にある[1)]。在宅医療については，2008年以降増加傾向にあり，2014年には病院では1万4,400人，一般診療所では10万1,500人である。病院での平均在院日数も短縮の傾向にあり，ますます外来診療・在宅診療の重要性は高まってきている。

【3】診療所で引き起こされるポリファーマシー

そんな中，なぜ診療所でポリファーマシーが引き起こされるのか。原因となりそうな要素について，自戒を込めつつ検討してみたい。

1 外来患者が雪崩のごとく……

外来患者数は1日平均40人前後（厚生労働省「医療施設調査」，平成23年）であることから，外来診療にあてる時間を例えば5時間程度とすると1人7.5分となる。午前中の4時間ほどの間に60人程度診なければならないこともあり，そうなると単純計算で1人4分，患者さんの移動や衣服着脱の時間なども考慮すると実質3分程度になってしまう。

さらには軽症患者が押し寄せるその中に，不意打ちのように重症患者が紛れ込む。心筋梗塞，くも膜下出血，急性大動脈解離，菌血症・敗血症の方が，独歩受診されるのである。重症患者の“匂い”をかぎ分けながら，雪崩のように受診する軽症患者を診るので，当然状態が落ち着いている患者さんの診療は早く済ませたいというのが心情である。そうなると，安定している患者さんへの毎度毎度の綿密な処方調整というのはほぼ不可能であり，やむを得ないdo処方が増えてしまうこともある。

ところで，時間の捻出のために自分が工夫していることといえば（工夫と言うほどのものでもないが），

- 処方整理の優先順位を考え，複数回の診察により整理する
- 説明に時間がかかりそうであれば，予約枠を利用して相談しながら処方整理をする
- 診療前に患者の処方整理スケジュールをあらかじめ考えておく（いわゆる予習）

などである。「当たり前のことをけなげにやってるんだな～」と思いを巡らせ

てみていただければ幸いである。つまり，ここに薬剤師さんの介入があると，めちゃめちゃ助かるのである！　ぜひとも「薬剤師として何か患者さんの役に立てることはないか？」という視点で積極的に関わっていただければと思う。

例えば，診療時の動線を変えるという手段を使うという方法もある。診療所→薬局ではなく，薬局→診療所→薬局と，受診前に薬局に立ち寄ることで，あらかじめ薬剤師が処方における患者さんの要望・悩みを抽出し，患者さんにアドバイスする，気づいた情報をお薬手帳に記入する，状況に合わせてトレーシングレポートなどを利用するといった方法である。動線を変えずともこまめに情報の抽出・共有をいただければ非常にありがたい。

とはいっても，なかなか介入させてくれない医師もいるかもしれない。しかしながら，例えば「薬剤総合評価調整管理料」の情報提供を行うことをきっかけに，医師とコミュニケーションを取ることができるようになったという話も聞く。本来インセンティブが関与しなければ協力できないというのは悲しいし賛否両論あるかもしれないが，これまでほとんどコミュニケーションが取れていないのであれば，話しのきっかけ作りの一手段にはなりうるとは思う。ぜひみなさんで作戦を立てて，具体的にできることを提案していただきたいと思う。

2 診療所・訪問診療では“密室の医療”化（診療内容のブラックボックス化）しやすい

診療所・訪問診療での診療行為は，とにかくブラックボックス化しやすい。特に1人診療所であれば，フィードバックをしてくれるスタッフもいないだろう。となると，たとえ毎日すっぽんぽんで過ごしていたとしても，裸の王様にすらなれない状態なのである。何年も何十年もフィードバックを受けない状態で独自の診療をし続ければ，なかなか軌道修正は利かないだろう。ブラックボックス化の理由はいろいろと考えられる。

- フィードバックする医療スタッフがいない
- フィードバックを受けるシステムがない
- 実は医師がフィードバックを受けたいと思っていない
- 医師間でフィードバックを遠慮しあう

• そもそもフィードバックを行うというアイデアがない

淡々と診療するものの，振り返りを行う習慣のない診療所は少なくないだろう。そもそも1人で診療していれば，問題を問題であると気づかずに診療し続けてしまうことは想像に難くない。ずっと1人でやっていれば，誰かに何かを指摘されることに億劫になるかもしれない。診療内容を他人に見られることに拒否反応を示すようになるかもしれない。人に指摘されることを避ける態度をとり続ければ，みんな指摘を躊躇しだすようになるだろう。そうこうしているうちに，何か問題が起こっていたとしても誰も口出しできず，知らぬ存ぜぬのことなかれ文化ができるかもしれない。しかし裏では気になっていたり，愚痴を言っているなんてこともありうる。そうなると，もはや本来優先されるべき『患者さんの安全性』が二の次になってしまう。

こういった状況において，薬剤師の介入は非常に大きな意味をもつ。先述の疑義照会，トレーシングレポート，そしてお薬手帳を積極的に使ったこまめな軌道修正が大切である。理想は薬剤師も加わったオープンな症例検討会なのだが，ハードルは高いだろう。逆にこちらから薬局に症例検討会を提案したものの，うまくいかなかったケースもある。お勧めは薬剤師による診療の見学である。医師の処方意図を知るには最も効率的であるし，その際のちょっとした会話が日常のコミュニケーションの糸口になる。「プロなんだから時間外の勉強は当然だろう」というと，子持ちの主婦を兼業している薬剤師さんにはなかなか難しいし酷かもしれないが，1～2時間でも見学するだけで視野が広がると思うので，ぜひとも見学いただきたい（こういったことにも多少のインセンティブが医療機関や薬局につけば推奨の口実になるのだけれど，いかがなものだろうか）。

3 診療所では，医療に関する情報源が乏しい

診療所の構成医師は少人数であることが多く，医師が1人という場合もある。情報は自分自身の手で取捨選択するより他ないわけであるが，残念ながらすべての医師が能動的に学び続けているとは限らない（どんな職種でも一緒だろう）。地域の勉強会を開いても，たいてい熱心な固定メンバーのみの参加になってし

まう。となると受動的な（会費の支払いや登録さえされていれば手に入れられる）情報源のみになってしまう。受動的な情報源としては，例えば毎月送られる所属学会誌や，『医学界新聞』，『Medical Tribune』，『日経メディカル』などがある。これらが送られてきたとしてもみんながみんな積極的に読んでいるわけではない（うちの父は線を引きつつ，いろいろと読んでいるようだが……）。ところが，何も勉強しないとしても製薬会社による製品プロモーションという形での情報提供は，受動的態度であったとしても受けられる。もしこういった情報を批判的吟味なく真に受けてしまえば，非常に偏った処方選択につながりうる。薬剤師さんにはぜひともここに割って入ってもらいたい。もし勉強不足の医師がいたとしても，良質の情報を垂れ流すように提供できるような薬剤師が増えれば，診療の質はグンと上がると考えている。

また，新規薬剤に限らず，もはや使用されなくなりつつある薬剤や効果があるのかないのかよくわからないような薬剤を，なぜ延々と処方し続けてしまっているんだと思うこともあるだろう。特定の診療所の，特定の医師の超ローカル・ルール的処方というのもある（「あの診療所のあの先生だけ，なぜか○○をよく処方するよな～。効果あるの？」など）。こういった処方が続けられる理由として，少しでも良くなってほしいという善意の気持ちがある，誤った経験知を積んで効果があるように錯覚してしまっている〔良性発作性頭位めまい症（BPPV）にベタヒスチンやATPを処方したから治った，と何度も何度も経験してしまうことで，BPPVに対しベタヒスチン・ATPを処方し続けてしまうかもしれない。本当はおそらくプラセボ程度の効果しかない〕などが挙げられる。そしてその処方行為について適切なフィードバックが得られなければ，延々と繰り返されてしまうだろう。

こういった処方を減らすには，「エッセンシャル・メディスン[2)]のみで大抵の診療ができる」という考え方が有用であり，あまり効果のない薬の“足し算処方”を繰り返さないことが肝要である。処方について優先順位を検討し並べてみて，減処方（p.98）を試みるのが大切である。こういった知識について，医療者間で共有できればよいと思う。また，薬剤師からの薬剤および薬物療法についての良質な情報の提供が何より欲しい。薬剤および薬物療法についての情報，それも添付文書を超えた情報の提供を医師は望んでいる。薬剤師が「薬に関しては医師より詳しい！」という存在であれば非常に心強いし，役割からすると本来そうであってほしいと心の底から思う。医師と薬剤師とが，お互いの足りない部分を上手にサポートし合いながら，より良い医療を提供することができれば，今よりもきっとすばらしい世界が待っているはずである。

【4】おわりに

ほかにも，入院患者の対応と異なり，情報を一元管理しづらいということも診療所の特徴である。一元管理させてもらえば非常に楽に処方整理できるが，そういうわけにはいかないものである。周囲施設と良好な関係を保ちつつ，患者さんの安全を守るというミッションが課せられているのは薬剤師も医師も同様であり，いずれにせよ互いの協力関係が大切である。

最後に，薬剤師の介入のポイントについてまとめておく。

- 診療所での診療は意外にドタバタである。処方における問題抽出のサポートを！
- 良好なコミュニケーションを前提に，お薬手帳，疑義照会，トレーシングレポートを上手に活用して情報伝達を！
- 医師に良質な耳より情報の提供を！――薬に関するプロフェッショナルとして，医療チームの頼れる一員になろう！

参考文献

1) 厚生労働省 平成26年（2014）患者調査の概況：http://www.mhlw.go.jp/toukei/saikin/hw/kanja/14/dl/kanja.pdf
2) エッセンシャル・メディスン：http://www.who.int/medicines/services/essmedicines_def/en/

こんなとき薬剤師を頼ってほしい

薬はエビデンスに即した処方がなされているのに，なぜか患者の体調が良くならない。高齢になるほど抱える疾患が増え，理解力も低下し，実情を把握するのに苦渋されている医師の先生方も多いはず。そのような時は処方薬がきちんと有効活用されているか，薬剤師としてまず以下の3点を確認したい。

① 薬物相互作用の確認

薬物相互作用は発現機序により薬物動態学的相互作用と薬力学的相互作用に大別されているが，薬物代謝酵素やトランスポーターなどにより多岐にわたって臨床効果に影響をもたらす。薬物相互作用によって薬を飲んでいるのに十分な効果を発揮できていない，薬が効き過ぎてしまうなどの問題がある。適正使用のためにも薬物相互作用を確認することで，副作用の発現や有効性の低下を回避できる。

② 代謝排泄能力低下に伴う用量調整

周知の通り，薬は主に肝臓や腎臓で代謝，排泄される。入院患者では急激な肝・腎機能異常を起こしていることも多く，その際には添付文書通りに薬を使用していると血中濃度が上がりすぎる。それぞれ減量基準が設定されている薬剤もあり，用量調整する必要がある。

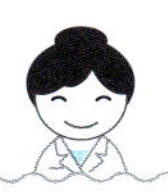

③ コンプライアンス・アドヒアランス向上

コンプライアンスやアドヒアランスが悪い患者への介入はもちろん,「すべて先生の言う通りに飲んでいます」という一見良好な患者にも注意が必要である。

例を挙げると,以前より心疾患があり,ふらつき,意識障害,血圧低下の精査加療目的で入院となった服薬コンプライアンス良好な患者であったが,持参されたピルケースを確認すると似たような赤色の外観の薬,ワーファリン(一般名ワルファリンカリウム)1mgとカルブロック(一般名アゼルニジピン)16mgの錠数が間違えてセットされていた。他にも,径が大きい薬は飲み込みにくいと言い,薬をかみ砕いて飲んでいる場合があり,服用回数を減らすために徐放性製剤を処方している際は急激に血中濃度が上昇するので注意を要する。

院外処方が推進されている昨今,実際に患者がどのような色や大きさの薬を何錠飲んでいるのか,すべて把握されている処方医,薬剤師は少ないのではないか。実際の管理状況を目で見て聞いて,患者の認知能力,視力,嚥下能力なども加味して個々に合わせて対応する必要がある。

以上のように,目には見えないがポリファーマシーとなってしまう事例はたくさんあるため,薬学的な視点からのアプローチは必須である。

コラム

抗菌薬とその他の薬剤との圧倒的な違いって？

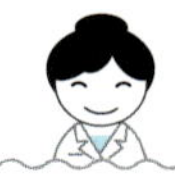

抗菌薬とその他の薬について，圧倒的に異なることが1つある。後者をいい加減に飲んだ場合，患者の体調を壊すことはあったとしても，他人の健康は害さない。しかし前者，抗菌薬では事情が異なる。抗菌薬に対する耐性菌が発生すれば，患者のみならず，周囲の人にも影響を及ぼす。抗菌薬の不適切な使用は，空間や時を超えて作用してしまうという意味で，他の薬剤とは一線を画する特殊な存在といえる。患者の好み，処方に対する思いを尊重することは非常に重要だが，抗菌薬についてはそうも言っていられないのである。少なくとも，内服し続けることで耐性菌ができてしまう可能性，患者本人への影響と周囲への影響については説明する必要があるだろう。同居の大切な奥さんや，かわいいお孫さんにまで影響するかもしれないので，極力不要な抗菌薬を内服しないでおきましょうと説明すると，多くの人が興味津々で話を聞いてくださる。患者さん，そして周囲の医療者と情報をシェアし，適正使用を心がけたいと思う。

3章

不適切処方の気づき方

不適切処方の気づき方

症例

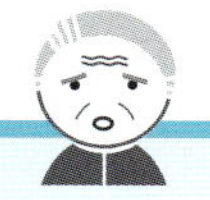

85歳男性。

糖尿病，高血圧，便秘症，認知症，脊椎圧迫骨折後でA大学病院神経内科，B総合病院整形外科，C診療所に通院中。数日前からの発熱，咳嗽，喀痰症状でC診療所を受診。急性肺炎の疑いでN病院に紹介入院。抗菌薬投与で症状は速やかに改善を認めた。家族から以前より薬が多く内服するのが大変そうであり，薬剤調整の相談があった。

アムロジン 5mg	1錠	朝食後
ミカルディス 40mg	1錠	朝食後
ラシックス 20mg	1錠	朝食後
アマリール 1mg	1錠	朝食後
トラゼンタ 5mg	1錠	朝食後
ランソプラゾール 15mg	1錠	朝食後
マグミット 330mg	6錠	朝昼夕食後
アリセプト 5mg	1錠	朝食後
セロクエル 25mg	1錠	夕食後
レンドルミン 0.25mg	1錠	寝る前
ロキソニン 60mg	3錠	朝昼夕食後
ムコスタ 100mg	3錠	朝昼夕食後

【1】概論

ポリファーマシーになると，どのような問題が起こってくるだろうか？　具体的には，薬物有害事象，不適切な処方の増加，投与されるべき薬剤の不使用，老年症候群などが考えられる。ここでは，ポリファーマシーを解決するうえで重要な「不適切処方の気づき方」について解説する。

まず読者の皆さんにとって，「適切な処方」とはどんな処方だろうか？　以下のような点が挙げられると思う。

- 科学的根拠に基づいて有用と考えられる薬の処方
- 安全で，認容性が良好な薬の処方
- 費用効果の高い薬の処方
- 個々の患者の意思を尊重した薬の処方

では次に，「不適切な処方」とはどのような処方だろうか？

明らかな薬物有害反応を認めている薬剤の場合には，その薬剤が不適切であると判断するのは容易だと思う。そして現在有害事象は起こっていないものの，このまま処方を継続すると有害事象を引き起こす可能性が高い薬（潜在的に不適切な処方，potentially inappropriate medications：PIMs）を認識することも大切になる。ポリファーマシーはPIMsと関連があり，1～3剤の処方と比較し，4～5剤で1.7倍，6～8剤で2.4倍，9剤以上で3.5倍にPIMsを認めたと報告されている[1]。また，PIMsの存在は医療コスト増大，薬物有害反応の増加に関連があると報告されている[2, 3]。

現在，潜在的に不適切な処方を選別するためのスクリーニングツールは数多く発表されている。その代表的なものについて具体的に説明する。

1 Beers criteria

米国の老年医学専門医であるMark H Beersが1991年に発表した不適切処方を検出するためのクライテリアである。ポリファーマシーを語るうえでは，まず押さえておくべきだろう。初版は介護施設入所者を対象に薬剤がリストアップされていたが，1997年の改訂で65歳以上の高齢者に対象が拡大された。

表1 Beers criteria　代表的な高齢者における潜在的に不適切な薬剤投与

薬　剤	主なリスク，注意点
第1世代抗ヒスタミン薬	抗コリン作用によるせん妄，口渇，便秘
α遮断薬	起立性低血圧
ジゴキシン	腎機能低下時の中毒症状。心房細動，心不全の第1選択薬としての使用は避ける
抗精神病薬	脳卒中，認知機能低下，死亡率上昇
ベンゾジアゼピン系睡眠薬	認知機能低下，せん妄，転倒，骨折，交通事故
非ベンゾジアゼピン系睡眠薬	ベンゾジアゼピン系睡眠薬と同様にせん妄・転倒・骨折
プロトンポンプ阻害薬	*Clostridium difficile*感染，骨折。8週を超える使用に注意
NSAIDs（COX−2非選択）	消化管出血，潰瘍。75歳以上高齢者やプレドニン・抗凝固薬・抗血小板内服で注意
ペンタゾシン	幻覚，錯乱
骨格筋弛緩薬	抗コリン作用，過鎮静，転倒，骨折

〔American Geriatrics Society 2015 Beers Criteria Update Expert Panel : American Geriatrics Society 2015 Updated Beers Criteria for Potentially Inappropriate Medication Use in Older Adults. J Am Geriatr Soc, 63 (11) : 2227-2246, 2015をもとに作成〕

最新版は2015年に発表されている。高齢者に潜在的に不適切な薬剤，疾患別に使用を避けた方がよい薬剤，薬剤相互作用のために避けた方がよい薬剤，腎機能低下時に注意すべき薬剤などがまとまっている（表1，2）[4]。リストがやや膨大であり，現場ですぐに使えるかといった点に課題がある。2008年には日本版Beers criteriaも発表されている。

2 STOPP/START criteria

2008年にアイルランドの専門家が先導して作成されたのが，STOPP/START criteriaである。これは，Screening Tool of Older Person's Prescriptions（STOPP）とScreening Tool to Alert doctors to Right Treatment（START）の2つのクライテリアで構成されており，高齢者に避けるべき薬剤だけではな

表2 Beers criteria　代表的な疾患または症候で避けた方がよい薬剤

疾　患	避けた方がよい薬剤
心不全	NSAIDs，ジルチアゼム，ベラパミル，チアゾリジン，シロスタゾール
失神	ACE阻害薬，アセチルコリンエステラーゼ阻害薬，α_1遮断薬，三環系抗うつ薬，クロルプロマジン，オランザピン
せん妄	抗コリン薬，向精神病薬，ベンゾジアゼピン系薬，クロルプロマジン，コルチコステロイド，H_2受容体拮抗薬，メペリジン
認知症	抗コリン薬，ベンゾジアゼピン系薬，H_2受容体拮抗薬，非ベンゾジアゼピン系薬
転倒リスクあり	抗けいれん薬，向精神病薬，ベンゾジアゼピン系薬，三環系抗うつ薬
パーキンソン病	向精神病薬，制吐薬
胃・十二指腸潰瘍の既往	アスピリン（>325mg/日），COX−2阻害薬以外のNSAIDs

〔American Geriatrics Society 2015 Beers Criteria Update Expert Panel : American Geriatrics Society 2015 Updated Beers Criteria for Potentially Inappropriate Medication Use in Older Adults. J Am Geriatr Soc, 63 (11) : 2227–2246, 2015をもとに作成〕

く，使用すべき薬剤についてもリストになっているのが特徴的だ。最新版は2015年に発表されており，STOPPに含まれる薬剤は全80種類，STARTに含まれる薬剤は全34種類ある。Beers criteriaや他のスクリーニングツールよりも，潜在的に不適切な処方の検出感度がよいという報告もある[5)]。

3 高齢者の安全な薬物療法ガイドライン

日本老年医学会の老人医療委員会のワーキンググループと厚生労働省の研究班メンバーとで2005年に作成され，最新版が2015年に発表された。2015年の改訂では29種類の薬物が高齢者に対して特に慎重な投与を要する薬物，8種類の薬物が開始を考慮すべき薬物として分類されている。総論部分は無料でダウンロードができる。

4 Medication appropriateness index (MAI) [6~8]

1992年に米国デューク大学病院で開発された薬剤の不適切性について10項目をスコア評価するツールである（表3）。評価項目に治療期間や薬価など留意されにくい事項が入っており，薬の中止や代替案を考えるきっかけになる。Beers criteriaやSTOPP/STARTなどのように適切/不適切といった二値的な判断ではなく，不適切性の程度を把握することができる。Beers，STOPPなどのExplicit criteria（後述）よりも潜在的に不適切な処方を検出し，有害な転帰を予測できるツールと報告もされている[9]。

【STOPP criteria】[10]

以下の処方は，65歳以上の高齢者において潜在的に不適切である（表4）。

表3 MAI (Medication Appropriateness Index)

① indication：薬の適応はあるか

- □禁忌ではないか？
- □エビデンスの乏しい薬剤ではないか？
- □高齢者に使用すべき薬剤か？
- □そもそも診断は正しいか？
- □漫然とdo処方していないか？

② effectiveness：その状態に薬物治療が効果的か

- □非薬物療法で対応可能ではないか？
- □症状が軽快しているにもかかわらず処方していないか？
- □余命から逆算して患者に利益を与えない予防薬を内服していないか？
- □NNT (Number Needed to Treat)，NNH (Number Needed to Harm) を考慮しているか？

③ dosage：用量は正しいか

- □年齢・体格・腎機能を考慮しているか？
- □添付文書を遵守するあまり，低用量になっていないか？（特に抗菌薬など）

④ correct：指示は正しいか

- □適切な投与方法か？

⑤ practical：指示は実用的か

- □患者負担になっていないか？（不必要に3錠分3，吸入の手技が困難）

⑥ drug–drug interaction：臨床的に有意な薬剤相互作用はないか

□拮抗／増強する薬剤の使用はないか？

⑦ drug–disease interaction：臨床的に有意な薬物・疾患／病態相互作用はないか

□疾患の増悪につながる不適切処方はないか？　□prescribing cascadeは？

⑧ unnecessary duplication：ほかの薬剤との不必要な重複はないか

□他院でも同様の処方がされていないか？　□「お薬手帳」を複数持っていないか？
□同系統薬剤の重複はないか？

⑨ duration：治療期間は許容できるか

□処方期間が短すぎる／長すぎるということはないか？

⑩ expensiveness：この薬はほかの同効薬と比べて安価か？

□不必要に高価な処方を選択していないか？
□非常に高価で継続困難になっていないか？
□ジェネリック医薬品を検討してみたか？

〔Hanlon JT, et al.: A method for assessing drug therapy appropriateness. J Clin Epidemiol, 45 (10) : 1045–1051, 1992, Gokula M, et al.: Tools to reduce polypharmacy. Clin Geritr Med, 28 (2) : 323–341, 2012, 北和也 他：入院時の持参薬が多い患者，どうする？—薬を整理する基本の考え方．レジデントノート，17 (16) : 2951–2963, 2016を参考に作成〕

表4 高齢者のPIMsを同定するためのSTOPP criteria

高齢者にとって不適切処方となる可能性がある処方	理由
薬剤適応	
エビデンスに基づいた臨床適応ではない薬剤	—
推奨期間を超えて処方されている薬剤	—
同効薬剤の重複　例：2種類のNSAIDs，SSRI，ループ利尿薬，ACE阻害薬，抗凝固薬	新規に薬剤を使用する前に，単一クラスの単剤療法の最適化を考える
心血管系	
心室収縮機能が正常な心不全に対するジゴキシン	ベネフィットを示唆した明確なエビデンスなし
NYHA Ⅲ～Ⅳの心不全に対するベラパミルやジルチアゼムの投与	心不全悪化の可能性あり

（次頁に続く）

高齢者にとって不適切処方となる 可能性がある処方	理由
ベラパミルとジルチアゼムにβ遮断薬を併用	房室ブロックのリスク
徐脈（50回/分未満）や2度房室ブロック，完全房室ブロックを有する患者へのβ遮断薬投与	完全房室ブロック，心停止の危険性あり
上室性頻拍に対して第1選択としてアミオダロン	β遮断薬，ジゴキシン，ベラパミル，ジルチアゼムより副作用リスクが高い
高血圧治療の第1選択としてループ利尿薬	より安全で効果のある他の降圧薬あり
臨床的・生化学的・画像検査的に心不全・肝不全・ネフローゼ症候群や腎不全がない患者の下腿浮腫に対するループ利尿薬	より適切な治療として下肢挙上や圧迫などの治療あり
低カリウム血症（K＜3.0mmol/L），低ナトリウム血症（Na＜130mmol/L），高カルシウム血症（Ca＞2.65mmol/L）または痛風既往歴のある患者でのサイアザイド系利尿薬	低カリウム血症，低ナトリウム血症，高カルシウム血症および痛風は，サイアザイド系利尿薬により悪化することがある
尿閉を有する高血圧患者に対するループ利尿薬	尿閉が増悪する可能性あり
中枢作動性降圧薬（メチルドパ，クロニジン，グアンファシンなど）を，他の降圧薬で効果が得られていない，もしくは使用できない状況以外で使用 高カリウム血症のある患者に対するACE阻害薬，もしくはARBの使用	中枢作動性降圧薬は若年層よりも高齢者で忍容性が低い
血清カリウム値のモニタリングなしのアルドステロン拮抗薬（スピロノラクトン，エプレレノン）とカリウム保持性薬（ACE阻害薬・ARB・アミロライド・トリアムテレン）の併用	高カリウム血症のリスクあり，定期的なカリウムのモニタリングが必要
ホスホジエステラーゼ5阻害薬（シルデナフィル，タダラフィル，バルデナフィル）を重症心不全患者（収縮期血圧＜90mmHg）や硝酸剤使用のある狭心症患者に使用	心血管虚脱のリスク
抗血小板/抗凝固薬	
160mg/日以上の長期アスピリン投与	出血リスクの増加，効果ありのエビデンスなし

高齢者にとって不適切処方となる可能性がある処方	理由
消化性潰瘍の既往がある患者にPPIの併用なしにアスピリン投与	消化性潰瘍再発リスクの増加
アスピリン，クロピドグレル，ジピリダモール，ビタミンK拮抗薬，直接トロンビン阻害薬，Xa因子阻害薬を出血リスクの高い患者，コントロール不良の重度高血圧，出血傾向あり，最近の出血既往で使用	出血リスク増加
過去12カ月以内に冠動脈ステント留置があるか急性冠症候群合併か高度の症候性頸動脈狭窄を有している場合を除き，脳卒中の2次予防にアスピリン+クロピドグレルの投与	クロピドグレル単独投与を超えるベネフィットはなし
慢性心房細動患者へのアスピリンとビタミンK拮抗薬，直接トロンビン阻害薬，Xa因子阻害薬の併用	アスピリンへの追加ベネフィットなし
安定型狭心症・脳血管障害・末梢動脈疾患の患者に対して抗血小板薬とビタミンK拮抗薬，直接トロンビン阻害薬，Xa因子阻害薬の併用	2剤療法のベネフィットなし
チクロピジンの使用	クロピドグレル，プラスグレルは効果が同等でエビデンスもあり，さらに副作用も少ない
6カ月以上持続する血栓リスク（遺伝性血栓素因など）のない深部静脈血栓症に対してビタミンK拮抗薬，直接トロンビン阻害薬，Xa因子阻害薬の使用	追加ベネフィットなし
12カ月以上持続する血栓リスク（遺伝性血栓性素因など）のない肺血栓塞栓症患者に対してビタミンK拮抗薬，直接トロンビン阻害薬，Xa因子阻害薬の使用	追加ベネフィットなし
NSAIDsとビタミンK拮抗薬，直接トロンビン阻害薬，Xa因子阻害薬の併用	消化管出血のリスク
PPIによる予防なしでNSAIDsと抗血小板薬の併用	消化性潰瘍リスク増加

（次頁に続く）

高齢者にとって不適切処方となる可能性がある処方	理由
中枢神経系および向精神薬	
認知症，閉塞隅角緑内障，心伝導系障害，前立腺肥大症，尿閉既往のある患者に対する三環系抗うつ薬の使用	これらの状態悪化あり
うつ病の初期治療に三環系抗うつ薬の使用	SSRIやSNRIに比べて薬物有害反応リスクが高い
前立腺肥大や尿閉既往患者に対する中等度の抗ムスカリン/抗コリン作用を持つ向精神薬（クロルプロマジン，クロザピンなど）の使用	尿閉リスク増加の懸念
現在または最近の低ナトリウム血症（血清ナトリウム＜130mmol/L）の患者に対するSSRIs使用	低ナトリウム血症の悪化あり
4週間以上のベンゾジアゼピン系薬剤使用	過鎮静，錯乱，ふらつき，転倒，交通事故のリスクあり。4週以上使用されているすべてのベンゾジアゼピン系薬剤は突然中止すると離脱症状のリスクがあるため，徐々に減薬をするべき
パーキンソン症候群やレビー小体型認知症に対する向精神薬（クエチアピン，クロザピンを除く）の使用	重度錐体外路症状のリスク
向精神薬の副作用である錐体外路症状の治療のために抗コリン/抗ムスカリン薬を使用	抗コリン中毒のリスクあり
せん妄や認知症患者に対する抗コリン薬/抗ムスカリン薬の使用	認知機能増悪のリスク
症状が重度ではないもしくは非薬物療法を試していない状況で，認知症周辺症状（BPSD）に対する向精神薬	脳卒中リスク増加あり
精神疾患や認知症のない睡眠障害での向精神薬	錯乱，低血圧，錐体外路症状，転倒のリスクあり

高齢者にとって不適切処方となる可能性がある処方	理由
持続的な徐脈(60回/分未満)，心伝導ブロック，再発性の原因不明失神，心拍数低下のある薬剤(β遮断薬，ジゴキシン，ジルチアゼム，ベラパミル)の患者に対するアセチルコリンエステラーゼ阻害薬(ドネペジル，ガランタミン，リバスチグミンなど)	失神，外傷のリスク
フェノチアジン系薬剤を第1選択で使用	ただし，嘔気/嘔吐/めまいに対するプロクロルペラジンの使用，持続的なしゃっくりに対するクロルプロマジンの使用，緩和ケアにおける制吐剤としてレボメプロマジンを使用することは除く
本態性振戦に対してレボドパやドパミンアゴニストを使用	効果の根拠なし
第1世代抗ヒスタミン薬の使用	安全で毒性の少ない抗ヒスタミン薬が使用可能
腎臓系。以下の薬剤はeGFRで測定した腎機能による急性または慢性腎障害患者で潜在的に不適切な薬剤(詳細については個別ガイドラインを参照)	
eGFR＜30mL/min/1.73m^{2}の患者にジゴキシン125μg/日を超える長期投与	ジゴキシン血中濃度をモニターしていない場合，ジゴキシン中毒リスクのあり
eGFR＜30mL/min/1.73m^{2}の患者に直接トロンビン阻害薬(ダビガトラン)の投与	出血リスクあり
eGFRが＜15mL/min/1.73m^{2}の患者にXa因子阻害薬(リバーロキサバン，アピキサバン)の投与	出血リスクあり
eGFR＜50mL/min/1.73m^{2}の患者にNSAIDsの投与	腎機能悪化のリスク
eGFR＜10mL/min/1.73m^{2}の患者にコルヒチンの投与	コルヒチン中毒あり
eGFRが＜30mL/min/1.73m^{2}の患者にメトホルミンを投与	乳酸アシドーシスのリスクあり

(次頁に続く)

高齢者にとって不適切処方となる可能性がある処方	理由
消化器系	
パーキンソニズムのある患者に対するプロクロルペラジンまたはメトクロプラミドの使用	パーキンソン症状の悪化
合併症のない消化性潰瘍やびらん性逆流性食道炎に対してPPIを高用量で8週間以上投与	減量もしくは早期の中止を検討
慢性便秘を有する患者に対して便秘を引き起こす薬剤（抗ムスカリン/抗コリン薬，鉄剤，オピオイド，ベラパミル，アルミニウム制酸剤）の使用	便秘の悪化リスクあり
200mg/日を超える経口鉄剤の使用（フマル酸鉄＞600mg/日，クエン酸鉄＞600mg/日）	これらの量を超えて鉄が吸収される根拠なし
呼吸器系	
慢性閉塞性肺疾患（COPD）患者に対してテオフィリン単剤治療	より安全で有効性の高い代替薬の存在。治療域が狭いために有害事象発生の可能性が高い
中等度から重度のCOPD患者に対して，吸入ステロイドによる維持療法の代わりに全身性ステロイド投与	不必要な全身性ステロイドの長期的な副作用あり。より効果的な吸入製剤が使用可能
閉塞隅角緑内障患者や尿閉患者に対する抗ムスカリン系の気管支拡張薬（イプラトロピウム，チオトロピウム）の使用	緑内障や尿閉の悪化
治療を必要とする気管支喘息患者に対する非選択的β遮断薬（経口，点眼）	気管支痙攣リスクあり
急性または慢性の呼吸不全患者（pO_2＜60mmHg，pCO_2＞40mmHg）に対するベンゾジアゼピン系薬剤	呼吸不全増悪リスクあり
筋骨格系	
消化性潰瘍や消化管出血既往のある患者に対して，PPIやH_2拮抗薬を併用せずに，COX−2選択的阻害薬以外のNSAIDsを使用	消化性潰瘍再発リスクあり
重症高血圧や重症心不全患者に対するNSAIDs投与	高血圧や心不全増悪リスクあり

高齢者にとって不適切処方となる可能性がある処方	理由
変形性関節症の症状緩和にアセトアミノフェンを試さずに長期間（3カ月以上）NSAIDsを使用	単純で同様の効果のある鎮痛薬の使用
関節リウマチに対する長期間（3カ月以上）のステロイド単剤療法	全身ステロイドの副作用あり
変形性関節症に対するステロイド（単関節痛に対する関節内注射を除く）	全身ステロイドの有害事象リスクあり
キサンチンオキシダーゼ阻害薬（アロプリノール，フェブキソスタット）の禁忌がないにもかかわらず，痛風の慢性期治療のために長期間（3カ月以上）NSAIDsやコルヒチン投与	キサンチンオキシダーゼ阻害薬は痛風予防治療の第1選択
心血管疾患を有する患者にCOX−2選択的阻害薬を投与	心筋梗塞，脳卒中リスクの増加
PPI予防なしにNSAIDsとステロイドの併用	消化性潰瘍のリスクの増加あり
最近の上部消化管疾患（嚥下障害・食道炎・十二指腸炎・消化性潰瘍・消化管出血）のある患者に対する経口ビスホスホネート製剤	症状再燃，増悪リスクあり
泌尿器系	
認知症や慢性認知障害，閉塞隅角緑内障，慢性前立腺疾患に対する抗ムスカリン薬の投与	症状増悪の可能性あり
症候性起立性低血圧や排尿時失神のある患者に対しての選択的α_1阻害薬	失神再発リスクあり
内分泌系	
2型糖尿病患者に対する長時間作用型のスルホニルウレア剤（グリベンクラミド，クロルプラミド，グリメピリド）	低血糖リスクあり
心不全患者に対してチアゾリジン（ピオグリタゾン）投与	心不全増悪リスク
頻回の低血糖エピソードを有する糖尿病患者に対してβ遮断薬	低血糖発症のリスクあり
乳がんや深部静脈血栓症の既往がある患者に対するエストロゲン	再発リスクあり

（次頁に続く）

高齢者にとって不適切処方となる可能性がある処方	理由
子宮がある患者に対して，プロゲステロンを併用せずにエストロゲンのみを投与	子宮体がんのリスクあり
原発性または続発性性腺機能低下症がない患者に対するアンドロゲン（男性ホルモン）の投与	アンドロゲン中毒の可能性あり
高齢者において転倒リスクのある薬剤	
ベンゾジアゼピン系薬剤	過鎮静や平衡障害を引き起こす
抗精神病薬	運動障害，パーキンソニズムを引き起こす
持続的に起立性低血圧を有する患者（繰り返し収縮期血圧が20mmHg以上低下）に対する血管作動性薬剤（α_1受容体遮断薬，カルシウム拮抗薬，硝酸徐放製剤，ACE阻害薬，ARB）	失神，転倒リスクあり
Z−drug系の睡眠薬（ゾピクロン，ゾルピデムなど）	日中の眠気，運動失調のリスクあり
麻薬関連薬	
経口もしくは経皮の強オピオイド（モルヒネ，オキシコドン，フェンタニル，ブプレノルフィン，ジアモルフィン，メタドン，トラマドール，ペチジン，ペンタゾシン）を軽症疼痛の第1選択薬として使用	WHO除痛ラダーに沿っていない
下剤なしでの定期的なオピオイド使用	重度の便秘リスク
突出痛に対して短時間作用型オピオイド投与なしに長時間作用型オピオイドの使用	強い痛みの持続リスクあり
抗ムスカリン／抗コリン作動薬	
抗ムスカリン／抗コリン作用のある薬剤（過活動膀胱治療薬，腸管作動薬，三環系抗うつ薬，第1世代抗ヒスタミン薬）を2剤以上併用	抗ムスカリン／抗コリン毒性の増強あり

【2】クライテリアを使用しての評価とその限界

次に，Beers criteriaを使用したPIMsの実態調査を紹介する。日本の在宅医療での調査によると，4,243人の患者のうち48.4％の患者が1剤以上のPIMs

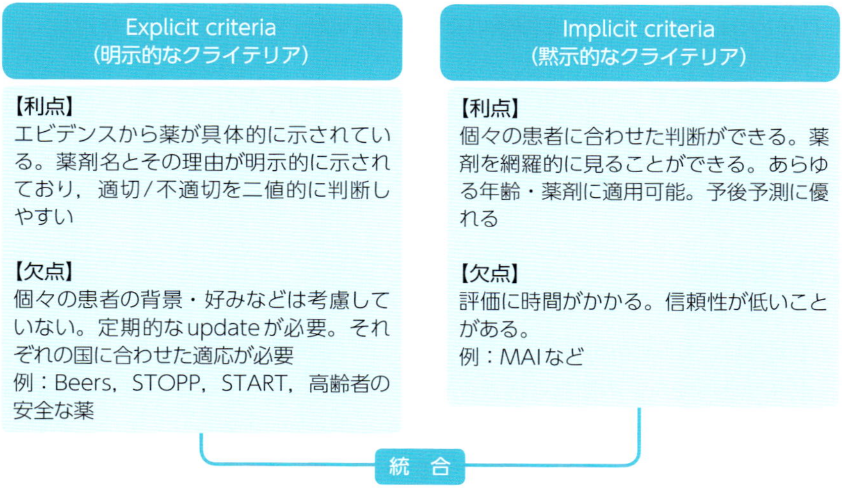

Explicit criteria（明示的なクライテリア）	Implicit criteria（黙示的なクライテリア）
【利点】エビデンスから薬が具体的に示されている。薬剤名とその理由が明示的に示されており，適切/不適切を二値的に判断しやすい	【利点】個々の患者に合わせた判断ができる。薬剤を網羅的に見ることができる。あらゆる年齢・薬剤に適用可能。予後予測に優れる
【欠点】個々の患者の背景・好みなどは考慮していない。定期的なupdateが必要。それぞれの国に合わせた適応が必要 例：Beers，STOPP，START，高齢者の安全な薬	【欠点】評価に時間がかかる。信頼性が低いことがある。 例：MAIなど

統　合

図1 明示的なクライテリアと黙示的なクライテリア

投与を受けていた。また，そのうちの8％で薬物有害事象を認めていたという結果だった。薬物有害事象を起こす薬剤としては，抗コリン作用の強い抗ヒスタミン薬（13.3％），長時間型ベンゾジアゼピン系薬剤（11.5％），スルピリド（10.7％），短時間型ベンゾジアゼピン系薬剤（9.9％），ジゴキシン（8.8％）が上位を占めていた[11)]。

STOPP/START criteriaを使用した調査では，65歳以上の高齢者のうち，外来患者の31％，入院患者の47％，施設入所患者の59％でPIMsの処方を受けていたと報告している[12)]。

では，実際にクライテリアを使用し介入することで，臨床的に重要なアウトカムが改善するのでだろうか？

STOPP/START criteriaで処方整理を行った効果についてのシステマティックレビューが示されており，「転倒」，「せん妄」，「入院期間」，「受診」，「薬剤費」の減少は認めたが，「QOL」と「死亡」は改善しなかった[13)]。また，オランダの65歳以上の高齢者調査では，同定された薬剤関連問題1,656件のうち，

STOPP/START criteriaと関係のない問題が81%を占めていたと報告している[14]。

スクリーニングツールを使用し，潜在的に不適切な処方へ介入することで患者にとって切実なアウトカム（QOLや死亡など）が改善するのか，今後さらなる検討が期待される。

【3】まとめ

本稿では，「不適切処方の気づき方」について説明した。

ポリファーマシーの問題と向き合うためには，スクリーニングツールを活用しながら薬剤のリスクとベネフィットについて個別に評価を行っていく必要がある。患者の薬に対する思いは実に多様であり，クライテリアで不適切だからと一方的に医療従事者側の考えを押しつけるのではなく，患者の思いを傾聴し少しずつ互いに満足のいく処方に近づけていく努力が必要だ。

● 参考文献

1) Dhall J, et al.: Use of potentially inappropriate drugs in nursing homes. Pharmacotherapy, 22（1）: 88–96, 2002
2) Bradley MC, et al.: Potentially inappropriate prescribing and cost outcomes for older people: a cross–sectional study using the Northern Ireland Enhanced Prescribing Database. Eur J Clin Pharmacol, 68（10）: 1425–1433, 2012
3) Hedna K, et al.: Potentially inappropriate prescribing and adverse drug reactions in the elderly: a population–based study. Eur J Clin Pharmacol, 71（12）:1525–1533, 2015
4) American Geriatrics Society 2015 Beers Criteria Update Expert Panel : American Geriatrics Society 2015 Updated Beers Criteria for Potentially Inappropriate Medication Use in Older Adults. J Am Geriatr Soc, 63（11）: 2227–2246, 2015
5) Hill–Taylor B, et al.: Application of the STOPP/START criteria: a systematic review of the prevalence of potentially inappropriate prescribing in older adults, and evidence of clinical, humanistic and economic impact. J Clin Pharm Ther, 38（5）: 360–372, 2013
6) Hanlon JT, et al.: A method for assessing drug therapy appropriateness. J Clin Epidemiol, 45（10）: 1045–1051,1992

7) Gokula M, et al.: Tools to reduce polypharmacy. Clin Geritr Med, 28（2）：323-341, 2012
8) 北和也 他：入院時の持参薬が多い患者，どうする？一薬を整理する基本の考え方. レジデントノート，17（16）：2951-2963，2016
9) Hanlon JT, et al.: The medication appropriateness index at 20: where it started, where it has been, and where it may be going. Drug Aging, 30（11）：893-900, 2013
10) O'Mahony D, et al.: STOPP/START criteria for potentially inappropriate prescribing in older people: version 2. Age Ageing, 44（2）：213-218, 2015
11) Onda M, et al.: Identification and prevalence of adverse drug events caused by potentially inappropriate medication in homebound elderly patients : a retrospective study using a nationwide survey in Japan. BMJ Open, 5（8）: e007581, 2015
12) Thomas RE : Assessing Medication Problems in those ≥ 65 Using the STOPP and START Criteria. Curr Aging Sci, 9（2）：150-158, 2016
13) Hill-Taylor B, et al.: Effectiveness of the STOPP/START（Screening Tool of Older Persons' potentially inappropriate Prescriptions/Screening Tool to Alert doctors to the Right Treatment）criteria: systematic review and meta-analysis of randomized controlled studies. J Clin Pharm Ther, 41（2）：158-169, 2016
14) Verdoorn S, et al.: Majority of drug-related problems identified during medication review are not associated with STOPP/START criteria. Eur J Clin Pharmacol, 71（10）：1255-1262, 2015

コラム

『さよならポリファーマシー』は正しいか？

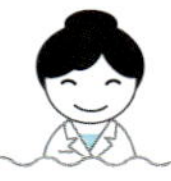

本書のタイトルは『さよならポリファーマシー』である。これは，私が初めてポリファーマシー関連の勉強会を開催したときの（あまり深く考えずにつけた）タイトル「さよならポリファーマシー会議」にちなんだものである。しかし，ポリファーマシー問題に関われば関わるほどに気づくのである。ポリファーマシーとは到底さよならなんてできないことに！　ポリファーマシーはどんなに頑張ったって，完全にはさよならはできはしない。そもそも完全にさよならするものでもないのだ。ポリファーマシーの状態であっても何も困らず幸せに生きている人にとって，処方整理はいい迷惑なのかもしれない。しかし，よくよく話してみると，やっぱり困っていたことに患者が気づき，処方整理によってより一層幸せな生活を送れることだってあるのだ。少なくとも薬を減らせばそれで良い，ポリファーマシーとさよならすればみんな幸せになれる，そういうことではないということだけは，はっきりしている。星の数ほどある価値観を前に，僕らはいったいどのように振る舞えばよいのだろう。

独りよがりの処方整理になってはいまいか？　自分自身に問いかけながら日々診療している。

4章

患者から何を聞く？
どうやって聞く？

患者から何を聞く？どうやって聞く？
—情報収集・共有方法のTIPS—

【1】はじめに

たくさんの薬品名が書かれた処方箋を目の当たりにした時，薬剤師は一体何を思うだろうか。おそらく多くの薬剤師が「うわっ」と思い，次の瞬間には「間違えずに調剤しよう」と気を引きしめ，調剤に取りかかるだろう。筆者自身もそのうちの1人となることがあり，心の中では「この患者にとってこれだけの薬が本当に必要なのか」，「これらの薬が逆に患者に害を及ぼしているのではないだろうか」など思いながらやり過ごしてしまうことがある。

ポリファーマシーの問題を考える場合，まず各薬剤の投与された時期やきっかけを明確にし，その患者の投薬の歴史を順に紐解いていく必要がある。単に，処方箋やお薬手帳を眺めているだけでは，薬品名は見えても，具体的な中身は何も見えてこず，薬剤師の妄想で終わってしまう。そこで一番のカギとなるのが，やはり患者本人（または家族など）からの情報収集である。どのような症状・疾患に対していつから薬が処方され，現在その症状や疾患はどういう状態なのか。実際の服薬状況はどうなのかなど1つひとつ確認していく。実際に患者からの情報収集にあたっては，薬剤師の対応次第で得られる情報の量，質が異なってくる。患者が話しやすい環境をいかに作るかが重要である。

【2】患者の思いに配慮しながら情報収集を行う

薬剤師が何気なく行っている情報収集であっても，個々の患者の思いはさまざまで，一連の流れ作業のように情報収集を行っても正確な情報が得られないことがある。患者から情報を収集する際には，患者の思いに配慮し，患者の反応を見ながら質問の方法を変えたり，薬とは全く関係のない日常の話題などを取り入れ，患者にとって話しやすい雰囲気を作り出すことをこころがける。

以下に筆者がよく耳にする「患者の思い」について列挙し，その対策について述べたい。

【患者の思い】

- **さまざまな職種に同じような質問を何度も聞かれる**

「同じことを医師に言っている。薬剤師にまで同じことを言う必要はないだろう」という思いを持っている場合がある。

対策：すべての情報が得られない可能性がある。優先順位の高い質問から質問の目的を説明し，質問の必要性を理解してもらいながら情報収集を行う。

- **医師の前では良い患者でありたい**

きちんと飲めていないことを知られると医師に申し訳ない。医師を裏切ったことになる。医師に怒られるという思いがある。

対策：実際の服薬状況を医師に伝えないと正確な診断ができないことを説明する。診察時の申告で良い患者として振る舞うことは，医師の薬に対する評価を狂わせることになり，逆に医師に対して失礼なことであることを説明する。場合によっては，薬剤師が医師と患者の間に入り，患者の思いを直接医師にフィードバックすることも必要である。

- **医師に対して言いにくいことがある（薬剤師にしか言えないことがある）**

処方された薬を飲んでも改善しない。治療をやめたいが言いにくい。他に「○○の薬を飲んでいる」など直接医師には言いにくいが，薬剤師には言えることもある。

対策：医師や看護師に対しては言いづらいが，薬剤師に対してなら言えるということがある。基本的には患者の思いを傾聴し，必要に応じて医療者間で患者の思いを共有する。

- **聞き取れない，意味がわからない質問でもとりあえず「はい」と答える**

質問の意味がわからない場合や，聞き取れなかった場合，「何度も聞き直すのは申し訳ない」，「聞き直すとさらに時間がかかる」などの理由でとりあえず「はい」と答えるケースがある。

対策：患者の表情や反応，話し方の変化に注意を払いながら，情報収集を行う。

【3】服薬状況の確認は実物を見ながら

最近では患者が入院する際に使用している薬を病院に持参してもらい，病院薬剤師が確認するという持参薬確認を行っている病院が多い。また，保険薬局においては薬局に薬を持参してもらったり，薬剤師が患家に出向き確認を行うというケースも増えてきている。この確認では薬の種類や用法・用量の確認は当然であるが，実際の服薬状況や薬の保管状況，残数を確認することも忘れてはいけない。ここで残数を確認することは重要なことであり，薬の過不足を確認することで服薬間違いや飲み忘れなどを発見することができる。

また，服薬状況や服薬目的を確認する際，口頭で確認するのではなく，できるだけ実物を一緒に見ながら確認することが重要である。近年の後発医薬品の普及により，同一成分であってもさまざまな製品名がある。診察時では先発医薬品名で話をされ，薬局では後発医薬品名で服薬指導されるといった状況がよくある。このような現状では患者にとって薬の名前を覚えることは困難となり，シートのデザインや色，または錠剤の形や大きさなどで薬の種類を理解しているケースも多い。実際に，ベシケア錠をセレキノン錠と勘違いし1日3回服用していたため，結果的に便秘傾向となり下剤を併用していたというケースを筆者は経験している（図1）。このケースにおいては錠剤の大きさはほぼ同じ，錠剤自体の色も白色と淡い黄色と異なっている。一見，間違えることはないかと思えるが，患者はシートを1錠単位の大きさにカットしておりそのデザインだけで判断されていた。高齢者では視力低下や白内障などに罹患していることも多く，われわれが思っている以上に薬の識別が困難であることを理解しておく。

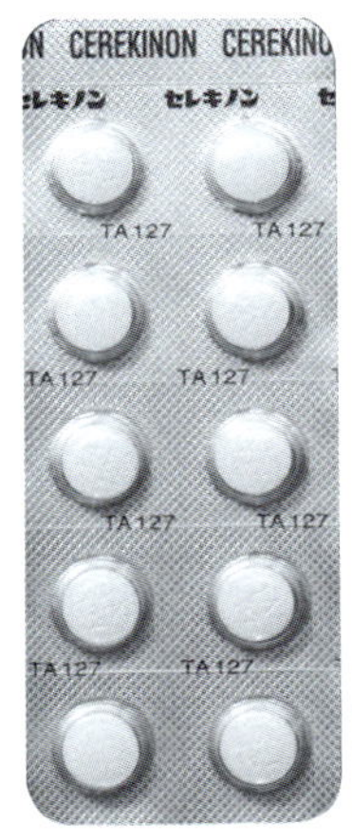

セレキノン錠100mg
色：白色〜微黄白色
直径：8.0mm
厚さ：3.5mm

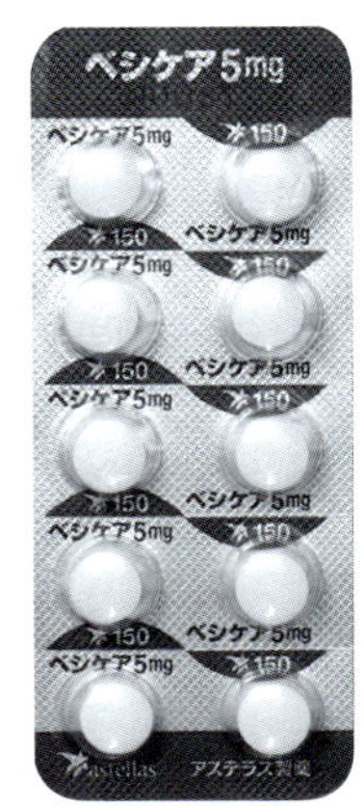

ベシケア錠5mg
色：ごくうすい黄色
直径：7.6mm
厚さ：3.5mm

図1 セレキノン錠とベシケア錠

【4】参考になるお薬手帳，参考にならないお薬手帳

一体どれだけの患者がお薬手帳の意味を正しく理解し，正しく活用できているのだろうか。年齢が上がれば上がるほど罹患疾患数は増えていき，受診する医療機関も増え，薬の種類も増えていく。こうした中で，お薬手帳を正しく活用していれば，事前にポリファーマシーの状態になることを防ぐことができるかもしれない。しかし，医療機関ごとにお薬手帳を作成したり，調剤記録が抜けていたり，医療機関の受診時や薬局来局時にお薬手帳を持参されなかったりと正しく活用されていないことも多々ある。きれいにシールが貼られており，一見きちんと記録されているように見えるお薬手帳であっても，それは参考にならないお薬手帳かもしれない。「ほかにお薬手帳はお持ちでないですか？」，「ここに書かれているお薬以外に，何か使用されているお薬はないですか？」などの一言を患者に尋ねることが大切である。

【5】薬局でのアンケートは話題づくり

保険薬局の場合，初めて来局された患者に対し薬歴作成のためのアンケートを実施している。お薬手帳の有無や後発医薬品への変更希望の確認をはじめ，併用薬の確認やアレルギー歴，副作用歴の確認など患者基本情報をアンケート用紙に集約し情報を収集している。つまり，このアンケート用紙を活用することで，薬学的管理に必要な情報を漏れなく収集することができる（表1，図2）。しかし，中には薬局で早々に薬をもらい早く家路につきたいと思う患者もおり，

表1 アンケートの質問内容のポイント

既往歴，現疾患の確認	• 病気によっては使用できない薬，または注意が必要な薬があるということを理解してもらう。 • 既往歴や現病歴の確認は，現在使用中の薬が本当に必要かどうかの判断材料になる。 • 使用薬剤から見て該当しない疾患があれば，その薬の使用目的を確認する。
使用中の医薬品の確認	• 使用状況を正確に把握することが，医師の診断をサポートし的確な薬物治療につなげられることを理解してもらう。 • 服用目的，服用になったきっかけや時期を確認する。 • 外用剤は飲み薬ではないため，申告されないこともあるので注意。特に，緑内障の患者では使用できない薬剤も多数あるため，「飲み薬以外に目薬や塗り薬，坐薬などは使用されていませんか」など具体的な例を挙げ確認する。 • 便秘薬や睡眠薬については，治療薬としての認識が低い。また，使用していることをあまり知られたくないという思いがあり申告されないことがある。よって，排便状況や睡眠状況についての質問をきっかけに，各薬剤の使用の有無について確認する。
健康食品・サプリメントの摂取状況の確認	• 健康食品・サプリメントとはいえ医薬品との相互作用や，それら自身による健康被害の報告もあることを理解してもらう。 • 摂取目的や使用状況を確認する。
飲酒・喫煙歴の確認，嗜好品	• 薬の効果に影響を及ぼす可能性があるため，確認する必要があることを理解してもらう。 • 飲酒，喫煙の有無だけでなく，飲酒量や喫煙本数，期間なども確認する。 • 納豆やグレープフルーツジュースに代表されるように，日常よく口にする食べ物でも薬の効果に影響を与えるものがあるため確認する。

私どもの薬局ではお薬を安全に有効に服用していただくために薬歴簿（お薬についての記録）をお作りしています。
お手数ですが、以下の質問にお答えください。みなさまの個人情報は使用目的以外には、利用いたしません。

ふりがな		性別	生年月日
名前		男 ・ 女	明治・大正・昭和・平成 年　　月　　日
住所	〒 （マンション名　　　　　　　　　）		
連絡先	自宅（　　　）　　―	携帯（　　　）　　―	

本日受診された症状をお聞かせ下さい。	(例) かぜ
お薬手帳はお持ちですか？ ★お持ちの方は、一緒にお出し下さい。	はい ・ いいえ
かかりつけ薬剤師はお持ちですか？	はい ・ いいえ （　　　　薬局／薬剤師　　　　）
後発（ジェネリック）医薬品を希望されますか？	はい ・ いいえ ・ どちらでもよい
15歳以下の方は体重をお聞かせください	Kg

今までにかかった病気がありますか？	ある	(例) 高血圧 糖尿病 消化器疾患 肝臓疾患 腎疾患 など	ない
現在、使用されているお薬又は健康食品・サプリメントはありますか？	ある	(お薬または健康食品・サプリメントの名前)	
お薬の使用で体調が悪くなったことがありますか？	ある	(お薬の名前または種類／そのときの症状)	
お薬以外でアレルギーをおこしたことがありますか？	ある	(例) 卵 牛乳 さば 大豆 花粉 ほこり 動物 など	
車やバイクの運転、危険を伴う作業などされますか？	ある	□ 車・バイクの運転　□ 高所での作業 □ 機械操作　□その他（　　　）	しない
お酒は飲まれますか？	飲む	□ ほぼ毎日（　　　杯／日） □ ときどき □ 禁酒 （以前　　杯／日　　年間）	飲まない
タバコは吸われますか？	吸う	□ ほぼ毎日（　　本／日） □ ときどき □ 禁煙 （以前　　本／日　　年間）	吸わない
その他、好まれて摂られる食べ物はありますか？	ある	(例) グレープフルーツジュース 牛乳 納豆 など	ない
★女性の方にお尋ねします 妊娠していますか？ 授乳中ですか？	はい	□ 妊娠中 （予定日　　年　　月ごろ） □ 妊娠の可能性がある。 □ 授乳中	いいえ

図2 アンケート用紙

患者全員が質問の多いアンケートに正確に答えているとは考えにくい。また，単なるアンケートという認識で回答している患者もいるだろう。要するに，アンケートに書かれている回答がすべてで正確だという認識を持ってはならない。アンケートは情報収集のための話題づくりであり，これをきっかけに患者とコミュニケーションを取りながら患者情報を収集していく。この際，各質問の意図を理解してもらうことで積極的に回答してくれるようになるため，場合によっては質問の意図を患者に説明することも必要である。また，保険薬局の場合では患者との関係が継続していくことが予想されるため，初回の来局時にすべての情報を得ようとするのではなく，患者との信頼関係を築き上げながら情報収集することで，「患者と薬剤師」という関係でしか得られないような情報を得ることができる。

【6】採血データの収集について

採血データの確認は薬物治療の効果判定以外にも，副作用の発見や薬剤の選択，投与量の決定に非常に有用であり，不適切な処方の発見にもつながる。病院の場合はカルテに採血データがあるため，病院薬剤師は事前に採血データの確認を行い薬剤管理指導業務等に当たっている。近年では電子カルテが普及し，病棟から離れた調剤室においても当該患者の採血データを確認することができるため，調剤前の処方監査の段階でも容易に確認することができる。また，院外処方箋に採血データを印字する医療機関が増えてきており，保険薬局においても採血データの確認が求められてきている。とはいえ，実際に採血データが印字された処方箋の割合はまだまだ低い。「採血データを見せてもらえませんか？」と，ストレートに尋ねるのもなかなか難しい。採血データの収集のつもりで，患者に血液検査の結果を尋ねるが，ほとんどの患者は口頭で薬物治療の効果に直接関係する結果（例：中性脂肪が○○，尿酸が△△くらい…）のみで，しかもその値は曖昧なことが多い。患者の立場になると薬物治療の結果を単に答えただけであり，当然の回答である。このような場合，「今回の検査で腎臓や肝臓の機能はどうでしたか？」など他の検査値についても尋ね，他の検査値も薬物治療を行ううえで必要なデータであることを患者に説明し理解してもらう。そして，「よろしければ，採血データを見せていただけませんか？」と採血データの提出を求め情報を収集する。採血データは言うまでもなく重要な個人情報であり，取り扱いには十分注意する。

【7】おわりに

ポリファーマシーの問題を解決するためには，使用されている薬の処方のきっかけや使用目的を明確にする必要がある。そのためには患者からの情報収集が必須であり，収集にあたっては患者の立場に立ち患者目線になることでさまざまな情報が得られる。医師，薬局薬剤師，病院薬剤師がそれぞれの立場で得た情報は重複する内容が多い。しかし，それぞれの立場でしか得られない情報もある。この得られた情報をそれぞれで抱え込むのではなく，共有することが最も大切であり，これが問題解決に向けての近道になる。共有する方法としては，電話やファクシミリ，E-mail，トレーシングレポートなどいろいろあるが，形式にとらわれる必要はなく，メモ用紙や付箋などをお薬手帳に貼るなど何でもよいと思う。まずは，アクションを起こすことが大切である。

Choosing Wiselyって？

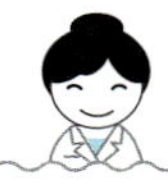

過剰医療として問題になっているのは，何も処方についてのみではない。「われわれが日頃行っている医療行為が過剰になっていないかあらためて検証しましょう」というキャンペーンが，米国よりChoosing Wiselyキャンペーンとして始まっている（Choosing Wiselyホームページ http://www.choosingwisely.org）。2010年頃，アメリカの内科専門医のプロフェッショナリズム委員会である米国内科試験委員会が「Choosing wisely」の必要性を提唱し始めたことが発端となり，米国各専門学会が，自身の専門領域においてよく見られる過剰医療に対する提言を5つずつ挙げた。2016年9月現在，70以上の学会から計400を超える提言が示されている。ポリファーマシー対策は，いわば処方に関するChoosing Wiselyといえる。処方以外にもどんな医療行為が問題になっているのか，一度確認していただければと思う（http://choosingwisely.jp）。ポリファーマシーへの介入を，処方に関するChoosing Wiselyと言い換えるとすると，検査に関するChoosing Wiselyよりも交通整理がしやすいかもしれない。理由は，処方整理を堂々と勧めても，患者も医師も薬剤師も，誰にとっても大きく損することはなく，大手を振って勧められるからだ。しかし，検査についてのChoosing Wiselyは事情が異なる。医療機関の外来部門において，検査は収益と密接に関与している。それについて考慮せず，いきなりChoosing Wiselyを実行に移せば，多くの外来部門の経営が成り立たなくなるだろう。

結局のところ「医療におけるプロフェッショナリズムとは何か」ということになるが，なかなかその一言で多くの医師たちを納得させるのは難しいだろう。このあたりの診療報酬について大幅な改定がない限り，このジレンマは解決しないだろう，と考えると，まだポリファーマシー問題への取り組みについては，広く周囲に勧めやすいように思う。皆さんはどう思うだろうか？

5章

医師にどう伝えるか，どう聞き出すか？

―疑義照会とトレーシングレポート

疑義照会で困るあれこれとその解決法

疑義照会の上手な方法について

薬剤師法の第24条には下記の記載がある。

「薬剤師は，処方せん中に疑わしい点があるときは，その処方せんを交付した医師，歯科医師又は獣医師に問い合わせて，その疑わしい点を確かめた後でなければ，これによつて調剤してはならない。」

法律に関して云々述べる気はないが，「疑わしい」という点に注目したい。

「疑わしい」場合にどのようなアプローチを行えばよいのか。また上手な疑義照会の方法やスキルおよび具体的な事例について，保険薬局薬剤師（以下，薬局薬剤師）と病院薬剤師の立場から論じてみたい。

【1】薬局薬剤師の立場から

薬局薬剤師が疑義照会を行う場合，基本的には電話もしくはファクシミリを用いての疑義照会となり，処方医に直接会って疑義照会を行うことは少ない。また，医療機関側も最初から処方医が対応することは少なく，多くの場合，事務員，看護師，薬剤師が間に入り疑義照会の内容を確認し，処方医とのつなぎ役となる。処方日数の変更や同一成分での銘柄変更，剤形変更などについては，このような第三者が疑義照会に加わることで，医師の負担軽減につながる。一方，処方意図に関する内容や相互作用，副作用に関する内容，患者の要望等の疑義照会については，第三者を介さず直接処方医と連絡を取る方が，微妙なニュアンスやこちらの伝えたい内容を正確に伝えることができ，疑義照会がスムーズに流れるため可能な限り処方医とコンタクトをとるよう努力する。とはいえ，実際に顔の見えない相手に処方箋の疑義照会を行うことは非常に神経を使う業務であり，疑義照会に対するハードルが高い。

実際に処方箋に疑義が生じた場合，どのように対処すればよいのだろうか。これについては，病院の周囲に展開している門前薬局と広域に処方箋を受け付けているいわゆる面薬局とでは少し状況が異なってくる（図1）。

日本薬剤師会が行った「2010年度薬剤服用歴の活用，疑義照会実態調査」によると，処方箋402.6枚中に実際に疑義照会を行ったのは12.7件と報告している[1)]。これは処方箋100枚当たり約3件の疑義照会が発生していることになる。つまり，門前薬局の場合，門前の医療機関からの処方箋割合が大きいため，必然的にその医療機関に対しての疑義照会件数が増える。そのため，門前の医療機関と薬局間で一定の関係性が築きあげられる。

近年，病院とその周囲の門前薬局との間で，事前に疑義照会不要項目を取り決め運用されている報告もあり，医療機関と門前薬局との連携が開始されつつあり，疑義照会に対するハードルが下がってきている。しかし，門前の医療機関以外からの処方箋の疑義照会や，さまざまな医療機関からの処方箋が集ま

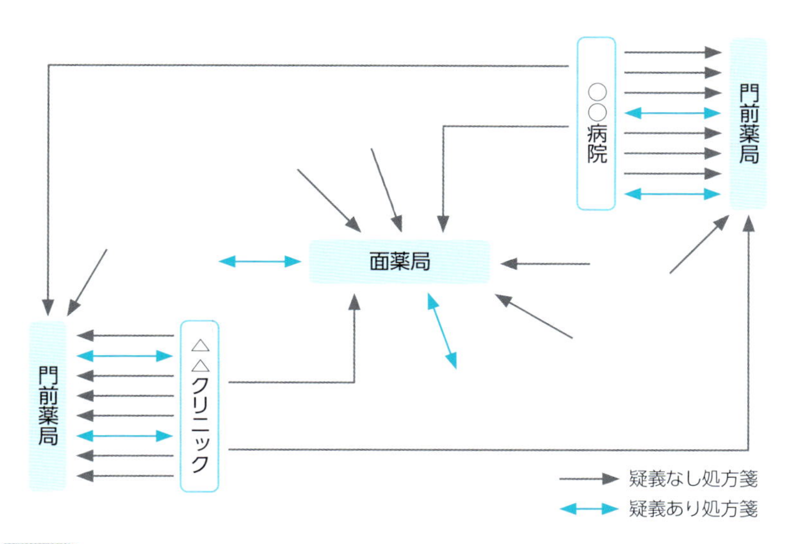

図1　門前薬局と面薬局の処方箋の流れ

る面薬局での疑義照会では，相変わらず非常に神経を使い疑義照会に対するハードルが高い。しかし，このハードルの高さは，薬局側の対応次第で高くもなり低くもなる。常に低い状態を維持し，どんなささいなことでも疑義照会ができる状態を作り出すことが重要である。このハードルを低く維持するためには，処方医との信頼関係の構築が必須である。そのためには，処方医に不快な思いをさせることなく，こちらの疑義内容を理解してもらい，再度処方内容を見直してもらえるような疑義照会を以下の点に留意しながら地道に続けることが必要である。

- 処方内容の否定から始めない
  - ➡医師の診断の結果により，薬が処方されていることを忘れてはいけない。処方権は医師にあり，検査結果や患者背景，今回の処方に至る経緯など薬局薬剤師が見えていないことも多くあることを認識しておく。
  - ➡散剤の倍散の計算間違いや薬剤の選択間違い（類似した薬品名など）など重大な医療事故につながる恐れがある場合は，妥協せず十分に処方医と協議し，場合によっては処方内容をはっきりと否定することも必要である。日常診療では添付文書通りの使用方法がすべてではないことを理解しておく。適応外の用法や用量が処方箋に記載されている場合は，「処方理由を教えてもらう」という姿勢で疑義照会する。
- 疑義内容を端的に述べる
  - ➡忙しい診療の合間に対応してもらうため，事前に疑義照会の要点を抽出し内容をコンパクトにまとめておく。
- 薬剤師の提案事項を用意しておく（できれば2つ以上）
  - ➡疑義内容によっては医師から意見を求められる場合もあるため，薬剤師としての対応策を複数準備しておく。薬剤師の提案は医師の判断材料の1つに過ぎず，薬剤師が処方を決定するのではなく，医師が処方を決定するということを忘れてはならない。
- 提案事項には根拠をつけ加える（添付文書，インタビューフォーム，ガイドラインなど）

➡提案の根拠となる資料や情報の発信元を添付することにより，その提案内容の信頼性が高まる。

●疑義照会後の対応をフィードバックする

➡疑義照会の内容や状況によっては，結果を処方医にフィードバックする。その際，疑義照会に回答してもらったことに対するお礼の言葉も忘れてはならない。

【保険薬局の疑義照会例】

事例 ❶

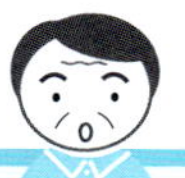

70代男性。認知症のため家族による自宅での介護が限界となり，認知症対応型のグループホームに入所された。もともとA病院に外来通院されていたが，グループホームへの入所を機にBクリニックによる訪問診療に変更となった。主治医変更後も処方内容に変わりはなく，継続的にフォローされ引き続き当薬局で対応していた。

ある日，ワーファリン錠1mgが朝食後に追加となる。しかし，以前よりイグザレルト錠を内服されていたため，疑義照会を行った。

薬局薬剤師：今回の処方について確認させていただきたいことがあります。今回よりワーファリン錠が追加になっていますが，その理由を教えていただけますか。

Bクリニック事務員：カルテを確認しました。心電図で心房細動がみられたため開始されたようです。

薬局薬剤師：心房細動が原因でできる血栓の予防目的で投薬が開始されたのですね。わかりました，ありがとうございました。ただ，この患者さんは以前よりイグザレルト錠という薬を服用されています。この薬も心房細動による血栓を予防する薬で，今回のワーファリン錠と投与目的が同じになります。念のため，処方医の先生に確認していただきたいのですが，よろしいでしょうか。

Bクリニック事務員：処方医に確認しました。今回よりイグザレルト錠は中止でお願いしますとのことでした。

薬局薬剤師：わかりました。お手数をおかけしました。ありがとうございました。

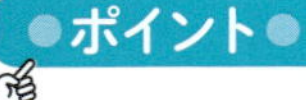

- **処方の否定から始めず，服用目的が重複していることを伝え，最終的には処方医に判断してもらう**
- **対応者が事務員であったため，対応者にもわかりやすい言葉で今回の疑義照会の内容を伝える。そうすることで，こちらの疑義照会の内容が正確に処方医に伝わる**

事例 ❷

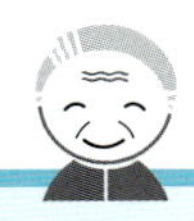

80代男性，A総合病院の循環器内科，泌尿器科，腎臓内科，呼吸器内科，皮膚科，B市民病院の眼科，整形外科受診中の患者。難治性のアトピー性皮膚炎の皮膚症状のケアのため介入している訪問看護師より服薬管理の依頼があり，介入開始となる。各診療科からの薬を確認する中で，皮膚科より強い全身掻痒感と夜間不眠に対し，トリプタノールが処方されていたおり，いったんトリプタノールの中止が試みられたが皮膚症状の増悪を認め再開となった経緯を確認。一方で泌尿器科では腎臓がん（術後），前立腺肥大症をフォローされておりハルナールが処方されていたことを確認した。患者本人に排尿状況を確認したところ，排尿困難，残尿感の訴えあり，年に数回は膀胱炎のため入院するとの情報を得たためトリプタノールについて疑義照会を行った。

- **薬局薬剤師**

  介入する以前より同薬剤が継続処方されており，処方変更の緊急性が低いことと，疑義照会内容が複雑なため，ファクシミリでの疑義照会を選択した。

- **ファクシミリ内容**

  トリプタノールは皮膚症状に対して中止することは難しいことを理解していることを示し，患者の訴え（排尿困難，残尿感，年に数回の膀胱炎）と主な抗うつ薬の副作用比較リスト（書籍より）を添付したうえで，比較的抗コリン作用の少ない三環系抗うつ薬であるノリトレン錠と抗コリン作用のほとんどないレスリン錠を提案した。

- **処方医からの回答**

  「トリプタノールを中止し，ノリトレン錠へ変更します」との回答があった。

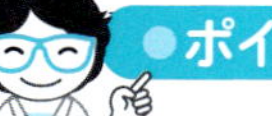

ポイント

- 処方意図を理解したうえで，現状の投薬になっていることを理解していることを示し，処方内容の否定から始めない
- 患者の状況，抗うつ薬のプロファイルなどの根拠をもとに，現状よりもリスクの低い処方の提案を行う
- 薬剤師として2つ以上の対案を提示し，最終的には処方医の判断に委ねる

【2】病院薬剤師の立場から

病院薬剤師は，病院内でさまざまな場面で医師と関わりを持って業務を行っている。疑義照会における「疑わしい」プロセスに至る経緯を例示すると以下

のように挙げられる。

1) 調剤時に添付文書情報と照らし合わせ，適応や用法用量などに疑問を持つ時

これまでは，処方箋に病名や検査値の記載がなく，疑義につながる情報が薬剤の情報以外ほぼなかったが，昨今はそれらが記載された処方箋も散見されるようになってきた。それをきっかけに疑義照会することも多くなってきたと思われる。

2) 患者の訴えや持参する情報（お薬手帳等），臨床データから，処方箋の内容に関して疑問を持つ時

病状や症状に関する情報を収集し，処方の意図が不明瞭な時や患者が持参する情報から薬剤の重複等に気づき，疑義照会することも多くなってきていると思われる。疑義照会をスムーズに実施できるために必要な薬剤師の臨床的スキルを段階的にまとめると，表1のようになると考える。

基本はステップ1～3まで段階的にスキルを身につけていけばよいと考える

表1 疑義照会をスムーズに実施するために必要な薬剤師の臨床的スキル

ステップ1	処方箋を見て，用法用量が添付文書やインタビューフォームに記載された内容に差異がないかどうかを判断できる。
ステップ2	患者から病名や検査値などの情報を収集し，処方箋に記載された内容に差異がないかどうかを判断できる。 ※地域によっては，病名の記載や検査値を処方箋に記載している地区もある。
ステップ3	患者からの病状や検査値などを理解，把握し，体の中で何が起こっているのかを把握でき，治療指針やガイドラインなど薬物治療の流れを理解し，処方箋に記載された内容から病態が把握できる。
発展的スキル	投薬後，薬剤の投与によって起こりうる変化（例えば治癒が進んでいけばどのデータが改善するか，症状が軽減するかなど）をあらかじめ把握し，それを確認できる力（臨床予見力）を発揮する。薬物的治療の効果のタイミングは，薬物動態学をしっかり学んでいる薬剤師の専門性を発揮するところである。さらに，患者の訴えから体内で起こっていることを把握できる力（臨床推論力）を身につけていれば好ましい。

が，発展的スキルを身につけることが望ましいと考える。

上記のような臨床的スキルだけを身につけてもすべてが解決につながるとは限らない。医師への提案や疑義照会をスムーズに行うためには信頼関係性の構築も重要である。例えば，医師への提案の際にどのように対応すればよいのか，さまざまなパターンがあると考えられるが簡易的に分類すると図2のようになると考える。

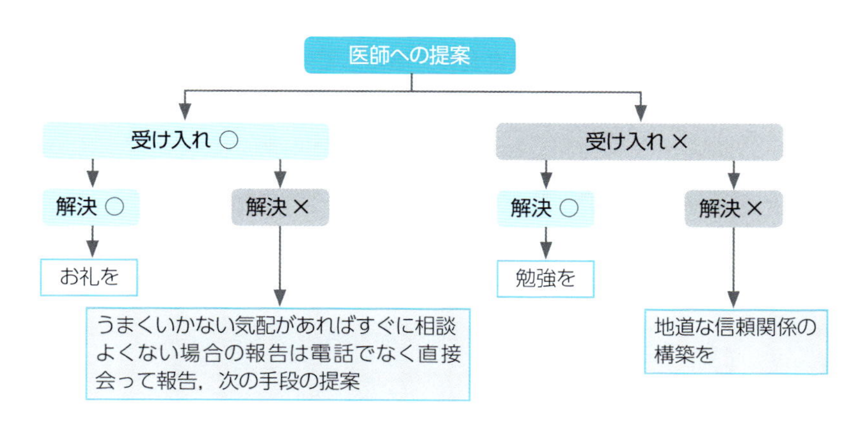

● 医師への提案に対して

受け入れてもらえた場合	解決できた場合	→自分の提案で良かったと思うこと以外に，提案を受け入れてくれた医師への感謝の言葉を伝える。成功体験が信頼関係を築く。
	解決できなかった場合	→自分の提案の効果が見られない，もしくは良くない方向に向かう場合は，すぐに医師に相談する。その時に重要なことは，提案した時にその指標となる症状やデータの予測をあらかじめ考えておくことである。
受け入れてもらえなかった場合	解決した場合	→提案した内容に関しての知識が不十分なことが考えられる。自己研鑽が必要かと思われる。
	解決できなかった場合	→このケースが一番難しいが，医師が薬剤師を味方につけると良い薬物治療ができるということを感じてもらえるような関係の構築に努めたい。また，医師が関心を持っていることに関心を持つこと（ニーズの把握）も重要である。

図2 医師への提案の際の対応

【疑義照会の具体例】

阪南市民病院では医師に問い合わせた内容を医師―薬剤師間で共有するだけでなく，看護師等の医療従事者へも情報を共有するために電子カルテへ記載を行っている（図3）。

閲覧しにくいところに記載するのではなく，医師の記事の記載場所と同じところに記載している。

●処方箋を監査して疑義照会に至った例

タンニン酸アルブミンを朝昼夕食後で服用しており，フェロミア夕食後に服用で両薬剤の薬効が低下するため，フェロミアを眠前に変更。

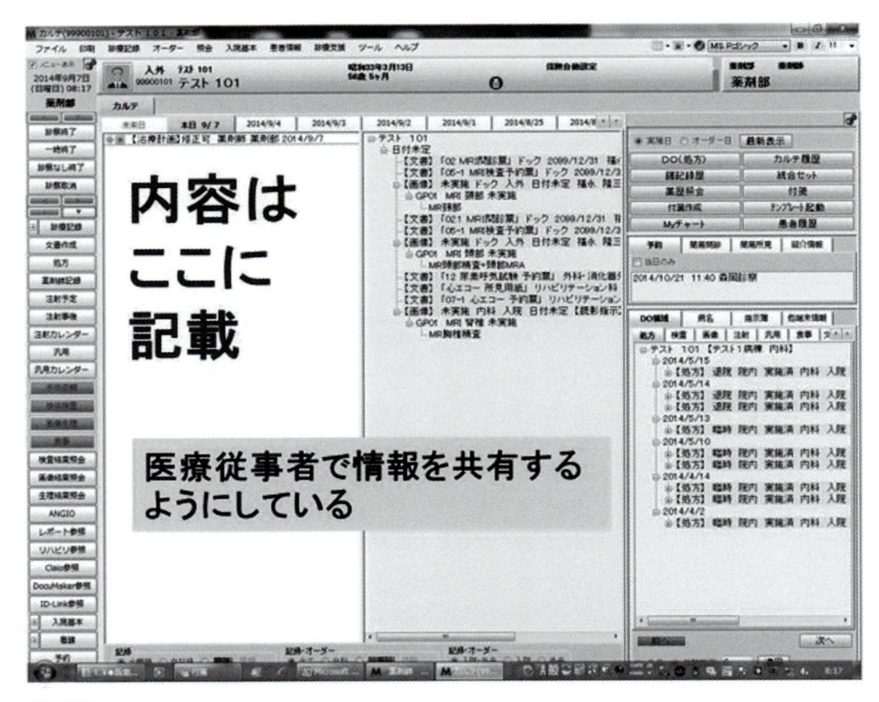

図3 電子カルテの情報提供記載場所

➡処方服用歴を把握して，有効な薬物治療を実施する。

●病態を把握し，疑義照会に至った例

ガスターD錠はCcr≦30の時は1回10mg，1日1回（添付文書）とある。血清Ccr 0.4（高齢でADLが低いため0.6に補正）としてCockcroft & Gault式より計算するとCcr 25。1日40mgの用量であったので，1日10mg朝食後へ変更となった。

➡患者の血液検査等のパラメータを把握して有効で安全な薬物治療を実施する。

●注射薬と内服薬の関連を把握し，疑義照会に至った例

現在絶食・オメプラゾール投与中のため，持参薬のアルタットカプセル（H_2ブロッカー）とジャヌビア中止の指示あり。

➡患者全体の薬物治療を把握する。

●投薬の簡便性を考慮し，疑義照会に至った例

チューブにて注入投与のため，バイアスピリンからアスピリン末へ変更を依頼。アスピリン原末で再オーダー。他の薬剤は粉砕に変更。

➡患者状態を把握して処方変更を提案した。患者に一番接する時間の長い看護との連携も非常に重要である。

以上のように，疑義照会という言葉の定義には「処方せん中に疑わしい記載があれば」とあるが，処方箋にのみ記載されている情報だけでの疑義照会には限界があると考えられる。病名や検査値，患者背景を考慮したうえでの疑義照会が安全な薬物治療に寄与すると考えられる。

【3】最後に

薬剤師が医師に疑義照会するという行為は1つの点に過ぎないが，診断から治療に至る経過および薬物治療中も全体の流れを把握して線として俯瞰して見ていく必要があると考える。薬剤師の本質的な機能を最大限発揮するには，冒頭で述べた薬剤師法第24条の文言に関して以下のように“修正”できるのでは

ないだろうか。

「薬剤師は，~~処方せん中に~~患者病態を把握し，薬物治療に疑わしい点があるときは，その処方せんを交付した医師，歯科医師又は獣医師に問い合わせて，その疑わしい点を確かめた後でなければ，これによつて調剤してはならない。」

有効でかつ，安全な薬物治療を進めていくうえで薬剤師が果たすべき役割は非常に大きく，われわれは地道に自己研鑽しなければならない。薬剤師は薬という「モノ」を介して「ヒト」へのさらなる介入を積極的に行い，職能を発揮しなければならない。平成28年度の診療報酬改定にて，リハビリ分野においてアウトカム評価に基づき，診療報酬の変動が開始されている。薬物治療分野においてもアウトカム評価によって，薬剤管理指導料等の報酬が変動するということも予想される。われわれ薬剤師は患者にとって最適な医療を提供できる臨床スキルと患者および医療従事者間のコミュニケーション力をさらに磨いていかなければならない。

参考文献

1）日本薬剤師会：平成22年度薬剤服用歴の活用，疑義照会実態調査 報告書，2011

トレーシングレポート
―疑義照会するほど緊急性のない場合の飛び道具―

【1】トレーシングレポートとは？

トレーシングレポートは服薬情報提供書とも呼ばれ，医師や医療機関との情報共有に活用される。処方箋上に疑問点（併用禁忌，重複投与など）がある場合，薬剤師は医師に処方内容に問題がないか確認のうえ，調剤を行わなければならない。その時に保険薬局では医師に疑義照会を行う。しかし，疑義照会をしても処方医師が診察中のために返答が返ってこない，ときには忙しい診察中に電話をしてしまい，医師からお叱りをいただくこともある。

そんな時に活用できるのがトレーシングレポートだ。今すぐに医師から返答が欲しい内容ではないが，患者から知りえた情報のうち「処方医師への情報提供が望ましい」と考える内容を伝えたい時に，トレーシングレポートを作成し医師に提出する。

【2】トレーシングレポートの様式

トレーシングレポートには決まった様式はない。日本薬剤師会から出されている様式があるのでそのまま使用してもよいし，それをもとに薬局オリジナルに作り変えてもよいだろう。医療機関によっては，薬局との情報共有を行うために，医療機関がトレーシングレポートの様式を準備しているところもある。

トレーシングレポートは，1枚は処方医師に渡すが，複写は薬局で保管する。紙の薬歴を使用している薬局では，薬歴と一緒に保存し，電子薬歴を使用している薬局ではファイルなどでまとめて保管するのがよいと思う。

【3】疑義照会とトレーシングレポート

1 疑義照会とトレーシングレポートの違い

疑義照会とトレーシングレポートは，どちらも処方医師や医療機関との情報共有の手段である。違いは，時間的な問題だ。併用禁忌や医薬品アレルギーなど，服用により患者に有害な事象が起こる可能性があるために，今すぐ情報提供が必要な場合は，電話やファクシミリなどの手段を用いて処方医師に確認を行う。一方，トレーシングレポートは，今すぐに処方医師に連絡をする程度ではないが，処方医師に情報提供が望ましい内容の時に使用する。疑義照会は処方医師の診察中に行うことが多く，医師の診察の妨げになり，剤形変更や残薬調整のように患者への有害事象が今すぐに起こりにくい内容の疑義照会では，「処方内容通りでお願いします」と言われることがある。また，患者からも残薬整理などで疑義照会を行い時間がかかると，「そんなに時間がかかるなら，次回でいいよ」と言われることもある。コンプライアンス不良を改善するための処方提案，副作用の可能性があると考えられる内容，医師には伝えていないが薬剤師に話してくれた内容など，直ちに情報提供しなくてもよいと考えられる事象については，トレーシングレポートの活用が有効だ。

では，「直ちに情報提供しなくてもよい内容は？」と疑問を持つ薬剤師もいるかもしれない。しかし，その判断にこそ薬剤師としての力量が試される。患者から正しく情報を収集し，それにより発生する有害事象の度合いを判断して，「疑義照会」で対応するのか，「トレーシングレポート」で対応するのかを決めることが大切だ。

2 患者の代わりに医師に伝える

このような経験をしたことはないだろうか？　服薬指導時に患者が「薬が家にたくさん余っている。どうしたらよいか」医師の診療時間帯で疑義照会をしてもすぐに返答が返って来なさそうな場合，「次回，受診される時に薬が余っていると医師に伝えてください」と薬剤師は患者に伝える。次回来局時に患者の処方箋を見ると残薬調整をした形跡が見られず，患者に話を聞くと「医師には伝えていないです」と言われる。薬剤師は「なぜ，医師に伝えなかったのだろう？」と疑問に思うかもしれない。

しかし，診察では薬のことだけでなく，症状の経過確認，血液検査の結果説明など限られた時間で医師が行うことは多く，患者も言い出す機会を逃してしまうことが予想できる。また，患者から言われるのが，「そんなことをお医者さんに言ってよいのですか？」という言葉だ。患者は治療についての意見を医師には言いにくいものである。例え残薬の調整であっても，患者からすれば医師に意見することには変わりはない。このような時には，トレーシングレポートを有効に活用することができる。残薬の調整を今すぐに行う必要がなく（緊急性が低い），次回診察時に行えば十分に間に合う。また，診察時間外であれば医師も余裕を持って対応することができ，診察の妨げにもならない。このように薬剤師の考えだけでなく，患者の思いを伝えるためにもトレーシングレポートは活用できる。

3 医師から患者情報を共有してもらう

保険薬局では待ち時間の問題があり，患者によっては十分な問診ができずに「急いでいるから薬だけ早く欲しい」と言われることがある。既往歴や併用薬を聞くと「医師には伝えているから大丈夫です」と言われ，しぶしぶ「そうですか，わかりました」と答えることもある。「医師に伝えているから」と言われると，それ以上は聞きにくいものだ。そのような時には，トレーシングレポートを活用し，医師から患者の病状や併用薬について教えてもらおう。医師からの情報提供は，医薬品の適正使用につながり，ひいては患者の安全・安心な治療にもつながる。ときには，医師より追加で情報を得ることができることもある。トレーシングレポートは，情報を提供するだけのものではなく，医師から情報を提供してもらう時にも活用することができる。

【4】トレーシングレポートの注意点

1 医師とトレーシングレポート

トレーシングレポートの作成において気をつけなければならないのが，処方権は医師にあるということだ。薬局の薬剤師は処方内容，患者の訴えや客観的判断から情報を収集する。そのため，医師の処方意図を十分に理解することができない。医師によっては意図して，通常とは違った処方をしていることもある。トレーシングレポートを提出する目的は，あくまで情報共有であって処方変更の提案ではない。

トレーシングレポートを出したからといって，処方変更など，すぐに何かアクションがあるわけではない。何か変化が起きないと「やっても無駄ではないか」，「医師がこちらの提案を聞いてくれない」という薬剤師もいる。しかし，「トレーシングレポートを行う目的は何なのか？　誰のために行うのか？」を考えなければならない。トレーシングレポートは，患者が安全・安心して治療を受けるために行うのであって，薬剤師の達成感のために行うのではない。例えば，患者のコンプライアンス不良の情報を提供することで，医師が診察時に患者に服薬意義を説明されているかもしれない。それにより患者のコンプライアンスが向上すれば，薬剤師がトレーシングレポートを出す意義はあったといえる。だからといって，やりがいを感じられないのも寂しいとは思う。しかし，1度や2度では変化が見えなくても，継続することで必ず変化が見えてくる。また，医師も薬剤師からの情報提供を待っていると思う。だからこそ，まずはトレーシングレポートを出してみよう。すぐには変化が見えなくても，その行動は必ず患者の役に立っている。

2 患者とトレーシングレポート

トレーシングレポートを活用した情報提供を積極的に行うのは良いことだ。しかし，患者の同意を得ずに情報提供することは問題がある。情報提供は患者のために行うのであって，患者に対して医師に情報提供することをしっかりと伝えなければならない。調剤報酬でも「患者の同意を得たうえで」と記載されている。しかし，中には「医師には言ってほしくはない」という患者も存在し，「この情報は医師に伝えないといけない」と悩んだ経験がある薬剤師も多いと思う。

そのような時は，患者の話をしっかりと聞いてなぜ医師に伝えてほしくないのかを聞き出すことが大切だ。すぐには解決しないかもしれないが，諦めずにアプローチすることで解決の糸口が見えることがある。その時こそ，トレーシングレポートが活きる時だ。電話では伝え切れないことも，トレーシングレポートであれば，背景を含め，十分な情報を医師に提供することができる。医師には伝えていないが薬剤師には伝えてくれた情報などは，医師に提供することで，医師からの信頼を得る機会にもなる。

【5】トレーシングレポートが活きる事例

コンプライアンス改善の事例

背景：毎日服用する骨粗鬆症の薬（ボナロン錠5mg）が週1回の薬（ボナロン錠35mg）へ変更になり，継続服用されている。

患者：週1回だけ飲めばよいので，飲む回数が減って楽にはなったが，毎日でないので飲むのをよく忘れてしまう。

提案：ボナロン錠5mgが35mgへ変わったことにより，患者のコンプライアンスが低下しています。ご本人はボナロン錠5mgの方が忘れにくいと言われています。一度，主治医の先生にお話しするように伝えています。処方のご検討をお願いいたします。

結果：次回処方よりボナロン錠が5mgへ変更となる。患者も毎日服用になり，コンプライアンスが改善した。

患者との会話から知りえた情報を提供した事例

背景：ワーファリン服用中の患者。INRの検査値が改善せず，受診するたびにワーファリンが増量になっている。患者は「納豆や青汁などは摂っていない」と言っている。

患者：検査値が良くならないみたい。先生にも納豆については聞いているけど，食べていないです。朝は健康のためにどんぶりいっぱいのワカメを毎日食べています。

提案：患者は納豆は食べていないようですが，毎朝健康のためにどんぶりいっぱいのワカメを食べているようです。ワカメもたくさんのビタミンKを含んでいるため，INRの上昇に影響を与えていると思われます。一度，ご本人からもお話を聞いていただけませんでしょうか。よろしくお願いいたします。

結果：患者は，医師よりワカメの摂取はやめずに，毎朝必ず同じ量を食べるように指示され，そのうえでワーファリンの量を調節すると言われた。ワーファリンの処方量は前回と変更なし。

薬剤師の情報提供により処方追加になった事例

背景：抗不安薬を定期的に服用されている患者。あがり症で，服薬指導時もいつも恥ずかしそうにしている。

患者：近々，趣味でしているダンスの発表会があるが，緊張してしまいうまく踊れない。極度に緊張すると手が震えてしまい悩んでいます。どうしたらよいですか？

提案：近々ダンスの発表会があり，そのために練習をしておられるようです。しかし，極度に緊張すると手が震えてしまい，うまく踊れず悩んでおられます。極度の緊張により，振戦が起きているのではないかと考えられます。一度，患者からお話を聞いていただけませんでしょうか。よろしくお願いいたします。

結果：自己調節でインデラル10mgが追加処方となる。発表会前に服用するよう指導。後日，手が震えずダンス発表会はうまくいったと報告をいただく。

トレーシングレポート例

（別紙様式２）

服薬情報等提供料に係る情報提供書

情報提供先医療機関名

担当医　　　　　　　科　　　　　　殿

平成 24 年 6 月 19 日

情報提供元保険薬局の所在地及び名称

電　　話

（ＦＡＸ）

保険薬剤師氏名　　　　　　　　　　　　　印

患者氏名

性別（男・(女)）　生年月日　明・大・(昭)・平　23 年 4 月 18 日生（64 歳）　職業

住所

電話番号

処方せん発行日　平成　年　月　日	調剤日　平成　年　月　日

1．処方薬剤の服薬状況（コンプライアンス）及びそれに対する指導に関する情報

ワーファリンは、毎日忘れずに服用されています。

2．併用薬剤等（一般用医薬品、医薬部外品、いわゆる健康食品を含む。）の有無　(有)・無

薬剤名等：　納豆、青汁などは摂っておられませんが、
ワカメを毎日摂られています。

3．患者の訴え（アレルギー、副作用と思われる症状等）に関する情報

納豆は食べておらず、先生にもお伝えしています。
朝は健康のために、どんぶり一杯のワカメを毎日食べています。

4．症状等に関する家族、介護者等からの情報

5．薬剤師からみた本情報提供の必要性

ワカメは沢山のビタミンKを含んでいます。現在、INRが安定していないのは、
ワカメによる影響も考えられます。一度ご本人にお話を聞いて頂けないでしょうか

6．その他特記すべき事項（薬剤保管状況等）

ワカメの摂取については、今までと同じように続けるように
伝えております。

注意　1　必要がある場合には、続紙に記載して添付すること。
　　　2　わかりやすく記入すること。
　　　3　必要な場合には、処方せんの写しを添付すること。
　　　4　「５」については、薬剤師が情報提供の必要性を認めた場合のみ、記載すること。

【6】最後に

初めはトレーシングレポートに何を書けばよいのか，迷うかもしれない。「こんな情報は必要かな？」，「この程度の情報でいいのかな？」と思うかもしれない。しかし，書くことが目的ではなく，薬剤師としてこの情報は医師に伝えた方がよいと考える情報を提供することが目的だ。トレーシングレポートの良いところは，疑義照会とは違って医師の手の空いている時間や診察時間外に読んでもらうことができる点である。例え疑義照会で伝えるような緊急性が高い情報でなくても，患者に関する情報は医師にとって非常に重要な情報なのだ。

トレーシングレポートを有効に活用し，積極的に情報提供する習慣を身につけよう。すぐには反応がなくても，必ず変化は現れる。そのためにも，まずは自ら働きかけることが大切だ。

医師が考える一歩上を行くコミュニケーション術
―こんな問い合わせならうれしい―

【1】はじめに

われわれ医療従事者は，ほとんどすべての仕事の局面において，他の医療従事者または患者のどちらかに何らかの形で影響を及ぼすコミュニケーションを用いている。現場でポリファーマシーの問題に取り組んでいる薬剤師の中には，このコミュニケーションの問題に頭を悩ませている方も多いのではないだろうか。実はポリファーマシーは，単に医療者が賢くなり，患者のヘルスリテラシーが向上するだけでは改善困難であり，医療現場でのコミュニケーションの問題にも切り込まなければ解決は望めない。医療現場のコミュニケーションは，医療者間コミュニケーションと患者―医療者コミュニケーションの2つに大別されるが，本稿では，前者の医療者間コミュニケーションをテーマに解説する。

【2】ポリファーマシーと薬剤師のコミュニケーションスキル

医療者間コミュニケーションの中で，ポリファーマシーと最も関係が深いのは，薬剤師―医師コミュニケーションである。薬剤師は，医薬品の専門家として，薬剤の有効性や副作用・相互作用といった高度な専門知識を有している。その専門性を活かし，薬剤師が医師に対して行う疑義照会は，本来患者に不利益な事象を未然に防ぐことを目的としており，薬剤師の存在意義の1つともいえる重要な業務である。疑義照会の法的根拠は薬剤師法第24条にあり，「薬剤師は，処方せん中に疑わしい点があるときは，その処方せんを交付した医師，歯科医師又は獣医師に問い合わせて，その疑わしい点を確かめた後でなければ，これによつて調剤してはならない。」と薬剤師の義務として規定されている。「処方せん中に疑わしい点があるとき」という状況が，どの範囲を意味するかの認識は薬剤師によって異なるが，ポリファーマシーと関連する不適切処方(Potentially inappropriate medication：PIM)や複数の医療機関からの重複処方などに対しても，積極的に疑義照会を行っている薬剤師も存在する。しかし，疑義照会によるポリファーマシーへの介入に際して，現場の薬剤師が訴える最大の障壁は，医師とのコミュニケーションの問題である。例えば，「医師が聞く耳を持ってくれない」，「いつも医師の意見に押されてしまい，こちらの意図が伝えられない」，「医師の心象を悪くしてしまうかもしれないという不安がある」，「多忙な医師に電話をするのは憚られる」など，疑義照会を通した医師とのコミュニケーションに対して抵抗を持っている方も多いのではないだろうか。

この薬剤師—医師コミュニケーションに関する問題は，単に個人にもともと備わっているコミュニケーション能力だけに起因するわけではない。例えば，医療現場での切実なコミュニケーションスキルは，これまでわが国の医療専門職卒前教育において軽視されてきた(近年，Interprofessional education：IPEとして大学等での取り組みが広がりつつある)。加えて，わが国では当該領域に関する研究が乏しく，こういった問題に直面した際に参照できる知見が限られている。そのため，薬剤師のコミュニケーションスキルは個々の能力に依存しており，疑義照会を通したポリファーマシーへの介入の成否も，そこで決定してしまうことが多いのが実情である。

そこで次節では，海外での研究結果をもとに，薬剤師—医師間の電話でのコミュニケーションと書面でのコミュニケーションについて，重要なポイントを抽出する。これらはポリファーマシーへの介入に限ったものではなく，疑義照会をはじめ，薬剤師が医師とコミュニケーションを取るうえでの一助になると考える。

【3】電話でのコミュニケーション（Telephone Communications）

本節では，薬剤師が医師とコミュニケーションを取る際に最も頻用する，電話でのコミュニケーションの際に有効なポイントについて解説する。海外ではわが国より以前から医療者間コミュニケーションの重要性が認識されており，それに関する教育や研究が実践されてきた[1～3]。表1にこれらの文献から抽出された，薬剤師が医師との電話コミュニケーションを円滑化するために重要な項目を示す。

❶ 電話の基本的なビジネスマナーを守る

これは当たり前のことだが，医療者は基本的なビジネスマナーを学ぶ機会が少ないため馬鹿にできない。電話を取る時に時間がかかった場合は，「お待たせしました」と詫びる，「もしもし」は使わない，保留が長くなる場合は途中で

表1 薬剤師が医師との電話コミュニケーションを円滑化するために重要な項目

❶ 電話の基本的なビジネスマナーを守る
❷ 患者情報に基づいた推奨と代替案を準備してから電話する
❸ 冒頭に電話の目的を簡潔に説明する
❹ 医師だけでなく，事務職員や看護師も尊重する
❺ 時間がかかりそうな相談の場合は，まず相手の都合が良い時間を聞いて，後でかけ直す
❻ 薬剤師が取るべきは，Assertiveness（主張的態度）である
❼ 会話の最後に，この相談で決まったことを復唱し確認する
❽ もし推奨が受け入れられなくても，感謝の意を伝えて会話を終える

〔Hunter R: Effective telephone communication. In: Tindal W, Beardsley R, Curtis F, eds. Communication in Pharmacy Practice. Philadelphia PA: Lea & Febiger; 19, 1984, Berger BA: Interacting with physicians. In: Communication Skills for Pharmacists: Building relationships, Improving patient care. Washington, DC: American Pharmacists Association; 2005, Hasan S: A tool to teach communication skills to pharmacy students. Am J Pharm Educ, 72 (3) : 67, 2008をもとに作成〕

断りを入れる，電話は静かに切るなど，相手に不快な思いをさせないよう，最低限のマナーを心がけたい。

❷ 患者情報に基づいた推奨と代替案を準備してから電話する

薬剤師が判断した推奨を医師に伝える際，可能であればその推奨が医師にとって受け入れ難いものだった場合の第2案（代替案）を用意しておくとよい。例えば，あるPIMの中止を進言するが医師に拒まれてしまう場合，よりリスクの少ない代替薬への変更を提示するようにするといった具合である。

❸ 冒頭に電話の目的を簡潔に説明する

これは非常に重要なポイントである。多忙な医療者の時間を効率的に活用するためだけでなく，冒頭に目的（伝えたい要点）を医師に伝えることは，それに続く会話の内容を掴みやすくさせる効果もある。

❹ 医師だけでなく，事務職員や看護師も尊重する

一部の薬剤師に限ったことだが，医師には丁寧な対応をする一方，事務職員や看護師といった他職種には配慮を欠いてしまっている場合がある。疑義照会の場合，コミュニケーションの主な相手は医師ではあるが，他職種とも良好な関係を築くべきである。他職種の方が医師よりも重要な患者情報を握っている場合もある。

❺ 時間がかかりそうな相談の場合は，まず相手の都合が良い時間を聞いて，後でかけ直す

これもビジネスマナーの1つだが，多忙な医師に対してはこのようなポイントがコミュニケーションの成否を分けることも多い（特に外来中や往診中の医師にコンタクトを取る場合は配慮が必要である）。

❻ 薬剤師が取るべきは，Assertiveness（主張的態度）である

医師との交渉において薬剤師の取るべき態度であり，Assertiveness（主張的態度）はAggression（攻撃的態度）とPassivity（消極的態度）の中間の態度を意味する。相手の価値観や意見を考慮せずにこちらの推奨を一方的に促す攻撃的態度や，相手との意見の衝突を極力避けようとする消極的態度は，好ましくない。相手の言い分も聞きつつ，かつしっかりと自己主張する主張的態度で，医師とのコミュニケーションに臨むべきである。

❼ 会話の最後に，この相談で決まったことを復唱し確認する

コミュニケーションの結果，実は相手の認識がこちら側の認識と全くずれてしまっていることも珍しくない。そのような齟齬を防止するためにも，最後に決定事項をサマライズして共有することは重要である。

❽ もし推奨が受け入れられなくても，感謝の意を伝えて会話を終える

次回以降のコミュニケーションを円滑に行うためにも，相手の貴重な時間を使わせてもらったことに感謝の意を伝えたい。

【4】書面でのコミュニケーション（Written Communications）

次に本節では，薬剤師が医師と書面でのコミュニケーションを取る際に有効なポイントについて解説する。本稿前項で取り上げられているトレーシングレポート（服薬情報提供書）等を書く時に役立つと思われる。参考文献4は，プライマリ・ケア医から専門医に向けた情報提供書のあり方に関して検討したものだが，薬剤師が医師とコミュニケーションを取る際にも参考になる部分が多い。表2に，薬剤師が医師との書面でのコミュニケーションを円滑化するために記載すべき項目を列記する。特に①～③が重要である。

表2 薬剤師が医師との書面コミュニケーションを円滑化するために記載すべき項目

❶ 冒頭の情報提供理由
❷ この情報提供の結果として，受け手に期待する行動
❸ 患者や家族自身がどんな内容を薬局で話しているのか
❹ 現病歴やプロブレムリスト
❺ 現在の投薬内容（他院からの処方を含む）
❻ 重要な薬歴
❼ アレルギー歴

〔Newton J, et al.: Communication between general practitioners and consultants: what should their letters contain? BMJ, 304（6830）: 821-824, 1992をもとに作成〕

❶ 冒頭の情報提供理由

これは電話によるコミュニケーションと同様である。冒頭にまず情報提供を行った理由，すなわち最も伝えたい要点を記載し，文章の最後でも再度触れるとよい。情報を受け取る側は，初めに要点が把握できると，後に続く情報の詳細まで理解が及びやすくなる。

❷ この情報提供の結果として，受け手に期待する行動

この項目があやふやな情報提供書をしばしば見かける。情報提供書は，書き手が受け手に対して，何らかの行動を期待して作成されることが多い。情報量が多いだけでは情報提供の効果は限定的であり，受け手に期待する行動も明記すべきである。例えば，ある患者に薬物相互作用の懸念がある場合には，薬剤師としての主観的・客観的情報だけではなく，結果として医師が取るべき行動（薬剤の中止や代替薬への変更）を具体的に推奨するとよい。

❸ 患者や家族自身がどんな内容を薬局で話しているのか

参考文献によれば，医師は客観的情報だけでなく，この項目も重視する傾向にある。すなわち，薬剤師としての専門的意見だけではなく，薬局で患者やその家族が薬剤師に伝える「言葉」も情報提供書に記載するとよい。例えば，「患者自身も薬剤数が多いことが，飲み忘れの原因だと話している」，「患者自身もこの薬の副作用がとても気がかりだと話している」といった具合である。患者はこのような薬剤に関する訴えを，医師よりも薬剤師に伝えることが多いため，医師は専門的意見と同様に判断において考慮する傾向にある。

【5】おわりに

本稿では，薬剤師が医師と電話でのコミュニケーションおよび書面でのコミュニケーションを取る際に重要なポイントについて，海外の研究結果をもとに解説した。ポリファーマシーの改善には，薬剤師―医師の良好なコミュニケーションが必要不可欠である。しかし，現状では件数ベースの疑義照会率は2.74％と報告されており[5]，このコミュニケーションに関する障壁の存在は否定できないと考える。一方，薬学的疑義照会による処方変更率は74.88％と

高率であり，薬剤師から医師への情報提供は非常に有効だと考えられる。本稿が，薬剤師のコミュニケーションスキルの向上に少しでも寄与し，医師と協働してポリファーマシーの問題に積極的に取り組む薬剤師が増えることを期待したい。

参考文献

1）Hunter R: Effective telephone communication. In: Tindal W, Beardsley R, Curtis F, eds. Communication in Pharmacy Practice. Philadelphia PA: Lea & Febiger; 19, 1984
2）Berger BA: Interacting with physicians. In: Communication Skills for Pharmacists: Building relationships, Improving patient care. Washington, DC: American Pharmacists Association; 2005
3）Hasan S: A tool to teach communication skills to pharmacy students. Am J Pharm Educ, 72（3）：67, 2008
4）Newton J, et al.: Communication between general practitioners and consultants: what should their letters contain? BMJ, 304（6830）：821–824, 1992
5）日本薬剤師会：2015年度全国薬局疑義照会調査報告書，2016

市中病院薬剤師のつぶやき

より良い医療を提供するにあたり，薬剤師が医師と良好なコミュニケーションをとることは非常に重要である。しかし，ときにはこんなふうにつぶやきたくなることはないだろうか？　これまで筆者が聞いたことのあるつぶやきをいくつか紹介したい。

つぶやき…その1

「電子カルテの機能は先生が昼寝する時間を作るためのものじゃありませんよ！」

これは，内容を確認せずに“以前の処方”をコピー（いわゆるDo処方）したために，用量変更や追加した薬が反映されず，“現状にフィットした処方”になっていない時に医師に言う言葉だ。内容を確認せずにコピーされた薬を飲みたい患者などいないはずであり，処方理由や継続の必要性を毎回評価すべきではないだろうか（付け加えておくが，疲れて倒れそうになっている医師には「処方修正しておくから，昼寝してきて！」と言うこともある）。

つぶやき…その2

「先生はこの先死ぬまで，この山盛りの薬を1日6回忘れずに飲めますか？」

薬の数だけでなく，服用回数の増加もポリファーマシーの一部だと思う。通常は分1で問題ない薬が，分2や分3で処方されていることがある。これについて医師に尋ねると，明確な理由があるケースもあるが，「何となく分けた方がいいかと思って…」という答えが返ってくることも多いのではないだろうか。

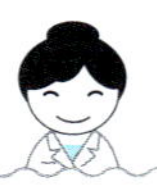

このように“以前の処方”をコピーすることで薬の数が増え，“何となく”分2や分3にすることで1日の服用回数が増える（食前薬があれば1日6回になることもある）。しかし，残薬が多いと，服薬コンプライアンス不良と評価されるが，これはもはや“いちゃもん”である。

また，ポリファーマシーにおいて，われわれ薬剤師にも問題があると思う。毎回同じ内容の処方箋を受け取って，処方理由がよくわからなくても「禁忌じゃないし…」，「ずっと飲んでいるし…」といったように，問い合わせない理由を探していないだろうか。「こんなことで問い合わせたら怒られる」という意見もあるが，実際には問い合わせて怒られたことはほとんどないように思う。電話だとぶっきらぼうな医師もいるが，怒ってはいないのではないだろうか。そもそも疑問があれば問い合わせることが薬剤師の義務であり，義務を果たして怒られるということは納得できない。もし，問い合わせた時に怒られたら，こう言ってみてほしい。

「今後は何があっても問い合わせないので，絶対に間違ったらダメですよ！」

しかし，ここは患者さんのためにぐっとこらえよう。ぜひとも医師には，患者さんのことを思ってぐっとこらえている薬剤師の声に優しく耳を傾けてほしいものである。

マスコミの情報から患者さんを守ろう！

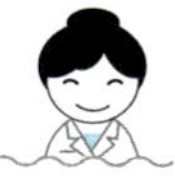

2016年夏，「飲んではいけない○○」などと派手な見出しがついた週刊誌を読んで不安になった患者をよく見かけた。その中には，既に服用を自己中断した方もいた。過去にテレビ番組で「SSRIは危険」と報道した結果，「約1割の患者が服用を自己中断あるいは減量」したということがインターネット視聴者への調査でわかっている。

ところで，マスコミの報道が悪影響を及ぼしたというのは日本に限ったことではない。2013年のBMJ（British Medical Journal）でスタチンの1次予防は低ベネフィットであるという論文が掲載され，それを受けてマスコミは過熱報道を行った。その結果，スタチンの内服を半年ほど中断する傾向が見られた。しかも，本来内服のベネフィットが高い2次予防の患者までが自己中断していたのだ。今回の日本の週刊誌の件でも，似たような事態が起きているはずである。前述の調査では，報道内容に疑問を持った患者のうち9割は，「まずは医師や薬剤師に副作用について質問してみる」と回答したとのことである。このことから，今回のような事態は処方について患者と対話を持つチャンスでもあるといえる。説明のポイントだが，「リスクやベネフィットの程度は，患者さんの持つ背景次第で異なる」という点を伝えることが重要だ。そして，「PIMsはADEsと異なる」，つまり「あなたは現在副作用を起こしていないので安心してください」と伝え，急いで中断する必要がないことを伝える。それでもやっぱり中断したいという場合は，安全性を鑑みて中断する（患者の好みを考慮したdeprescribingを行う）。そして，もう1つ。「減処方≠医療否定」について，あらためて患者へ説明する必要がある。この点を混同してしまっている患者にも時に遭遇するからだ。くれぐれも患者の不安をあおらないよう，そして安全に対応していきたいものである。

6章

処方整理・deprescribingのエッセンス

処方整理・deprescribingの総論

処方を系統立てて減らすプロセスのことを，「減処方：deprescribing（デプレスクライビング）」という。処方が多いからといって，なんでもかんでも片っ端から減らせばよい，というわけでは決してない。ましてや，薬剤総合評価調整管理料，薬剤総合評価調整加算などを得ることを目的に，考えなしに処方を減らすということは絶対にあってはならない！　「じゃあ，どうすればよいの？」という方は，ぜひ本稿をご一読いただければと思う。

【1】PIMs検出ツール（explicit criteria―明示的なクライテリア）

PIMs（潜在的な不適切処方）を検出するツールとして，Beers criteriaやSTOPP/START criteriaが有名である。また，わが国では2015年に日本老年医学会の『高齢者の安全な薬物療法ガイドライン』が出版されている。これらのPIMs検出ツールでは，高齢者における特定のセッティングでは使用したくない薬剤を，具体例を挙げて紹介されている。これらのツールを利用することにより，薬剤有害事象を引き起こす前に不適切処方を発見し，対応できる可能性がある。

しかし，残念ながらこのようなPIMs検出ツールにも限界がある。例えば，薬剤関連問題の3分の2はSTOPP/STARTとは関係ない処方であったという研究[1)]があり，ツールの使用のみでは処方整理は不十分だということがよくわかる。たしかに日常診療でみる患者のPIMs以外にも実感できる。では，こういったPIMs検出ツールが全く役に立たないかというと，そういうわけではない！　各基準を機械的に用いるだけでは，PIMsへの介入は不十分だという認識は大切だろう。

【2】deprescribingプロトコル，MAI（implicit criteria—黙示的なクライテリア）

機械的な介入ではなかなかうまくいかないとなると，どうやって処方を整理するのがよいだろうか。筆者は「どんな処方だったらこの患者さんに，よりフィットするだろうか？」と思いを巡らせつつ，患者とコミュニケーションを取りながら一緒により良い処方を見つけていく姿勢が大切だと思う。これを実践するに当たり，2015年にJAMAから発表されたdeprescribingプロトコル[2)]やMAIが参考になるので，これをベースに考えてみよう。

【3】処方整理の方法

高齢者の不適切処方や薬剤有害事象の最重要予測因子は処方数であることから，処方数をできるだけコンパクトにして，患者のアウトカムを改善してしまおうというのがdeprescribingプロトコルの狙いである。大原則として下記のことを心得ておく必要がある。

①患者中心の医療であること
②医療の不確実性を認識していること
③必要に応じシェアード・ディシジョン・メイキング*およびインフォームド・コンセントを行うこと
④効果と副作用の適切なモニタリングを行うこと

一見たいそうだが，よく見ると何も特別なことではなく，実は当たり前のことしか挙げていないことがわかる。薬剤師の役割としては，患者を不安にさせることなく，そして医師を非難することもなく，どうすれば①～④を達成する

---

* 医療者と患者がエビデンス（科学的な根拠）を共有して一緒に治療方針を決定すること。“共有意思決定”と呼ばれる。

表1 deprescribingの6ステップ

❶ 患者の内服薬をすべて把握し，内服の理由を知ろう！
❷ 副作用のリスクを把握し，介入の必要性の程度を全般的に判断しよう！
❸ 個々の薬剤が中止の対象になるか判断しよう！
❹ 中止の優先順位を見極めよう！
❺ アンダーユーズがないか見極めよう！
❻ 処方の中止・漸減および追加後は，しっかり経過を追っていこう！

ためのサポートができるかを考えることだと思う。

実際の手順は下記の6ステップからなる。上記JAMAの文献では❺のない5ステップからなるが，アンダーユーズの検討も大切なので追加している（表1）。

1 患者の内服薬をすべて把握し，内服の理由を知ろう！

“すべての”内服薬を把握することが大切である。これは単純なようで工夫が必要である。患者にお薬手帳を単に持ってきてもらうだけでは，うまくいかないこともある。患者に「普段の内服薬を教えてください」と聞けば，内服内容の全貌がわかるというわけでもない。下記のようなピットフォールがあるので注意する。

- 他の医療機関・薬局も利用している
- お薬手帳を複数持っている
- OTC，サプリメント，個人輸入薬，補完代替薬などを使用している
- 実は内服していない

必要に応じて，一度すべての薬剤を持参してもらうとよい。特に，入院患者の場合は一元管理のチャンスである。かかりつけ医や他の薬局にも問い合わせが必要な場合がある。これは何も医師の仕事とは決まっていないので，薬剤師による情報収集はきっと喜ばれるだろう。

また，目の前で内服や吸入をしてもらうことで，非現実的な処方であることがわかることもある（「全然吸入できてないやん！」など）。こういったことは

能動的に確認しにいこうとしないとわからないことが多いし，家族やヘルパーなど介護者が実は以前から気にしていたけれど報告していないということもあるので，ぜひ彼らからも情報収集してみるとよい。

また，複数のお薬手帳を所持していることを知られたくない人もいる（複数受診を知られたくない患者も存在する）し，特にプライバシーに深く関わるような生活改善薬〔バイアグラ（一般名：シルデナフィルクエン酸塩），プロペシア（一般名：フィナステリド）など〕や補完代替薬（医師からの理解が得られにくい，実際にがん治療を行っている医師に言いづらいなど）については伝えたくない人がいて当然である（ホントはぜひとも伝えてほしいが……）。なぜ，すべての薬剤について把握したいのかということを必要に応じ伝えること，その際に患者の思いやプライバシーには十分配慮したい（コラム参照）。

また，処方を受けるものの実は内服していないということもある。内服して

コラム 「サプリメントはお薬ですか？」

ちなみに医師が妊娠の可能性を聞く時に，「妊娠の可能性はありませんか？」との問いに「ありません」と答える方に対し改めて，「妊娠の可能性は100％ですか？　それとも99％ですか？」と聞くと，「いや……99％かなあ」という方がおられる。質問の意図がわからない場合，漠然と聞いたって患者は漠然としか答えを返してくれない（当然だろう）。だから，「何かお薬を飲んでいますか？」と聞いても，サプリメントや漢方の情報を教えてくれる人はほとんどいない。個人輸入したフィナステリドによる女性化乳房を来した方に出会ったことがあるが，薬を飲んでいることを教えてくれたのはこちらから能動的に聞いてからであった。たいていの人にとって，遠足での「バナナはおやつに入りますか？」と同様，「サプリメントは薬に入りますか？」なのである。ぜひとも具体的に，時には意図を説明しつつ情報収集しよう！

いない場合はその理由を患者や介護者から批判的にならないよう尋ねる必要がある。理由として昼は飲むのを忘れるなど生活習慣と関与するものや（ずいぶん前から残薬があるが主治医には一言も言っていないなど），副作用が辛いなどがある。副作用がつらくても主治医に言わないこともある。かかりつけ医と良好な関係であり続けたい，かかりつけ医の前では優等生でいたいために，処方された薬は全部飲んでいるフリをしている方もおられる。こういった場合，トレーシングレポートなどを利用して主治医に伝える方法もある。

2 副作用のリスクを把握し，介入の必要性の程度を全般的に判断しよう！

それぞれの薬剤における副作用のリスクを把握する必要がある。下記に当てはまる場合はハイリスクと考え，整理を行う（表2）。ハイリスク薬については，日本の在宅医療で副作用を引き起こしている薬剤として，第1世代抗ヒスタミン薬，長時間および短時間作用型ベンゾジアゼピン，スルピリド，ジゴキシンがトップ5に入る[3]。ジゴキシンについては血中濃度が正常でもジギタリス中毒ということはあるので，採血結果のみではなく症状を確認することが大切である。

表2 薬剤要因と患者要因

薬剤要因	• 薬剤数（単一の最も重要な予測因子！） • ハイリスク薬（オピオイド，ベンゾジアゼピン，向精神薬，NSAIDs，ジゴキシン，循環器系薬剤，血糖降下薬，抗コリン作用を持つ薬剤など） • 相性の悪い組み合わせ • 今，副作用が出ている，あるいは過去に出ていた薬剤 • 重複処方（同薬・同系統薬）
患者要因	• 高齢 • 認知機能障害 • マルチモビディティ・コモビディティ • 薬物乱用 • 複数の処方医 • 現在・過去のアドヒアランス不良（怠薬，病識がない） • 低ADL • 腎機能障害

3 個々の薬剤が中止の対象になるか判断しよう！

個々の薬剤について，現在あるいは今後の，もたらしうるリスクとベネフィットについて評価するとよい。「評価するったって，なぜ処方されているのかすらわからないじゃないか！」ということも多々あり，過去カルテの検索，処方医への問い合わせ，患者・介護者からの確認が大切である。そのうえで，MAIについてよく吟味するのが重要である。また，上述のPIMs検出ツールも適宜利用しよう。ここで大切な考え方について数点紹介する。

● 治療薬なのか予防薬なのかを考える

治療薬とは，疾患あるいは症状をコントロールする薬のことであり，例えば関節リウマチにおけるメソトレキセートあるいはNSAIDsがこれに当たる。予防薬とは，心筋梗塞罹患後の2次予防としてのスタチンなどである。超高齢者の場合は，治療薬は若年者と変わらず重要な役目を果たす（特に症状コントロールは非常に重要）が，予防薬のメリットは若年者に比べ少なくなってくるだろう。なぜなら，患者の余命を考えた時に内服のメリットが非常に乏しくなる場合があるからである。

例えば余命数カ月の患者にスタチンなど1・2次予防薬を投与することで得られる恩恵は乏しく，内服による負担のみをかけてしまう可能性がある。実際，余命1年未満の患者への1・2次予防目的のスタチンを中止することにより，臨床アウトカムを変えずにQOL改善・医療費削減ができたという報告がある[4)]。余命1年未満かどうかの判断は難しいが，“サプライズ”クエスチョンを利用する方法がある[5)]。「この患者が1年以内に死亡して私は驚くだろうか」と自問自答し，驚かなければ1年以内の死亡のハザード比は7.8（P＜0.01）といわれる。予防薬については年齢やADLなどを考慮し，“引き際”についても意識しておく必要があるだろう。

一方，治療薬については，すでに治癒している，あるいは効果がない・乏しい場合は治療中断を検討，過量あるいは不十分投与である場合は投与量の調整が必要である。だいぶ前の両膝痛について処方されたNSAIDsを，もはや効果があるのかないのかわからないのにずっと内服している患者もいる。また，効果が乏しいのにずっと抗めまい薬を内服し続けている患者もいる。ただしこの場合，薬に対する患者の思いに配慮しつつ対応する必要がある。決して無理に中止するのではなく，漸減やオンデマンドを患者のペースに合わせて提案するのが効果的と考える。あるいは，数字だけは改善するものの，真に達成したいアウトカムは達成できていないということもある。例えば，LDLコレステロール値を下げるためだけにエゼミチブを使用するなど。

予防薬にしろ治療薬にしろ，漫然とした投与では良くない。治療薬なのか予防薬なのかを意識してアセスメントすることで，処方をコンパクトにして負担を軽減したり，QOLを上げることもできるかもしれない。ぜひとも積極的に見極めていこう！

その他，下記も参考にしてほしい。

- 処方カスケードを見極め，元凶の大元になっている薬を整理する
- 処方のみならず，元凶になっている生活習慣についてアドバイスする（例えば，慢性咳嗽の大元が喫煙なら，禁煙をアドバイスする）
- 自然軽快する軽度の症状については薬の中断や非薬物療法で対応する

4 中止の優先順位を見極めよう！

下記の3点に注目し，中断の優先順位を決定する。処方をハイリスク・ローリターンの状態から，できるだけローリスク・ハイリターンに持っていくのが原則である。

①最も害があり，最も利益が小さいもの。

②中断が最も容易なもの。中止による離脱反応や疾患再燃の可能性が乏しいもの。

③患者が真っ先に中止したいと希望するもの。

①，②はみなさんも意識するだろう。しかし，実は意外に③が大切であると筆者は思う。まず，現状で何ら副作用を起こしていないのであれば（PIMsであれば），初回は③を優先してもよい。なぜなら，患者満足度を下げる可能性が

低く，今後のdeprescribingが非常にしやすくなるからである。

5 アンダーユーズがないか見極めよう！

忘れてはいけないのがアンダーユーズ，つまり不十分使用（処方する側からするとアンダープレスクライビング，不十分処方）である。ポリファーマシーほどアンダーユーズが増えるという報告[6]があり，日常診療でも実感できる。ぜひともアンダーユーズにも思いをはせよう！。

6 処方の中止・漸減および追加後は，しっかり経過を追っていこう！

処方をやめればdeprescribing完了！　ということでは決してない。遠足は家に帰るまでが遠足であるのと同様，deprescribingは安全に中止できたことを見届けるまでがdeprescribingなのである。大切なのは，むしろやめてからである。繰り返しになるが，PIMsというのは"潜在的な"不適切処方なのであり，まだ現時点では副作用は起こしていない。そこにわざわざ介入して健康を害させるなんてことは，何としてでも避けたいところである。

さて，どの処方による害/利益だったのかを特定するために1剤ずつ中止するのがセオリーである。ただし，複数の処方により副作用が出現していると考えられる場合や，中止による害が極めて乏しいと判断でき患者の理解が得られる場合は一気に中止してよいだろう。介入後，丁寧に経過観察し，中断の理由・アウトカムを記録する。また，中断に伴い起こりうる変化および対処法について，患者や介護者と情報共有しておく必要がある。こういった情報を医師が説明しているとは限らないため，ぜひとも薬剤師にサポートしていただきたい。

このプロトコルをアルゴリズム化したものを図1に示す。

【4】最後に

患者の内服薬には，単なる薬効以外に，患者の「思い」や「歴史」が詰まっている。中止してから「20年もこの薬飲んでるんだけど……」と寂しそうに言わ

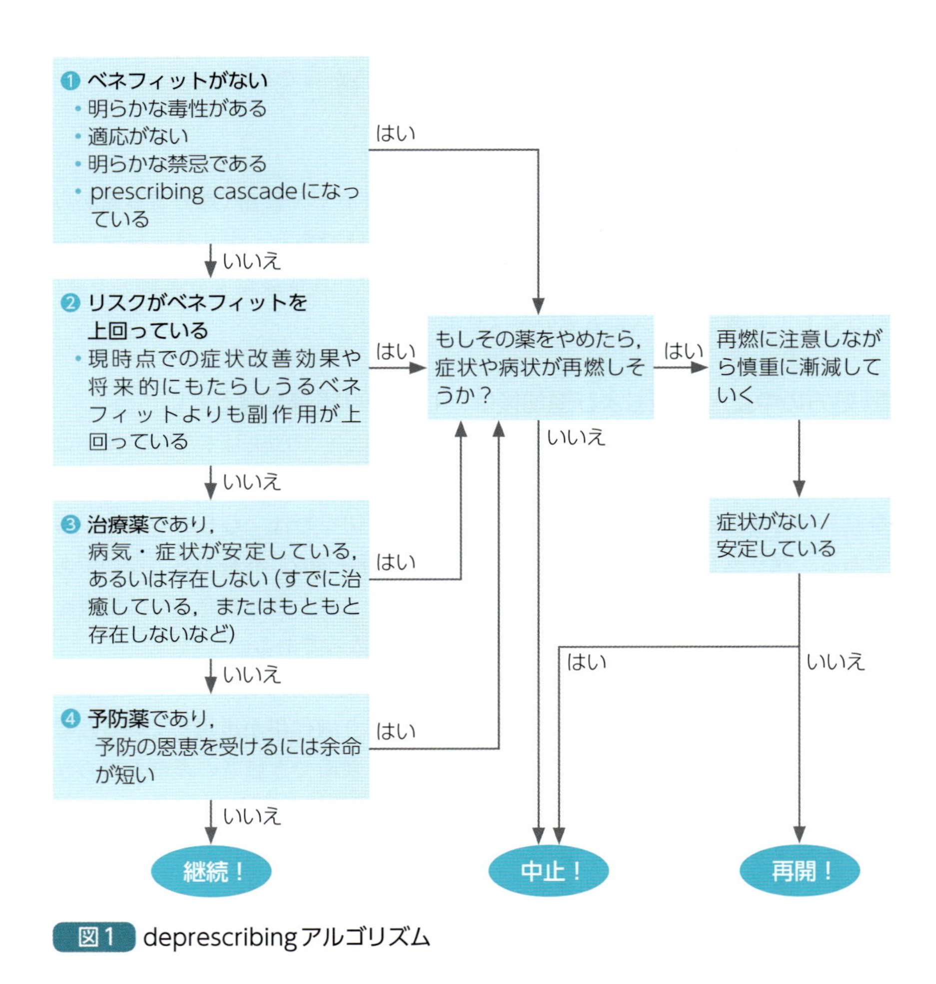

図1 deprescribingアルゴリズム

れると，何だか悪いことをしている気にもなってしまう。「20年」となると，どれだけ多くの時間とお金をかけたか想像を絶する。患者にとってのkey drugが医学的に不要と考えられることも多々あるが，それを「無駄な薬だ」と安易に口にしても誰も得をしないのである。（異論はあるかもしれないが）筆者は「だいぶ良くなっているので，そろそろこの薬を卒業してもよいころかもしれませんね」などと言うのだが，これは患者に喜んでもらえることが多い。アドラー心理学にハマっていたころ，「これまでの処方にとらわれる必要はありません。過去に縛られないで，未来志向でいきましょう！」というわけのわからないアドバイスをして失敗したこともある。しかし，何事も試行錯誤なのである！

もう1つ。**deprescribingは医療否定とは似て非なるものである。いや，似ても似つかないのである！** しかし，患者に丁寧に話していかないと「薬剤＝悪」と短絡的に捉えてしまいかねないという危険性をはらんでいる。自分もクリニックで慎重にdeprescribingしていたつもりが，「先生，お薬嫌いだもんな～」と言われて，ドキっとしたことがある。繰り返し説明することが大切である。

deprescribingが医師・薬剤師にとって不要な薬を単に中止するだけの行為でないことがおわかりいただけただろうか。難しく考えなくても，「患者さんのために」を実践すれば間違いないのである。本稿が読者の皆さんにとって，患者のより良い処方を見つけるヒントになれば幸いである。

参考文献

1）Verdoorn S, et al.: Majority of drug-related problems identified during medication review are not associated with STOPP/START criteria. Eur J Clin Pharmacol, 71（10）: 1255-1262, 2015
2）Scott IA, et al.: Reducing inappropriate polypharmacy: the process of deprescribing. JAMA Intern Med, 175（5）: 827-834, 2015
3）Onda M, et al.: Identification and prevalence of adverse drug events caused by potentially inappropriate medication in homebound elderly patients: a retrospective study using a nationwide survey in Japan. BMJ Open, 5（8）: e007581, 2015
4）Qi K, et al.: Older peoples' attitudes regarding polypharmacy, statin use and willingness to have statins deprescribed in Australia. Int J Clin Pharm, 37（5）: 949-957, 2015
5）Moss AH, et al.: Prognostic significance of the "surprise" question in cancer patients. J Palliat Med, 13（7）: 837-840, 2010
6）Kuijpers MA, et al.: Relationship between polypharmacy and underprescribing. Br J Clin Pharmacol, 65（1）: 130-133, 2008

高血圧症の処方整理

【1】はじめに

近年の高齢社会においては，慢性疾患を有しながら生活を送る人は増加傾向にあり，中でも高血圧症は日本において約4,300万人の患者が存在している[1)]。日常診療で極めて高頻度に出合う高血圧症の治療では，生活習慣への介入として主に減塩と運動療法が行われているが，血圧低下効果が十分とはいえず降圧薬治療が開始される場面も多い。この際，降圧薬治療の真の目的は血圧数値の低下ではなく，合併症予防や死亡率低下といった「元気に長生きできること」であるという点に意識を置く必要があり，薬物治療が適切に行われているかを確認することは重要である。

本稿では，高血圧症に対する薬物治療が適切であるか，また薬物治療に潜むリスクは何かに気づき，処方に対するアドバイスができることを目指したい。なお，ポイントは次の3点である。

①高血圧症治療の目的は血圧数値の低下ではない。合併症予防や死亡率低下という“元気に長生きできる”真のエンドポイントに意識を置く。
②降圧目標にとらわれたことによる「過降圧」と「薬剤副作用」のリスクを認識する。
③医師は，他の医師の処方や，処方薬以外の薬剤が及ぼす影響に気づきにくい。患者の服用する薬剤全体に気を配る「広角レンズ」の視野を用いて，患者と向き合うことが重要である。

【2】降圧目標にとらわれた過降圧のリスク

症例 ❶

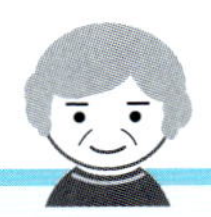

76歳，女性。BMI 23.0。狭心症で5年前から通院しており，健康診断で指摘された高血圧症と脂質異常症のため2年前から内服治療を受けている。家庭血圧は140/70mmHg程度，LDLは90mg/dLであり，腎機能障害と耐糖能異常はない。1カ月前に友人から「心臓の病気があるのに血圧が高めではないか」と言われ，かかりつけ医に相談したところアムロジピン（アムロジンOD）2.5mg 1日1回朝食後が追加処方された。

特に症状はないものの，最近の血圧は110～120/60～70mmHg程度であった。かかりつけ医からは，血圧コントロールは良いので症状がなければこのままで大丈夫と言われた。

●処方薬

• アムロジピン（アムロジンOD）2.5mg	1日1回	朝食後
• インダパミド（ナトリックス）1mg	1日1回	朝食後
• リシノプリル（ロンゲス）10mg	1日1回	朝食後
• アスピリン（バイアスピリン）100mg	1日1回	朝食後
• アトルバスタチン（リピトール）10mg	1日1回	夕食後
• ランソプラゾール（タケプロンOD）15mg	1日1回	夕食後
• レバミピド（ムコスタ）100mg	1日3回	朝昼夕食後

1）解説

高血圧症治療では，降圧目標値を参考にしつつ患者の血圧を評価しながら診療を行っている。日本では『高血圧治療ガイドライン2014（JSH2014）』にある降圧目標値を用いることが多く，本患者は冠動脈疾患を有する後期高齢者であるため「診察室血圧140/90mmHg未満，家庭血圧135/85mmHg未満」が目標値となる[1]（表1）。一方，治療ガイドラインには降圧目標の上限値しか記載されていないため，それを下回った場合にどの程度までの降圧が容認できるかには意識が向きにくい。「The lower, the better」というキャッチコピーがあるが，血圧は低ければ低いほど良いのだろうか？

50歳以上の冠動脈疾患合併高齢者を対象とした，降圧後の血圧と死亡を含む心血管イベント発症リスクとの関連を示した大規模臨床試験のサブ解析結果を提示する[2]（図1）。70～79歳の患者では，最もイベント発症リスクが低くなるのは降圧後の血圧が135/75mmHgであり，収縮期は135mmHg未満，拡張期は60mmHg未満でむしろイベント発症リスクが増加していることが読み取れる。このことから，降圧目標値を下回る過度な降圧はむしろリスクになるため，決して「The lower, the better」ではないという認識を持つ必要がある。

2) 介入

薬剤を渡す際に「何か心配なことはありますか？」と確認したところ，友人に言われて気になったことを相談し血圧の薬が増えたのだが，血圧が良すぎて

表1 高血圧治療ガイドライン2014（JSH2014）における降圧目標値

	診察室血圧	家庭血圧
若年，中年，前期高齢者患者	140/90mmHg未満	135/85mmHg未満
後期高齢者患者	150/90mmHg未満（忍容性があれば140/90mmHg未満）	145/85mmHg未満（目安）（忍容性があれば135/85mmHg未満）
糖尿病患者	130/80mmHg未満	125/75mmHg未満
CKD患者（蛋白尿陽性）	130/80mmHg未満	125/75mmHg未満（目安）
脳血管障害患者 冠動脈疾患患者	140/90mmHg未満	135/85mmHg未満（目安）

（日本高血圧学会高血圧治療ガイドライン作成委員会　編：高血圧治療ガイドライン2014, p.35，ライフサイエンス出版，2014）

大丈夫かと思っていることを聞くことができた。「次回受診時に自分の心配事を率直に伝えてみてはどうか」とアドバイスしたところ，かかりつけ医も心配を理解し，アムロジピンを休薬することになった。その後，家庭血圧は140/70mmHg程度に戻ったが患者に体調変化はない。

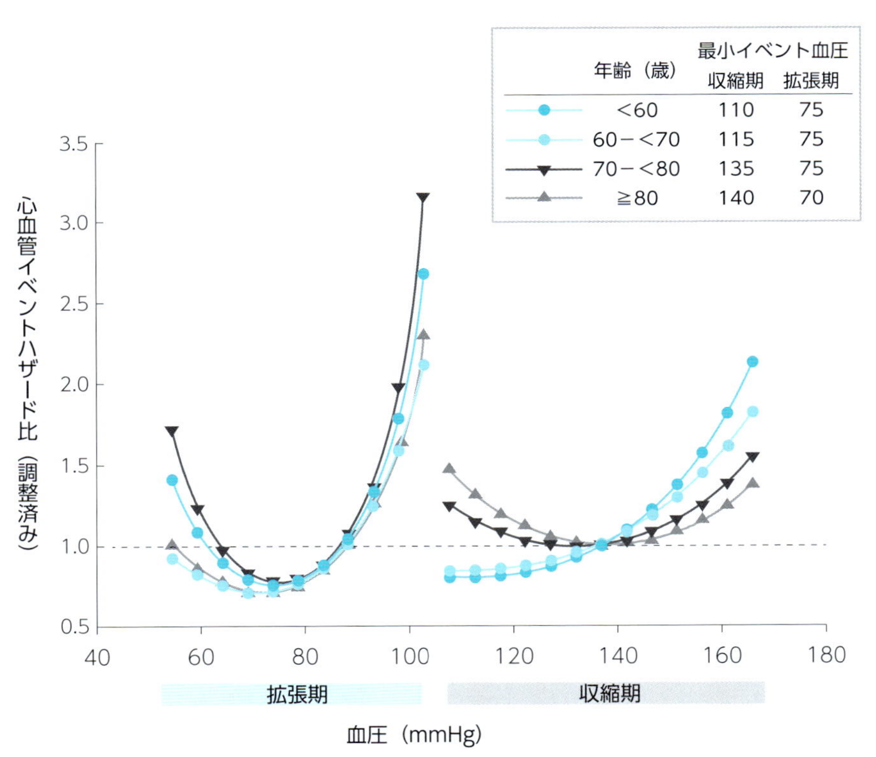

140/90mmHgを参照値とした場合，本症例のような70～79歳の患者では収縮期血圧130mmHg以下と拡張期血圧60mmHg以下で死亡を含む心血管イベント発症リスクが増加した。

図1 収縮期および拡張期血圧と年齢層別心血管イベント発症リスク

〔Denardo SJ, et al.: Blood pressure and outcomes in very old hypertensive coronary artery disease patients: an INVEST substudy. Am J Med, 123 (8) : 719-726, 2010〕

【3】その降圧薬併用療法は適切か？

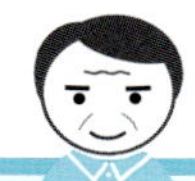

症例 ❷

51歳，男性。BMI 25.0の喫煙者。高血圧症，糖尿病，および脂質異常症で通院している。家庭血圧は135/80mmHg程度，HbA1c (NGSP) 7.2%，LDL 100mg/dLであり，血清クレアチニンは基準範囲内である。ここ半年間で尿蛋白（+）の顕性蛋白尿になり，今回かかりつけ医からエナラプリル（レニベース）5mg 1日1回朝食後が追加処方された。「このままでは腎臓が悪くなっていく」と言われたため，薬の追加はやむを得ないと感じている。

●処方薬

- エナラプリル（レニベース）5mg　1日1回　朝食後
- シルニジピン（アテレック）20mg　1日1回　朝食後
- テルミサルタン（ミカルディス）80mg　1日1回　朝食後
- リナグリプチン（トラゼンタ）5mg　1日1回　朝食後
- メトホルミン（メトグルコ）750mg　1日3回　朝昼夕食後
- ロスバスタチン（クレストール）2.5mg　1日1回　朝食後

1）解説

糖尿病合併高血圧症患者の降圧目標値は，JSH2014では130/80mmHg未満と記載されている。本患者は，すでにカルシウム拮抗薬とアンジオテンシン受容体拮抗薬（angiotensin receptor blocker：ARB）が使用されており，糖尿病のため利尿薬やβ遮断薬が使用しにくい状況で，目標値を達成するためアンジオテンシン変換酵素阻害薬（angiotensin converting enzyme inhibitor：ACE-I）が追加されたものと推察する。2型糖尿病や耐糖能異常を合併した高血圧症患者を対象とした降圧治療のメタアナリシス[3]では，収縮期血圧を

135mmHg未満まで降圧した際に，総死亡の有意な減少と他のアウトカムの減少傾向が認められている。しかし，収縮期血圧が130mmHg未満まで降圧した場合は，脳卒中は有意に減少するものの，心血管死はやや増加傾向になることが確認されている。以上から，本患者にさらなる降圧のために薬剤を追加することが適切かは検討の余地がある。

もう1つの疑問として，不適切処方を見つけるツールである改訂版STOPP criteria[4)]の「Section A：薬剤適応　3. 同効薬剤の重複」に該当するACE-IとARBの併用は，容認できるものであるか否かがあがる。結論から言うと，ACE-IとARB併用は推奨されない組み合わせである。その根拠は，併用療法により尿蛋白が減少するものの，透析導入，クレアチニン値の倍増，死亡はむしろ悪化するという結果[5)]や，蛋白尿がみられる糖尿病性腎症患者の末期腎不全への病態進行リスクを低減させず，重篤有害事象や高カリウム血症，急性腎障害は有意に増加するという結果[6)]が確認されているためである。

2) 介入

処方したかかりつけ医に，すでにARBが処方されているため，同効薬の併用による有害事象増加の懸念があることを疑義照会した。血圧がそれほど高くないため，今回はエナラプリルの処方は中止してこれまでの内服を継続するという返答が医師からあったため，患者に説明した。患者は「腎臓が悪くなる」という一言を気にしていたため，生活習慣の改善，特に禁煙への一歩を踏み出してみるのはどうかとアドバイスした。

【4】高齢者での降圧薬選択と服用のタイミング

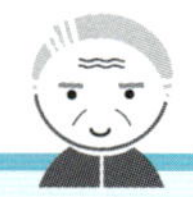

症例 ❸

82歳，男性。BMI 21.5で日常生活は自立している。高血圧症と腰部脊柱管狭窄症で通院しており，起床後の家庭血圧は165/90mmHg程度，夕食後は140/70mmHg程度で推移している。3カ月前から夜間3～4回排尿に起きるようになった。かかりつけ医に相談したところ，採血と尿検査で異常がないことから前立腺肥大症ではと言われ，早朝高血圧もあるためドキサゾシン（カルデナリン）1mg 1日1回就寝前が追加で処方された。

●処方薬

- ドキサゾシン（カルデナリン）1mg　1日1回　就寝前
- エナラプリル（レニベース）10mg　1日1回　朝食後
- アムロジピン（アムロジン）5mg　1日1回　朝食後
- リマプロスト（オパルモン）5µg　1日3回　朝昼夕食後
- メコバラミン（メチコバール）500µg　1日3回　朝昼夕食後
- セレコキシブ（セレコックス）100mg　1日2回　朝夕食後
- ロキソプロフェンテープ（ロキソニンテープ）100mg　1枚　1日1回貼付

1）解説

高齢者の高血圧症に対して降圧薬を使用する場合，降圧薬の選択は若年者・中年者の場合と変わりはないとされている[7]。このため，特別な状況がない限り，高血圧症治療ではカルシウム拮抗薬，ACE-IまたはARB，利尿薬の組み合わせから考えることとなる。本患者は前立腺肥大症が疑われており，また，早朝高血圧という「特別な状況」を想起したことから α 遮断薬であるドキサゾ

シンが処方されているが，治療による益と害のバランスはどうであろうか。

前立腺肥大症患者に対して，ドキサゾシンを含む非選択的 α_1 遮断薬を使用した場合，転倒を含む低血圧起因性副作用が増加することが知られている[8)]。また，前立腺選択的とされる α 遮断薬であっても，α 遮断薬使用群では非使用群に比べ転倒リスクのオッズ比1.14（95％信頼区間1.07–1.21），骨折リスクのオッズ比1.16（95％信頼区間1.04–1.29）であり，わずかではあるがいずれも有意に増加することが報告されている[9)]。このため，選択的・非選択的を問わず，α 遮断薬処方時には転倒リスクが増加することを念頭に置く必要がある。

薬剤追加以外の早朝高血圧に対しての治療法工夫として，降圧薬服用のタイミングがある。通常，夜間に血圧は15％程度低下するが，高血圧症患者の中には10％未満しか低下しない者（non–dipper型）や，むしろ夜間血圧が上昇してしまう者（riser型）がおり，後2者は早朝高血圧を伴うことが多いとされている。降圧薬を1剤眠前に投与した場合，夜間血圧が低下し，non–dipper型の割合が減り，心血管イベントと総死亡が減るという研究結果がある[10)]ことから，2剤以上の降圧薬を使用する場合は1剤を眠前投与にすることが推奨されている。

2) 介入

ドキサゾシン処方に際して，立ちくらみや転倒の既往に関して質問したところ，転倒歴はないものの腰部脊柱管狭窄症のために転びそうになることがあるとわかった。処方元の医師に易転倒性に関する情報提供をし，服薬アドヒアランスは保たれていることから，ドキサゾシン追加ではなくアムロジピンの眠前投与への変更を提案した。医師も提案を受け入れ，夜間頻尿に関しては水分摂取状況を確認して次回の外来で対処を行うことになった。

【5】医師が気づきにくい処方以外の薬剤

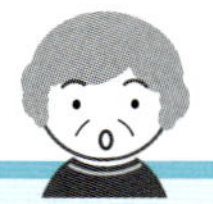

症例 ❹

73歳，女性。BMI 27.0。高血圧症，脂質異常症，逆流性食道炎，腰部脊柱管狭窄症，および変形性膝関節症で通院しているが，他の医療機関へは受診していない。血圧がなかなか下がらず，現在は4剤併用の降圧治療で家庭血圧が150/90mmHg程度で推移している。腰痛と膝痛があり，なかなか運動ができず減量もうまくできていない。

●処方薬

• アムロジピン（アムロジン）5mg	1日2回	朝夕食後
• イルベサルタン（イルベタン）100mg	1日1回	朝食後
• インダパミド（ナトリックス）1mg	1日1回	朝食後
• エプレレノン（セララ）50mg	1日1回	朝食後
• ロスバスタチン（クレストール）2.5mg	1日1回	朝食後
• ラベプラゾール（パリエット）10mg	1日1回	夕食後
• アセトアミノフェン（カロナール）400mg	疼痛時屯用	

1）解説

クラスの異なる3剤の降圧薬を用いても，血圧が目標値まで下がらないものは治療抵抗性高血圧症と定義されている。高頻度にみられる原因には，白衣高血圧，服薬アドヒアランス不良，睡眠時無呼吸症候群などがあるが，薬剤が原因の場合も少なくない。患者が服用している薬剤は，自らが処方した薬剤に加えて，同一医療機関の他の診療科から処方された薬剤，他の医療機関から処方された薬剤，市販薬やサプリメントとして購入した薬剤と多岐にわたる可能性があることを認識したい。減処方のプロセスの第一段階，「患者が現在使用しているすべての薬について，その種類と処方された理由を確認する」と

表2 減処方のプロセス

① 患者が現在使用しているすべての薬について，その種類と処方された理由を確認する
② 現在使用している薬において，どの程度の有害事象が起こりうるか考える
③ 使用しているそれぞれの薬について，潜在的な利益と害を評価する
④ 薬の利益と害，中断しやすさ，患者の希望等を考慮し，中断する薬の優先順位をつける
⑤ 減処方を実施し，その成果を注意深く観察する

〔Scott IA, et al. : Reducing inappropriate polypharmacy: the process of deprescribing. JAMA Intern Med, 175 (5) : 827-834, 2015をもとに作成〕

いう基本になる部分に留意し，前回受診からの間に追加・変更された薬剤がないかを確認する習慣が必要である（表2）[11)]。

2) 介入

処方薬以外の服用薬がないかを確認したところ，腰痛と膝痛に良いと友人に勧められて市販のコンドロイチンとグルコサミン，および通販で購入した芍薬甘草湯を服用していることがわかった。主治医へ情報提供を行い，芍薬甘草湯を中止したところ降圧薬2剤で良好な血圧コントロールが得られるようになった。腰痛と膝痛への対処は，装具を使用しての理学療法開始が予定された。

【6】おわりに

高血圧症治療の場面で降圧薬の果たす役割は大きい。患者の生活と服用する薬剤すべてに気を配り，降圧目標数値にとらわれずに真のエンドポイントを見据え，治療の利益と害のバランス感覚を持つことが，治療薬が適切であるかを見極めるために必要である。

参考文献

1) 日本高血圧学会高血圧治療ガイドライン作成委員会　編：高血圧治療ガイドライン2014，ライフサイエンス出版，2014
2) Denardo SJ, et al.: Blood pressure and outcomes in very old hypertensive coronary artery disease patients: an INVEST substudy. Am J Med, 123 (8) : 719–726, 2010
3) Bangalore S, et al.: Blood pressure targets in subjects with type 2 diabetes mellitus/impaired fasting glucose: observations from traditional and bayesian random–effects meta–analyses of randomized trials. Circulation, 123 (24) : 2799–2810, 2011
4) O'Mahony D, et al.: STOPP/START criteria for potentially inappropriate prescribing in older people: version 2. Age Ageing, 44 (2) : 213–218, 2015
5) Mann JF, et al. : Renal outcomes with telmisartan, ramipril, or both, in people at high vascular risk (the ONTARGET study) : a multicentre, randomised, double–blind, controlled trial. Lancet, 372 (9638) : 547–553, 2008
6) Fried LF, et al. : Combined angiotensin inhibition for the treatment of diabetic nephropathy. N Engl J Med, 369 (20) : 1892–1903, 2013
7) Blood Pressure Lowering Treatment Trialists' Collaboration, et al.: Effects of different regimens to lower blood pressure on major cardiovascular events in older and younger adults: meta–analysis of randomised trials. BMJ, 336 (7653) : 1121–1123, 2008
8) Chrischilles E, et al. : Initiation of nonselective alpha1–antagonist therapy and occurrence of hypotension–related adverse events among men with benign prostatic hyperplasia: a retrospective cohort study. Clin Ther, 23 (5) : 727–743, 2001
9) Welk B, et al. : The risk of fall and fracture with the initiation of a prostate–selective α antagonist: a population based cohort study. BMJ, 351: h5398, 2015
10) Hermida RC, et al. : Influence of circadian time of hypertension treatment on cardiovascular risk: results of the MAPEC study. Chronobiol Int, 27 (8) : 1629–1651, 2010
11) Scott IA, et al. : Reducing inappropriate polypharmacy: the process of deprescribing. JAMA Intern Med, 175 (5) : 827–834, 2015

脂質異常症の処方整理

【1】はじめに

高血圧症や糖尿病と並び，脂質異常症は動脈硬化性疾患の代表的な危険因子の1つであると認識されている。脂質異常症自身で自覚症状が出ることはほとんどないため，同疾患を指摘される場面の多くは健康診断や既存の疾患に対して行われる採血検査の時となる。異常を認識した際に，「異常がない状態が健康である」という医師の思考が加わることで，高い数値を下げようとする処方行動に出ることは想像に難くない。

自覚症状がない脂質異常症では，症状改善というわかりやすい指標がないだけにどのような患者に何を目的として治療するのかを考えることが重要である。これは，脂質異常症治療薬は長期間使用することで，「将来的な動脈硬化性疾患（冠動脈疾患など）や死亡を減らすこと」を真の目的としているからにほかならない。また，どんな薬剤を，何に気をつけて使用するべきかを知ることも必要である。

本稿ではいくつかの具体的な場面から，脂質異常症に対して行われている薬物治療が適切であるかどうかを考えていきたい。本稿のポイントは次の2点である。

①脂質異常症治療の目的は数値の低下ではない。動脈硬化性疾患発症予防や死亡率低下という“元気に長生きできる”真のエンドポイントに意識を置く。
②薬物治療の中心はスタチンである。特殊な状況を除き，そのほかの薬剤を積極的に選択するメリットはほとんどない。

【2】心血管疾患発症リスクから考える処方 ― 1次予防① ―

国により冠動脈疾患発症率が異なるため，患者のリスクを評価する際には，わが国の「動脈硬化性疾患予防ガイドライン2012年版（JAS 2012）[1]」を用いて評価を行う。図1のフローチャートが示す通り，1次予防の管理区分カテゴ

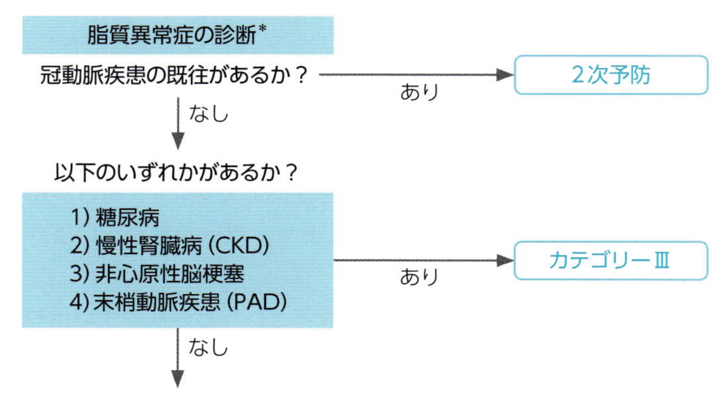

冠動脈疾患の1次予防のための絶対リスクに基づく管理区分
（絶対リスクは冠動脈疾患絶対リスク評価チャート参照）

NIPPON DATA80による10年間の冠動脈疾患による死亡確率（絶対リスク）	追加リスクの有無	
	追加リスクなし	以下のうちいずれかあり 1）低HDL-C血症（HDL-C＜40mg/dL） 2）早発性冠動脈疾患家族歴 （第1度近親者かつ男性55歳未満，女性65歳未満） 3）耐糖能以上
0.5%未満	カテゴリーⅠ	カテゴリーⅡ
0.5以上2.0%未満	カテゴリーⅡ	カテゴリーⅢ
2.0%以上	カテゴリーⅢ	カテゴリーⅢ

＊家族性高コレステロール血症（FH）については本フローチャートに適用しない。

図1 LDLコレステロール管理目標設定のためのフローチャート

（日本動脈硬化学会　編：動脈硬化性疾患予防ガイドライン2012年版，p.24，日本動脈硬化学会，2012）

表1 リスク区分別脂質管理目標値

<table>
<tr><th rowspan="2">治療方針の原則</th><th rowspan="2">管理区分</th><th colspan="4">脂質管理目標値（mg/dL）</th></tr>
<tr><th>LDL−C</th><th>HDL−C</th><th>TG</th><th>non HDL−C</th></tr>
<tr><td rowspan="3">1次予防
まず生活習慣の改善を行った後，薬物療法の適用を考慮する</td><td>カテゴリーⅠ</td><td>＜160</td><td rowspan="4">≧40</td><td rowspan="4">＜150</td><td>＜190</td></tr>
<tr><td>カテゴリーⅡ</td><td>＜140</td><td>＜170</td></tr>
<tr><td>カテゴリーⅢ</td><td>＜120</td><td>＜150</td></tr>
<tr><td>2次予防
生活習慣の是正とともに薬物治療を考慮する</td><td>冠動脈疾患の既往</td><td>＜100</td><td>＜130</td></tr>
</table>

- 家族性高コレステロール血症については9章を参照のこと。
- 高齢者（75歳以上）については15章を参照のこと。
- 若年者などで絶対リスクが低い場合は相対リスクチャート（参考資料1：p.113）を活用し，生活習慣の改善の動機づけを行うと同時に絶対リスクの推移を注意深く観察する。
- これらの値はあくまでも到達努力目標値である。
- LDL−Cは20〜30％の低下を目標とすることも考慮する。
- non HDL−Cの管理目標は，高TG血症の場合にLDL−Cの管理目標を達成したのちの2次目標である。TGが400mg/dL以上および食後採血の場合は，non HDL−Cを用いる。
- いずれのカテゴリーにおいても管理目標達成の基本はあくまでも生活習慣の改善である。
- カテゴリーⅠにおける薬物療法の適用を考慮するLDL−Cの基準は180mg/dL以上とする。

（日本動脈硬化学会　編：動脈硬化性疾患予防ガイドライン2012年版，p.26，日本動脈硬化学会，2012）

リーⅠ・Ⅱ・Ⅲと2次予防にリスクが層別化され，それぞれに応じて表1のような管理目標値が設定されている。

健診で脂質異常症を指摘される患者の多くは，心血管疾患を有してはいない。これらの患者に行う治療は心血管疾患1次予防という位置づけであるが，薬物治療がもたらす1次予防効果はどの程度のものだろうか。2012年のメタアナリシス[2)]によると，スタチン治療を行った群の総死亡はリスク比0.91（95％信頼区間0.85–0.97）で有意に減少するが，追加解析では心血管イベントリスクが5年間で10％未満の群では死亡率に有意な差がなかった。日本人患者を対象とした1次予防効果検証のMEGA study[3)]の結果も参考にすると，JAS 2012で最もリスクの高い1次予防カテゴリーⅢであっても，総死亡を減らす目的でのスタチン治療の意義は乏しい。また，治療に際しては，定期的に通院し，薬剤を飲み続け，治療による金銭的な負担が生じ，スタチンによる副作用懸念も患者に対して生じることも考慮したい。

症例 ❶

65歳，女性。BMI 25.0の喫煙者で，特に基礎疾患はない。久しぶりに受けた今年の健康診断結果は，総コレステロール250mg/dL，中性脂肪120mg/dL，HDLコレステロール 60mg/dL，LDLコレステロール（フリーデワルド）166mg/dLであった。早発性冠動脈疾患と脂質異常症の家族歴はない。「コレステロールが高いと血液ドロドロで心筋梗塞になる」というテレビを家族で見た際に，夫と子供から受診を勧められた。担当した医師からは「タバコも吸っているので薬を飲んだ方がいい」とスタチンが処方されたが，薬局で薬を受け取る際に，「本当はあまり薬を飲みたくない」と薬剤師に告げた。

治療のメリットとデメリットに関して，医師と患者との間に共通の理解基盤が形成されていないと感じた。そのため，「今回は処方箋が出ているのでお出ししますが，あなたが心配なことや治療の目的を次回相談してはいかがですか」とアドバイスした。2週間後の再診時，患者は医師にきちんと打ち明け，薬物治療ではなく禁煙治療から行っていくことになった。

【3】心血管疾患発症リスクから考える処方 —1次予防② —

JAS2012のリスク層別化において，同じカテゴリーⅢであっても異なる状況が2つ存在する。1つ目は，患者が糖尿病を有する場合である。この場合，薬物による1次予防により心血管イベントが0.79倍（95%信頼区間0.7–0.89）に減少するため[4]，糖尿病患者でのスタチン治療の意義は大きい。2つ目は，糖尿病以外のすべてのリスク因子（60歳以上，男性，喫煙者，高血圧症）がそろっている場合である。これらのリスク因子を有する場合は，冠動脈疾患死亡率が高いため治療を行うメリットがあると考えられる。

症例 ❷

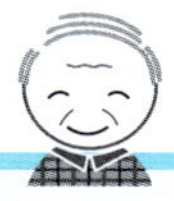

70歳，男性。BMI 21.0の非喫煙者で，心血管疾患の既往歴はない。5年前から高血圧症，糖尿病，および脂質異常症のため通院している。家庭血圧は130/80mmHg前後で，今月の検査結果は空腹時血糖 124mg/dL，HbA1c (NGSP) 6.8 %， 総コレステロール 230mg/dL，中性脂肪140mg/dL，HDLコレステロール 60mg/dL，LDLコレステロール（フリーデワルド）142mg/dLであった。早発性冠動脈疾患と脂質異常症の家族歴はない。

●処方薬

- アムロジピン（アムロジンOD）5mg　1日1回　朝食後
- リシノプリル（ロンゲス）10mg　1日1回　朝食後
- プラバスタチン（メバロチン）10mg　1日1回　夕食後
- メトホルミン（メトグルコ）500mg　1日3回　朝昼夕食直前
- ボグリボース（ベイスン）0.2mg　1日3回　朝昼夕食直前

処方箋に記載されている検査データを確認したところ，カテゴリーⅢのリスク患者だがLDLは目標値の120mg/dL未満に達していなかった。患者に確認すると，ずっとこのくらいかもっと高かったとのことであり，スタチンのunderuseによる効果不十分の可能性が考えられた。一方で，スタチン使用で糖尿病新規発症が1.09倍（95%信頼区間：1.02–1.17）増加すること[5]や，高力価スタチンでは中力価スタチンに比べて新規糖尿病患者を1.12倍（95%信頼区間：1.04–1.22）増やすこと[6]を医師が懸念している可能性もあることが頭をよぎった。

患者はすでに糖尿病で治療を受け，適切に効果をモニタリングされていることから，必要以上に高力価スタチンでなければ治療効果の益が上回ると考え，脂質異常症のパンフレットの「120mg/dL未満」に印をつけ治療薬を相談してみてはと伝えた。次の受診日，患者がパンフレットを持って相談したところ，目標値達成のためスタンダードスタチンからストロングスタチンへの変更を検討することになった。

【4】高齢者の心血管イベント1次予防

健診で指摘された要医療判定の脂質異常症のため，医療機関を受診する高齢患者は少なくない。また，慢性疾患で通院中に脂質異常症が見つかり，薬物治療が開始される高齢者も数多く存在する。しかしながら，JAS2012では75歳以上の高齢者は診療ガイドライン適応外としているため，これらの患者に対する治療効果はガイドライン以外で確認する必要がある。

スタチンによる1次予防効果を後期高齢者に対して検討した研究では，薬物療法群で心血管イベント全体が有意に減少したが，総死亡に差はなかったとされている[7]。また，75歳以上とひとくくりにすることはできず，高齢になればなるほど平均余命が短くなることから，薬物治療の効果が期待できるまでの期間と，患者の余命とを比較することも必要になってくる。

症例❸

90歳，女性。非喫煙者で，心血管疾患の既往歴はない。25年前から高血圧症と逆流性食道炎があり，1年前に骨粗鬆症による大腿骨頸部骨折を受傷してからベッドで寝たきりの生活をし，訪問診療を受けている。認知機能が徐々に低下してきており，最近では全介助で食事摂取と入浴を行っている。家庭血圧は150/90mmHg前後である。今月から訪問診療担当医が変わり，初回訪問で血液検査が行われた。空腹時血糖 96mg/dL，HbA1c (NGSP) 5.6％，総コレステロール 280mg/dL，中性脂肪70mg/dL，HDLコレステロール 80mg/dL，

LDLコレステロール（フリーデワルド）186mg/dLであったため，ロスバスタチン（クレストール）2.5 mg/日 1日1回朝食後が処方された。

● 処方薬
- ロスバスタチン（クレストール）2.5 mg/日　1日1回　朝食後
- アムロジピン（アムロジンOD）5mg　1日1回　朝食後
- エナラプリル（レニベース）5mg　1日1回　朝食後
- ランソプラゾールOD（タケプロンOD）15mg　1日1回　朝食後
- エルデカルシトール（エディロール）0.5 μg　1日1回　朝食後

検査値で異常があり，スタチンが処方されていた。90歳女性の平均余命は5.66歳であり，この患者は日常生活動作全般に介助が必要な状態のため余命がより短い可能性があること，内服も全介助で介護負担が大きいことから，脂質異常症の治療で生じるメリットは大きくないと考えられた。患者の家族に治療希望を確認したところ，「むしろ，これまでの薬も少しでも減らしてほしい」と話していたため，訪問診療担当医に家族の希望を伝えた。

もし，この患者がスタチンの新規処方ではなく，すでに長期間内服していたら中止できるだろうか？　余命が1カ月〜1年と限られ，ADLが低下してきた患者のスタチンを中止した場合，内服継続と比べて60日間死亡率は変わらず，かつ，内服継続群と中止群ともに心血管イベント発症率は低いと報告されている[8)]。このことを踏まえると，家族と相談して中止することも可能かもしれない。

【5】中性脂肪が高いとフィブラート？

高中性脂肪（TG）血症により引き起こされる疾患の代表は急性膵炎である。脂質異常症の診断基準はTG≧150mg/dLであるが，実際に急性膵炎を引き起こすのはTG＞1,000mg/dLで5%，TG＞2,000mg/dLで10〜20%とされているため[9)]，基準を少々超えた程度では急性膵炎のリスクは高くない。また，高

TG血症と心血管イベントとの関連に関しては，心血管イベントを増やすという報告[10)]と，関連性は示されていないという報告[11)]があり，確実なことがわからないという状況である。

高TG血症の治療といえばフィブラート系薬剤が使用されることが多いが，フィブラート系薬剤の急性膵炎予防に関する研究では，薬物治療によりむしろ急性膵炎が増加するという結果となっている[12)]。また、同薬剤の心血管イベントに対する効果では，心血管・冠動脈イベントや非致死的な冠動脈イベント，および網膜症を有意に減少させるが，脳卒中，総死亡，および心血管死亡は減少せず，クレアチニン上昇の副作用は有意に増加したというメタアナリシス結果がある[13)]。このため，TG＞1,000mg/dLという急性膵炎リスクが高まる状況以外で，積極的にフィブラート系薬剤を使う場面はあまりない。

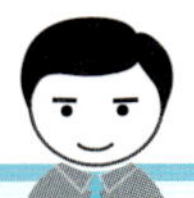

症例 ❹

45歳，男性。BMI 24.5の非喫煙者で，特に基礎疾患や既往歴はない。会社の健診結果は，総コレステロール220mg/dL，中性脂肪350mg/dL，HDLコレステロール 50mg/dL，LDLコレステロール（フリーデワルド）100mg/dLであった。早発性冠動脈疾患と脂質異常症の家族歴はない。アルコールはビール700mL/日を毎日飲み，食生活は外食での揚げ物や炭水化物が中心である。受診勧奨の通知が来たため近医を受診したところ，動脈硬化が進まないようにフェノフィブラート（リピディル）53.3mg 1日1回朝食後が処方された。薬局のカウンターで「これって飲まないとどうなるんでしょうか？」と患者から質問された。

患者は冠動脈疾患死亡リスクが低く，急性膵炎発症リスクも低いTG値であった。何より，薬物治療に対して十分納得できておらず，生活習慣への介入と改善維持が薬剤よりも必要と思われたため，処方医ともう一度薬物治療の是非を相談してみるようにアドバイスした。

【6】スタチンとフィブラートの併用はいかに？

LDLコレステロールとTGの両方が高い患者に対して，スタチンとフィブラート系薬剤を併用して治療することは原則禁忌である。その理由は，横紋筋融解症が1万人年あたりスタチン単独では0.44（95％信頼区間：0.20–0.84），フィブラート単独では2.82（95％信頼区間：0.58–8.24）であるのに対して，両者の併用では5.98（95％信頼区間：0.72–216.0）と大きく増加するためである[14)]。

症例 ❺

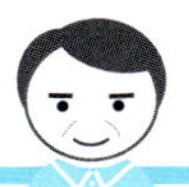

50歳，男性。BMI 26.0の喫煙既往者。3年前に急性心筋梗塞の既往があり，LDL 140mg/dLであったため治療を受けている。糖尿病と高血圧症はない。節目を機に受けた人間ドックで，総コレステロール190mg/dL，中性脂肪420mg/dL，HDLコレステロール 50mg/dL，LDLコレステロール（フリーデワルド）56mg/dLであった。早発性冠動脈疾患と脂質異常症の家族歴はない。アルコールはビール350mL/日を毎日飲むが，外食は控えている。

●処方薬

- ロスバスタチン（クレストール）2.5 mg/日　1日1回　朝食後
- エナラプリル（レニベース）5mg　1日1回　朝食後
- カルベジロール（アーチスト）10mg　1日1回　朝食後
- アスピリン（バイアスピリン）100mg　1日1回　朝食後

高TG血症が冠動脈疾患のリスクになると判断され，かかりつけ医からベザフィブラート（ベザトールSR）200mg 1日2回朝夕食後が追加で処方された。スタチンをすでに使用していることから横紋筋融解症のリスクが高まると判断し，処方医に疑義照会を行った。

【7】そのほかの脂質異常症治療薬（エゼチミブ，ニコチン酸，多価不飽和脂肪酸，陰イオン交換樹脂）

小腸コレステロールトランスポーター阻害薬のエゼチミブ（ゼチーア）は，心血管イベント後の2次予防において，スタチンと併用することで心血管イベントを減少させると報告されている[15)]。このため，単独使用ではなく，スタチンでLDL＜100mg/dLを達成できない場合に併用することが原則的な使用方法となる。

また，脂質異常症の治療薬としてニコチン酸，多価不飽和脂肪酸，陰イオン交換樹脂があるが，いずれも死亡や心筋梗塞発症を減少させる効果が証明できていないことから，これらの薬剤を積極的に使用する場面はほとんどないといえる。

【8】おわりに

脂質異常症の治療薬は，自覚症状が現れない状況下で長期間使用して初めて効果がわかるものであるため，何を目的としてどのような患者に用いるべきかを正しく評価する必要がある。目の前の数値に踊らされずに，患者と治療における共通の理解基盤を形成して診療を行うことが私たちに求められている。

参考文献

1) 日本動脈硬化学会　編：動脈硬化性疾患予防ガイドライン2012年版，日本動脈硬化学会，2012
2) Cholesterol Treatment Trialists' (CTT) Collaborators, et al.: The effects of lowering LDL cholesterol with statin therapy in people at low risk of vascular disease: meta-analysis of individual data from 27 randomised trials. Lancet, 380 (9841) : 581-590, 2012
3) Nakamura H, et al.: Primary prevention of cardiovascular disease with pravastatin in Japan (MEGA Study) : a prospective randomised controlled trial. Lancet, 368 (9542) : 1155-1163, 2006
4) Costa J, et al.: Efficacy of lipid lowering drug treatment for diabetic and non-

diabetic patients: meta-analysis of randomised controlled trials. BMJ, 332（7550）: 1115-1124, 2006
5) Sattar N, et al.: Statins and risk of incident diabetes: a collaborative meta-analysis of randomised statin trials. Lancet, 375（9716）: 735-742, 2010
6) Swerdlow DI, et al.: HMG-coenzyme A reductase inhibition, type 2 diabetes, and bodyweight: evidence from genetic analysis and randomised trials. Lancet, 385（9965）: 351-361, 2015
7) Shepherd J, et al.: Pravastatin in elderly individuals at risk of vascular disease（PROSPER）: a randomised controlled trial. Lancet, 360（9346）: 1623-1630, 2002
8) Kutner JS, et al.: Safety and benefit of discontinuing statin therapy in the setting of advanced, life-limiting illness: a randomized clinical trial. JAMA Intern Med, 175（5）: 691-700, 2015
9) Scherer J, et al.: Issues in hypertriglyceridemic pancreatitis: an update. J Clin Gastroenterol, 48（3）: 195-203, 2014
10) Nordestgaard BG, et al.: Nonfasting triglycerides and risk of myocardial infarction, ischemic heart disease, and death in men and women. JAMA, 298（3）: 299-308, 2007
11) Emerging Risk Factors Collaboration, et al.: Major lipids, apolipoproteins, and risk of vascular disease. JAMA, 302（18）: 1993-2000, 2009
12) Preiss D, et al.: Lipid-modifying therapies and risk of pancreatitis: a meta-analysis. JAMA, 308（8）: 804-811, 2012
13) Jun M, et al.: Effects of fibrates on cardiovascular outcomes: a systematic review and meta-analysis. Lancet, 375（9729）: 1875-1884, 2010
14) Graham DJ, et al.: Incidence of hospitalized rhabdomyolysis in patients treated with lipid-lowering drugs. JAMA, 292（21）: 2585-2590, 2004
15) Cannon CP, et al.: Ezetimibe Added to Statin Therapy after Acute Coronary Syndromes. N Engl J Med, 372（25）: 2387-2397, 2015

糖尿病の処方整理

【1】はじめに

● 高齢者糖尿病の特徴
- ✔ 低血糖を来してもわかりにくい
- ✔ 食欲不振やシックデイになることが多い
- ✔ 食事療法の指導が難しく，運動療法の効果も限定的

● 高齢者糖尿病における薬物療法の注意点
- ✔ 基礎疾患が多く，使用できる薬剤が限られる
- ✔ 肝・腎機能の低下により副作用が起こりやすい
- ✔ 服薬の間違いが即，低血糖イベントにつながる

● 高齢者糖尿病治療のポイント
- ✔ 認知機能やADL，基礎疾患を考慮した個別の治療目標が必要
- ✔ 合併症の予防を目的とするならA1c 7％未満でOK（厳格すぎる血糖コントロールは不要！）
- ✔ 治療困難例でもA1c 8.5％未満に！

近年，腎症や網膜症，神経障害などの細小血管障害だけでなく，脳梗塞・心筋梗塞などの大血管障害を予防するために，空腹時の血糖値だけでなく，食後血糖も含めた血糖コントロール（血糖コントロールの質）が重要視されている。

しかし，厳格に血糖管理を行えば，当然，低血糖の頻度も増加する。ACCORD（Action to Control Cardiovascular Risk in Diabetes）試験のサブ解析の結果から重症低血糖により死亡リスクが上昇することが報告された[1]。低血糖は認知機能にも影響を及ぼすため[2]，

1）低血糖リスクの低い薬を中心に，

2）可能な限り少ない処方数で，

3）低血糖を来しにくい服用の仕方を指導

することが重要となる。

【2】高齢者糖尿病の治療目標

糖尿病患者の半数以上が高齢者という超高齢社会を迎え，個々の患者の状況に応じた，個別の管理目標・治療設計が求められている。

最新のトピックスとして2016年5月に，日本糖尿病学会と日本老年医学会の両学会より「高齢者糖尿病の血糖コントロール目標」が発表された（図1）[3,4]。

認知機能やADL，基礎疾患に応じて，患者の特徴・健康状態を3つのカテゴリーに分類，そのおのおのにおいて血糖管理の目標値を定めている。加えて，低血糖が危惧される薬剤〔インスリンやスルホニル尿素薬（SU薬），グリニド薬〕を服用している場合には血糖管理目標の上限を緩和するとともに，さらに下限値を定めたことが最大の特徴である。

また2016年3月，JAMAのClinical Review&Educationにおいて，“Polypharmacy in the Aging Patient”というタイトルで，高齢2型糖尿病における血糖コントロールのレビューが掲載されている[5]。その内容によると，厳格に血糖値をコントロールしても大血管障害の予防には最低10年，細小血管障害でも最低8年を要し，HbA1c 7.5～9％の範囲でコントロールすることが最も有益性が高いと結論づけられている。

ひとくくりに高齢者といっても，身体活動の程度や糖尿病合併症の進行の度合いはさまざまである。合併症の進行を予防するために厳格な血糖管理を行うメリットが本当にあるかどうか，余命を考慮した治療戦略が求められる。

		カテゴリーⅠ		カテゴリーⅡ	カテゴリーⅢ
患者の特徴・健康状態[注1)]		①認知機能正常 かつ ②ADL自立		①軽度認知障害～軽度認知症 または ②手段的ADL低下，基本的ADL自立	①中等度以上の認知症 または ②基本的ADL低下 または ③多くの併存疾患や機能障害
重症低血糖が危惧される薬剤（インスリン製剤，SU薬，グリニド薬など）の使用	なし[注2)]	7.0%未満		7.0%未満	8.0%未満
	あり[注3)]	65歳以上75歳未満 7.5%未満 （下限6.5%）	75歳以上 8.0%未満 （下限7.0%）	8.0%未満 （下限7.0%）	8.5%未満 （下限7.5%）

治療目標は，年齢，罹病期間，低血糖の危険性，サポート体制などに加え，高齢者では認知機能や基本的ADL，手段的ADL，併存疾患なども考慮して個別に設定する。ただし，加齢に伴って重症低血糖の危険性が高くなることに十分注意する。

注1）認知機能や基本的ADL（着衣，移動，入浴，トイレの使用など），手段的ADL（IADL：買い物，食事の準備，服装管理，金銭管理など）の評価に関しては，日本老年医学会のホームページ（http://www./jpn-geriat-soc.or.jp/）を参照する。エンドオブライフの状態では，著しい高血糖を防止し，それに伴う脱水や急性合併症を予防する治療を優先する。

注2）高齢者糖尿病においても，合併症予防のための目標は7.0%未満である。ただし，適切な食事療法や運動療法だけで達成可能な場合，または薬物療法の副作用なく達成可能な場合の目標を6.0%未満，治療の強化が難しい場合の目標を8.0%未満とする。下限を設けない。カテゴリーⅢに該当する状態で，多剤併用による有害作用が懸念される場合や，重篤な併存疾患を有し，社会的サポートが乏しい場合などには，8.5%未満を目標とすることも許容される。

注3）糖尿病罹病期間も考慮し，合併症発症・進展阻止が優先される場合には，重症低血糖を予防する対策を講じつつ，個々の高齢者ごとに個別の目標や下限を設定してもよい。65歳未満からこれらの薬剤を用いて治療中であり，かつ血糖コントロール状態が図の目標や下限を下回る場合には，基本的に現状を維持するが，重症低血糖に十分注意する．グリニド薬は，種類・使用量・血糖値等を勘案し，重症低血糖が危惧されない薬剤に分類される場合もある。

（高齢者糖尿病治療向上のための日本糖尿病学会と日本老年医学会の合同委員会：
「高齢者糖尿病の血糖コントロール目標について」，2016年5月20日，
日本糖尿病学会編・著：糖尿病治療ガイド2016-2017，p.98，文光堂，2016）

図1 高齢者糖尿病の血糖コントロール目標（HbA1c値）

【3】治療薬選びの注意点

❶ スルホニル尿素（SU）薬

可能な限り少量での使用を心がけたい。腎機能の低下した高齢者では遷延性低血糖を来しやすい。特に，グリベンクラミドはSU薬の中でも強力な血糖降下作用と長い半減期を有するため，高齢者には使用は控えるべきである。

❷ 速効型インスリン分泌促進薬（グリニド薬）

SU薬と同様の機序でインスリン分泌を促進する薬剤であるが，SU薬と比較すると作用時間が短く（3～4時間），血糖降下作用も弱い薬が多い。認知機能が正常でADLが自立している元気な前期高齢者（65～74歳）では比較的安全に用いることができる。ただし，α-グルコシダーゼ阻害薬（α-GI）と同様に食直前投与が原則であるため，前期高齢者であってもADLや認知機能に問題がある場合，経口摂取が安定しない場合，後期高齢者（75歳以上）では低血糖

表1 基礎疾患別に見た経口血糖降下薬の選択

		便秘	浮腫	肝障害	腎障害	慢性心不全
内服	SU薬			×[*1]	×	
	グリニド薬			×～△	×～△	
	BG薬	△		×～△	×	×～△[*2]
	α-GI	×～△				
	TZD薬		×	×～△	体液貯留に注意	×
	DPP-4阻害薬	腸閉塞では×		ビルダグリプチンは重度肝機能障害では×		
	SGLT2阻害薬	健康な高齢者でも投与には注意が必要				

＊1：肝障害を有する高齢者では，代謝の遅延による作用延長と肝予備能の低下（貯蔵グリコーゲンの低下）から低血糖リスクがより高くなる。

＊2：心不全患者では，ポンプ失調により末梢組織への酸素供給能が低下すると乳酸の蓄積を生じ，BG薬による乳酸アシドーシスを助長する恐れがある。

のリスクが高く，その使用には注意が必要である。

❸ ビグアナイド（BG）系薬剤

メトホルミンに代表されるBG系薬剤は，健常人における2型糖尿病治療の第1選択薬である。しかし，乳酸アシドーシスのリスクから，GFR30未満の高度の腎機能低下例では禁忌，後期高齢者（75歳以上）への新規投与は推奨されておらず，すでに投与中の症例においても定期的な肝・腎機能の確認が必要である[6]。また，腎機能正常の前期高齢者であっても高用量での使用は控えたい。加齢に伴い，当然のことながら腎機能は低下し，基礎疾患を有する高齢者の割合も増加するため，BG系薬剤は高齢者には使いづらい印象があるかもしれない。しかし，上記のリスクのない健康な前期高齢者では，安価で，低血糖リ

表2 認知機能やADL別に見る薬物療法の選択

		元気な高齢者	ADL自立		寝たきり栄養障害	経腸栄養*2
			認知能低下	経口摂取不安定		
内服	SU薬	△	×	×	×	△
	グリニド薬	△	△	×～△	×	△
	BG系製剤*3	○	△～○	×～△	×	△
	α-GI	○	△～○	×～△	×～△	△
	TZD*4	○	△～○	△～○	×～△	△～○
	DPP-4阻害薬	○	△～○	△～○	×～△	△～○
	SGLT2阻害薬	△	×	×	×	×
注射*1	GLP-1アナログ	○	○	×	×	△
	持効型インスリン	○	○	○	○	○

＊1：注射は本人管理が難しければ他者が行う
＊2：投与は毎日確実に行われ，顕著な栄養障害や脱水のない例
＊3：【3】治療薬選びの注意点　❸ビグアナイド（BG）系薬剤参照
＊4：【3】治療薬選びの注意点　❺チアゾリジン薬（TZD）参照

スクも少ない，有効な治療選択肢の1つと考える。

❹ α-グルコシダーゼ阻害薬（α-GI）

α-GIでは，消化器系の副作用を認める場合があり，難治性の便秘や腸閉塞の既往を有する場合には避けることが望ましい。

❺ チアゾリジン薬（TZD）

PPARγアゴニストであるTZDはインスリン抵抗性改善作用のほかにも，脂質代謝改善作用や抗動脈硬化作用など多彩な作用を有する。副作用としては，浮腫や心不全の増悪が問題となる。重篤な肝機能障害や，心不全の既往を有する高齢者への投与は禁忌である。また，ADLの低下した寝たきり患者，浮腫を有する高齢者，重度の骨粗鬆症を有する例への新規処方も推奨されない。高齢者では，投薬にあたり多くの制約があるが，対象を適切に選ぶことができれば，低血糖のリスクも少なく安全に治療が可能で，使う側のセンスが問われる薬剤である。実地臨床では，上記の禁忌に該当しない，ADLの自立した，浮腫のない，男性などが想像しやすい（女性では骨粗鬆症や浮腫のリスクが高い）。なお，長期投与における膀胱がん発症のリスクに関しては，2015年のJAMA[7]，2016年のBMJ[8]など複数の大規模研究で報告がなされているが，いまだ一定の結論は出ていない。

＊ PROactive Study（PROspective pioglitAzone Clinical Trial In macroVascular Events）[9]
TZDが経口血糖降下薬として初めて大血管障害（心筋梗塞や脳卒中）の発症を抑制することを示した大規模前向き研究。試験中に重篤な心不全を呈した数は対照群と比較して増加していたが，全死亡には差は見られなかった。本研究のサブ解析でも，重篤な心不全で入院した症例に関する検討がなされたが，心不全で入院となった例においても，心筋梗塞や脳卒中のリスクは低下していた。

❻ DPP-4阻害薬

DPP-4阻害薬は，単剤投与では比較的に低血糖のリスクも低く，高齢者にも使用しやすい薬剤である。ただし，SU薬と併用する場合には低血糖に十分に注意する必要がある。特に，高齢（65歳以上）あるいは軽度腎機能低下例（Cr 1.0mg/dL以上）でSU薬にDPP-4阻害薬を追加する場合には，SU薬の減量が必須である。

リナグリプチン（トラゼンタ），テネグリプチン（テネリア）は腎障害時でも投与量の調整は原則不要で，脱水のリスクの高い高齢者でも使用しやすい。

❼ SGLT2阻害薬

尿糖排泄を増加させることで血糖降下作用を示すが，脱水のリスクから，経口摂取が不安定な場合やADLの低下した高齢者では避けることが望ましい[10)]。

❽ GLP-1受容体作動薬

内因性のインスリンの分泌を促進させることで血糖降下作用を示す。注射薬という点を除けば，単剤では低血糖のリスクも低く，導入さえできれば比較的安全に使用できる。近年，エキセナチド（ビデュリオン）やデュラグルチド（トルリシティ）といった週1回製剤も登場し，高齢者においてはポリファーマシーの観点からも非常に有効な治療選択肢と考える。ただし，エキセナチドは重度の腎機能障害では禁忌，導入時の消化器症状（嘔気，嘔吐）による食思不振や脱水には注意が必要である。

❾ インスリン製剤

内因性インスリン分泌の低下した高齢者では第1選択と考えられる。特に持効型インスリンは，ADLの低下した高齢者でも1日1回の注射という点さえクリアできれば安全に使用可能である。高用量でSU薬や経口血糖降下薬を多剤併用している高齢者の場合，インスリン製剤を併用するあるいはインスリン製剤に切り替えることで処方数を減らせるだけでなく，低血糖リスクも軽減できる可能性がある。ただし，インスリン製剤の選択やインスリン量の設定，自己血糖測定や低血糖時の対応など，導入に際しては本人あるいは家族への指導も重要となる。

【4】糖尿病治療における処方整理

糖尿病の処方整理は大きく分けると以下の2つとなる。

①経口血糖降下薬の処方数削減（deprescribing）

②インスリンやGLP-1アナログなどの注射治療から経口血糖降下薬へのStep down

注射治療からの経口血糖降下薬への変更も，処方数は増える可能性があるが，インスリン治療を離脱できるという点では処方整理に該当する。

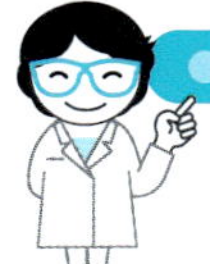

●ポイント●

- 投与禁忌，慎重投与に該当する薬剤を優先的に減量，あるいは中止・変更する
- 次にSU作用のある薬剤を減量，あるいは中止・変更できないか考慮する

【5】処方整理の具体例

症例 ❶ 認知機能が低下し，経口摂取が安定しない高齢者

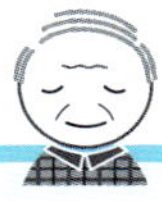

80歳男性。これまでグリベンクラミド（ダオニール）2.5mg 2錠分2，メトホルミン（メトグルコ）250mg 3錠分3を食後，ボグリボース（ベイスン）0.3mg 3錠分3朝昼夕食直前に服用していたが，ここ最近，認知機能も徐々に低下し，経口摂取にもムラがあり，服薬管理も困難な状況になってきた。直近のHbA1cは6%台である。

●ポイント

- 経口摂取量の低下
  - ➡ BG薬による乳酸アシドーシスのリスク
  - ➡ SU薬による遷延性低血糖のリスク
- 服薬管理が困難 ➡ 1日1回処方への変更は可能か？

●治療目標

80歳で認知機能の低下あり，現在SU薬を服用

➡下限7%～上限8%を目標に処方整理

●処方例

① DPP-4阻害薬（1日1回投与）に変更

注射治療が可能であれば

② GLP-1受容体作動薬（1日1回投与）に変更

③ 持効型インスリン製剤＋DPP-Ⅳ阻害薬に変更

症例 ❷ インスリン強化療法からのStep down

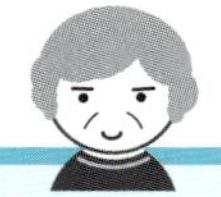

82歳女性，60歳頃糖尿病と診断された。10年前からインスリン治療中で，超速効型インスリン製剤と持効型インスリン製剤による強化インスリン療法を行っていたが，脳梗塞で右半身麻痺となった。リハビリテーションを行うも利き手の不全麻痺と失語が残存。意欲の低下から最近はベッド上で過ごすことが多くなった。夫と娘との3人暮らし。

●ポイント

- 10年前から強化インスリン療法 ➡ 内服だけではコントロールが難しい可能性あり
- 利き手が使えない ➡ 自己での服薬やインスリン管理は難しい
- 夫と娘の3人暮らし ➡ 服薬や注射に関しては家族のサポートが期待できる可能性あり

● **治療目標**

82歳，脳梗塞で利き手に麻痺が残存し，ADLも低下

➡ 下限7.5%～上限8.5%を目標に処方整理

● **処方例**

①混合型インスリン製剤，1日2回皮下注射に変更

②持効型インスリン製剤と経口血糖降下薬との併用に変更

Step down

③持効型インスリン製剤のみへ変更

④経口血糖降下薬のみへの変更

➡ SU薬などが必要となる場合は却って遷延性低血糖のリスクが高まり注意が必要

【6】その他の工夫

- ☑ SU薬やグリニド薬を多剤と一緒に一包化することは避ける
- ☑ 経口摂取が不安定な高齢者へのSU薬を含む合剤の処方は避ける
- ☑ グリニド薬は食事摂取量を確認後に食後に投与を考慮

【7】処方整理のアルゴリズム

認知機能，ADL，基礎疾患を考慮した個別の治療目標の設定

食事指導や運動処方，ソーシャルサポートの確認と整備

薬物療法の選択

投与禁忌や慎重投与薬の確認

高度インスリン分泌能低下あり

Yes　　No

持効型インスリンの導入
あるいは
既存のインスリン
治療の継続

DPP-4 inhibitor
BG，α-GI，TZD
上記の中から患者に
あったものを選択

治療目標達成

Yes

Minimize polypharmacy

- SU薬，グリニド薬を優先的に減量・変更
- 1日1回投与の薬剤への変更
- SU・グリニド薬を含め3剤以上の薬剤が必要な場合，持効型インスリン製剤導入やGLP−1アナログへの変更を考慮

No

SU薬，グリニド薬
GLP−1アナログ
インスリン量調節・新規追加

図2 Minimizing polypharmacy in elderly

参考文献

1) Bonds DE, et al.: The association between symptomatic, severe hypoglycaemia and mortality in type 2 diabetes: retrospective epidemiological analysis of the ACCORD study. BMJ. 2010 Jan 8;340:b4909.
2) Yaffe K, et al.: Association between hypoglycemia and dementia in a biracial cohort of older adults with diabetes mellitus. JAMA Intern Med, 173 (14) : 1300−1306, 2013
3) 日本糖尿病学会 編著：糖尿病治療ガイド 2016−2017，文光堂，2016
4) 高齢者糖尿病治療向上のための日本糖尿病学会と日本老年医学会の合同委員会：高齢者糖尿病の血糖コントロール目標について，2016年5月20日，日本糖尿病学会編・著：糖尿病治療ガイド 2016−2017，p.98，文光堂，2016
5) Lipska KJ, et al.: Polypharmacy in the Aging Patient: A Review of Glycemic

Control in Older Adults With Type 2 Diabetes. JAMA, 315 (10) : 1034–1045, 2016
6) 日本糖尿病学会　ビグアナイド薬の適正使用に関する委員会：メトホルミンの適正使用に関するReccomendation (http://www.jds.or.jp/modules/important/index.php?page=article&storyid=20)
7) Lewis JD, et al.: Pioglitazone Use and Risk of Bladder Cancer and Other Common Cancers in Persons With Diabetes. JAMA, 314 (3) : 265–277, 2015
8) Tuccori M, et al.: Pioglitazone use and risk of bladder cancer: population based cohort study. BMJ. 2016 Mar 30;352:i1541.
9) Dormandy JA, et al.: Secondary prevention of macrovascular events in patients with type 2 diabetes in the PROactive Study (PROspective pioglitAzone Clinical Trial In macroVascular Events) : a randomized controlled trial. Lancet, 366 (9493) : 1279–1289, 2005
10) 日本糖尿病学会　SGLT2阻害薬の適正使用に関する委員会：SGLT2阻害薬の適正使用に関するReccomendation (http://www.jds.or.jp/modules/important/index.php?page=article&storyid=48)

高尿酸血症のポリファーマシー

【1】はじめに

高尿酸血症の患者について，読者の皆さんはどのようにアプローチされているだろうか？　「ただ尿酸値が高い」というだけで，血清尿酸値を下げるためにフェブリク（一般名フェブキソスタット）やザイロリック（一般名アロプリノール）などの尿酸合成抑制薬を処方されている例に遭遇することもあるのではないだろうか？

もちろんこれらの薬剤が必要となる場面はあるが，不必要と考えられる場合にも漫然と処方されている例に時々遭遇する。

今回，「高尿酸血症のポリファーマシー」というテーマで高尿酸血症に対する薬物療法がどんな時に必要なのか，もし，その薬を使う時にはどのような点に注意して使うのかについて読者と一緒に考えたいと思う。

【2】高尿酸血症の定義と治療の意義

まず，高尿酸血症の定義だが，血清尿酸値が7.0mg/dL以上を高尿酸血症とみなすことが多い。では，血清尿酸値がこの値を超えると何が問題となるのだろうか。

高尿酸血症に関連する疾患として，痛風，尿酸結石，腎症（痛風腎）がよく知られている。血清尿酸値が高くなれば，これらの疾患に罹患する確率が高くなる。高尿酸血症のある患者が，どの程度これらの疾患に罹患しやすいのかについては，いくつかの報告がある。

これらの中でも代表的な痛風について考えてみると，ある報告では血清尿酸値が9mg/dL以上の患者では5年間に22％が痛風を発症したとある[1]。また，他の報告では血清尿酸値が7～7.9mg/dLの患者では14年間観察しても12％しか痛風を発症しなかったというものもある[2]。

この結果をどのように解釈するかは医療者，患者によって異なると思われるが，少なくとも，「無症候性の高尿酸血症の患者は，長期間痛風を起こさないままで経過することも多い」ということはいえるのではないかと考えられる。高尿酸血症を治療する（血清尿酸値を下げる）意義とは，痛風をはじめとする関連疾患に罹患しにくくして，患者へ関節の痛みなどの不快な症状を与えないようにするためといえる。これは非常に重要なポイントであり，「血清尿酸値を下げる」ことそのものは真の目的ではないはずだ。確かに血清尿酸値を下げることで痛風に罹患する可能性を低くすることはできるが，尿酸値を下げなくても，そもそも高尿酸血症患者は長期間無症状で経過する場合が多い，ということは知っておいてよいと思われる。

【3】具体的な処方例

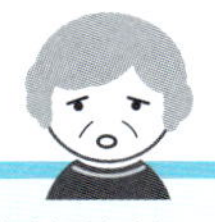

処方例

88歳，女性。黄色ブドウ球菌の菌血症で当院に入院。点滴抗菌薬による治療で患者の容態は改善傾向にあるが，3年前から内服薬としてかかりつけ医から投与されているフェブキソスタットが懸念された。

患者は今まで痛風発作や尿管結石を発症したことはなく，腎機能はeGFRで60程度。血清尿酸値は脱水が解除された状態で5.5mg/dLだった。この患者は，内服薬をほかに8剤（降圧薬，利尿薬，PPIなど）内服しており，「お薬が多くて飲むのが大変」と言っていた。

この患者に，尿酸合成抑制薬を継続処方するメリットはどの程度あるだろうか？

この場合，少なくとも同薬剤を中止して，血清尿酸値の推移を観察してみるのがよいと考えられる。また，医師によってはその後の血清尿酸値が高値であろうとも，患者の存命期間中に痛風発作や尿路結石を起こすリスクは低いと考え，患者の内服管理がしやすいように尿酸合成抑制薬を中止してしまうかもしれない。

この例に限らず，常に重要なことだが，内服継続による患者のメリットとデメリット（後述）をしっかり考えて，どちらが上回るのかで内服薬を継続するか，または中止するかについて検討しなければならない。

また一方で，高尿酸血症が心血管イベントの発症しやすさとも関連するという報告もある[3)]。しかし，残念ながら「高尿酸血症を治療することで心血管イベントが起こりにくくなった」という報告は現状では出ていない。したがって，「心血管イベントを予防するために高尿酸血症を治療する」というのは現時点では時期尚早かもしれない（もちろん今後，血清尿酸値を下げることで心血管イベントの発症を抑制できたという報告が出る可能性はある）。

では，血清尿酸値を積極的に下げた方がよいのはどんな時だろうか？　その場合，まず確認したいのが，「その患者が今までに痛風発作を起こしたことがあるかどうか」についてである。痛風の既往がある患者は，血清尿酸値6.0mg/dL以下を目標に下げることで，尿酸の結晶を溶かしやすくして，今後の痛風の発症リスクを減少できることがわかっている。このことは日米のガイドラインともに明記されており，行うべき治療である。

しかし，「尿酸値を下げる」といってもすぐに薬剤を使用するということではない。薬剤を使わなくても尿酸値を下げることができれば，それに越したことはない（新しい薬剤が加わることで副作用の危険性や他の薬剤との相互作用が出てきたり，患者によっては内服薬が10剤や15剤などになって，薬をすべて飲むことすら大変になってしまうことがある。特に，尿酸合成抑制薬は後述するように重篤な副作用を起こすことがあり，要注意である）。

高血圧の治療でも，「血圧が高いだけ」の状態の時には緊急時以外は生活習慣の改善やほかの不必要な薬剤を整理することで経過をみて，本当に必要な時だけ薬物療法を検討するというアプローチをとるが，高尿酸血症でも同じように他剤により高尿酸血症を来していないか，生活習慣の改善で高尿酸血症が改善しないかに注意することが重要だ。

【4】血清尿酸値が増加する原因

血清の尿酸値が増加する原因は，尿酸が過剰に産生されるか，尿酸の排泄が少なくなっているかのどちらかである。前者の例としては腫瘍崩壊症候群や他の血液疾患などで，尿酸が過剰に血中に出てくる場合，プリン体を過剰摂取し，その代謝産物としての尿酸が過剰に産生される場合がある。後者の例には利尿薬などの薬剤，脱水や腎機能低下により排泄低下が起こる場合に分かれる(その機序については成書を参照されたい)。

したがって高尿酸血症を見た場合には，1 血液疾患や腫瘍崩壊症候群による高尿酸血症ではないか，2 内服中の薬剤が原因で尿酸値が上がっているのではないか，3 プリン体の過剰摂取をしていないかについて，まず鑑別する必要がある(2，3 は併発していることもある)。

1 血液疾患や腫瘍崩壊症候群による高尿酸血症

詳細は成書に譲るが，アロプリノール，ラスブリカーゼなどの薬剤で治療を行う。

2 内服中の薬剤による高尿酸血症

実臨床では見逃されていることが多く，重要である。高尿酸血症を起こす薬剤を表1に示す。

高尿酸血症の患者がこれらの薬剤を内服している場合には，本当に継続が必要かどうかを検討し，不必要であれば積極的な薬剤の中止をお勧めする。

例えば，降圧目的で導入されたサイアザイド利尿薬が長期にわたって漫然と投与されている高齢の患者について考えてみよう。実際には脱水，ふらつき，低血圧などの症状，所見が出ているのにもかかわらず，同薬剤が中止されず，

表1 高尿酸血症を起こす薬剤

●尿酸排泄を低下させる薬剤[4]
サイアザイド，ループ利尿薬，アスピリン，エタンブトール，ピラジナミド，レボドパ，シクロスポリン，タクロリムス
●尿酸産生を増加させる薬剤
シスプラチン，シクロホスファミド，ビンクリスチン

血液検査で高尿酸血症を認めている。このような患者に尿酸合成抑制薬が新しく処方される，という例に遭遇することがある。この場合，サイアザイド利尿薬を中止すれば患者に起こっている脱水，ふらつきなどの症状も改善される可能性があり，高尿酸血症も問題にならないかもしれない。薬剤が整理でき，服薬管理もしやすくなるため，一石二鳥にも三鳥にもなるといえる。

他章でも言及があるかと思われるが，上述の点は“prescribing cascade”といわれ，ある薬剤によって起こった副作用を治療するために別の薬剤が新たに投与されるもので，ポリファーマシーを起こすきっかけとして重要である。ある新しい症状，所見を見つけた際にまず，「現在，処方されている薬剤による副作用の可能性はないか？」という思考過程を持つことが非常に大切だと考えられる。不要な薬剤を整理することができれば，患者の問題点の解決だけではなく，ポリファーマシーの改善にもつながる[5〜7]。

3 プリン体の過剰摂取による高尿酸血症

次に，生活指導について考える。カロリーの過剰摂取を控えること，飲酒制限（ビール以外のアルコールも尿酸値上昇に関与する），運動療法を勧めるほか，肉類，魚，ビールなどプリン体を多く含む飲食物，また清涼飲料水など果糖を多く含む飲食物の摂取を減らすように指導する。また，脱水も高尿酸血症に関わるので，適度な飲水量の指導も重要だ。逆に，乳製品，コーヒー，ビタミンCの摂取は尿酸値を下げる作用があるといわれている。

【5】薬物療法の注意点

これらを考慮しても，高尿酸血症が遷延し，治療が必要と判断した際に，薬物療法の適応となる。ここでは薬物療法を行ううえでの注意点を挙げる。

痛風発作が起こっている時期には，原則として高尿酸血症に対して薬物治療は行わない。急性期にはNSAIDsやステロイド，コルヒチンの投与でまず痛みを取ることが重要である。その後，薬剤性の除外や生活指導をしても高尿酸血症が続く場合には尿酸降下薬の導入を考慮するが，注意しなければならないことは，「尿酸値を下げることで痛風発作を起こすことがある」ことだ。血清尿酸値を低く保つことは痛風発症を抑えるために有効だが，「尿酸値を変動させる」という行為によって一時的に痛風発作が起こりやすくなってしまう。このことを患者にわかりやすく説明し，将来痛風発作を起こりにくくするための治療であることを理解してもらう必要がある。また，少量コルヒチンなど発作予防の薬剤使用も考慮する。

文献によると，血清尿酸値をゆっくりと下げる（1カ月につき尿酸値を0.6mg/dL以上は下げないようにする）ことで痛風の急性発作を起こりにくくすることができたという報告もある[8)]。

【6】慢性腎臓病（CKD）における高尿酸血症の治療

次に，CKDの患者における高尿酸血症の治療について考えてみよう。CKDと高尿酸血症は非常に複雑な関係にある。腎機能が悪くなると上述したように尿酸値が上昇し，逆に尿酸値が高いとCKDの進行が進む可能性が示唆されている。どちらが原因でどちらが結果なのかがわかりにくいといえる。

では，高尿酸血症を治療すると腎機能障害の進行を抑制することができるのだろうか。これについても前述の心血管イベントと同じで最終的な結論は出ていないが，いくつかの報告で高尿酸血症の治療が腎機能障害の発症抑制に関連していることが示唆されている[9, 10)]。CKDに伴う無症候性高尿酸血症をどう治療するかについては一定の見解はないが，少なくとも中止可能な薬剤による高尿酸血症の除外，生活指導は必要と考えられる。これらを行ってもなお，高尿酸血症が遷延する場合には薬物療法を考慮するが，後述する薬物の副作用リスクと併せて考え，無症状の場合にはあえて薬物治療を行わないという選択肢もありうるだろう。

【7】高尿酸血症の治療によく使われる薬剤の副作用

最後に，高尿酸血症の治療によく使われる薬剤の副作用について記載する。

1 尿酸合成抑制薬（キサンチンオキシダーゼ阻害薬）

● アロプリノール

腎機能に応じた減量が必要。皮疹（DIHS/DRESS，SJS，TEN，AGEPなど重症薬疹を含む），骨髄抑制，肝障害，腎障害，末梢神経障害，けいれんなど重篤な副作用が多数報告されている。特に，DIHS/DRESS投与開始から長期間経ってから発症することがあるので，注意が必要。

● フェブキソスタット

アロプリノールに比べ，腎機能障害があっても比較的使いやすいといわれている。しかし，肝障害，腎障害，皮疹の副作用報告があり，比較的新しい薬剤のため，副作用についてわかっていないことも多い。少数ながらDIHS/DRESS発症の報告も出ている。

アロプリノールとフェブキソスタットの使い分けについてだが，尿酸値降下作用はほぼ同等と考えられている。コストの観点ではアロプリノールに軍配が上がるが，腎機能障害を持った患者ではフェブキソスタットが選ばれることが多い。投与回数が1日1回でよいので，服薬管理が困難な患者に対してもフェブキソスタットの方が使いやすいかもしれない。

2 尿酸排泄促進薬

● プロベネシド，ベンズブロマロン

尿酸合成抑制薬のみで血清尿酸値がコントロールできない場合に併用する。

尿酸結石の既往がある場合，尿酸結石再発，増悪の懸念があり，使用は禁忌である。

【8】まとめ

- 高尿酸血症は痛風，尿路結石，腎障害発症のリスクにはなるが，無症状のまま経過する場合も多い。
- 高尿酸血症の治療薬の中には重篤な副作用が報告されているものがあるため，安易な使用は控える。まずは，高尿酸血症を来しうる他の薬剤の整理や生活習慣の改善を優先すべきである。
- 特に無症候性高尿酸血症の場合には，血清尿酸値を下げるメリットがはっきりしておらず，長期の薬物治療による副作用発症のリスクもあるため，薬物治療をしないという選択肢もありうる。
- 痛風の既往がある患者で，薬剤の整理や生活習慣の改善を行ったうえでもなお，高尿酸血症が持続する場合には，薬物療法の適応となる。

参考文献

1) Campion EW, et al.: Asymptomatic hyperuricemia. Am J Med, 82 (3) : 421–426, 1987
2) Langford HG, et al.: Is thiazide–produced uric acid elevation harmful? Analysis of data from the Hypertension Detection and Follow–up Program. Arch Intern Med, 147 (4) : 645–649, 1987
3) Fang J, et al.: Serum uric acid and cardiovascular mortality the NHANES I epidemiologic follow–up study, 1971–1992. National Health and Nutrition Examination Survey. JAMA 283 (18) : 2404–2410, 2000
4) Harris MD, et al.: Gout and hyperuricemia. Am Fam Physician, 59 (4) : 925–934, 1999
5) 北和也：そもそも“ナゾ処方”とは？—不適切処方をしない／放置しないための８箇条．総合診療，26 (6) 453，2016
6) 南郷栄秀：—deprescribing ⇆ re–prescribing!? —問題処方の中止・中断／再開の手順と注意点．総合診療，26 (6) 460，2016

7) Nguyen PV, et al. Prescribing cascade in an elderly woman. Can Pharm J（Ott）, 149（3）：122−124, 2016
8) Yamanaka H, et al.: Optimal range of serum urate concentrations to minimize risk of gouty attacks during anti−hyperuricemic treatment. Adv Exp Med Biol, 431:13−18, 1998
9) Siu YP, et al.: Use of allopurinol in slowing the progression of renal disease through its ability to lower serum uric acid level. Am J Kidney Dis, 47（1）：51−59, 2006
10) Whelton A, et al.: Preservation of renal function during gout treatment with febuxostat: a quantitative study. Postgrad Med, 125（1）:106−114, 2013
11) 柴垣有吾：保存期腎不全の診かた　慢性腎臓病（CKD）のマネジメント，中外医学社，2006
12) 日本痛風・核酸代謝学会ガイドライン改訂委員会　編：高尿酸血症・痛風の治療ガイドライン第２版，メディカルレビュー社，2010
13) Khanna D, et al.: 2012 American College of Rheumatology guidelines for management of gout. Part 1: systematic nonpharmacologic and pharmacologic therapeutic approaches to hyperuricemia. Arthritis Care Res（Hoboken）, 64（10）：1431−1446, 2012
14) UpToDate Asymptomatic hyperuricemia, Prevention of recurrent gout: Pharmacological urate−lowering therapy and treatment of tophi, Lifestyle modification and other strategies for risk reduction, Drug information Febuxostat, Allopurinol,（http://www.uptodate.com/contents/prevention−of−recurrent−gout−pharmacologic−urate−lowering−therapy−and−treatment−of−tophi）（2016/9/7 閲覧）

消化器疾患の処方整理

症例 ❶

10年前に心筋梗塞を罹患され，以降クロピドグレルを内服している65歳の男性。

同時期よりエソメプラゾールも内服している。総合内科へ3カ月前から持続する慢性下痢を主訴に来院された。

後期研修医：ん〜，慢性下痢か〜。鑑別としては炎症性腸疾患とかかなあ

指導医：その前に，処方をよく見た方がいいんじゃないかな？

【1】はじめに

プロトンポンプ阻害薬（PPI）の出現により胃潰瘍や胃穿孔は著明に低下し，さまざまな消化性疾患に対して他の制酸薬よりも効果が高いとされ，制酸薬としては絶対的な地位を築いている。加えて，目立った副作用が少ないと思われているため，適切な適応がないまま長期間処方されている症例を経験することも多い。が，実際は副作用も少なくない。適応を理解したうえで，副作用に注意が必要なのはどの薬剤も同じであるが，とりわけ長期処方されているPPIはその観点が抜けていることが多い。

米国消化器病学会が発行している『Choosing wisely』には，下記の記載がある。

For pharmacological treatment of patients with gastroesophageal reflux disease (GERD), long-term acid suppression therapy (proton pump inhibitors or histamine2 receptor antagonists) should be titrated to the lowest effective dose needed to achieve therapeutic goals.

(著者訳) 逆流性食道炎に関する薬剤治療として，長期間の制酸薬治療は治療目標に達する最低用量まで少なくすべきである。

(http://www.choosingwisely.org/societies/american-gastroenterological-association より引用)

学会が上記の声明を出しているということは裏を返せば，臨床医はまだ声明の内容を実行できていないということでもある。PPIの長期処方については，国を越えた問題のようである。

【2】適切なPPIの適応とその期間

PPIの適応は大きく分けて治療と予防に分かれる。おのおのの推奨される治療期間は，以下の通りである。下記に示す通り，年を超えるような長期処方が必要な状況は限られている(表1)。

【3】PPIと保険適応

保険適応で治療方針のすべてが決定されるわけではもちろんないが，実際に処方する薬局や病院としては重要な問題である。以下に現在販売されているPPIの保険適応について，2016年6月時点の保険適応を示す(表2)。保険適応においても，長期処方が可能な疾患は限られている。

【4】よく見かける不適切処方

患者の薬歴を確認すると以下のような処方例が散見されるが，表3のような場合はメリット・デメリットの観点から中止も考慮すべきと考える。

表1 PPIの適応疾患とその期間

疾患		期間
消化性疾患の治療	胃潰瘍	8週間[1]
	十二指腸潰瘍	4～6週間[1]
	ピロリ菌の除菌	7日間[1), *1]
	Zollinger−Ellison症候群	投与期間に対するコンセンサスはない[2]
	逆流性食道炎	8週間[1]
消化性疾患の予防	胃潰瘍治療後の維持療法	1年までは再発予防効果がある[1]
	十二指腸潰瘍の維持療法	2年までは再発予防効果がある[1]
	逆流性食道炎の長期管理	症状がコントロールされる最小量で継続する[1]
	NSAIDs潰瘍予防（低用量アスピリン含）	NSAIDs服用中は併用*2
	重症患者のストレス潰瘍予防	経口摂取開始まで ICU退出まで[3]

＊1：10日間，14日間と治療期間によって比較した研究もあり，除菌率に差が出ているが，差は小さいとされている[4]。

＊2：日本でNSAIDs潰瘍の1次予防（既往がない患者）に対しての保険適応はない。また最も長い研究でも30カ月となっており，永続的に服用するべきかはわからない[5]。

【5】PPIの合併症

PPIは副作用が少ないと思われているかもしれないが，さまざまな副作用も報告されている。そもそも胃酸は人体に必要であるから分泌されているので，分泌が低下すれば問題が起こることは当たり前といえば当たり前である。PPIによる合併症を表4にまとめた。

【6】PPIの中止方法と注意点

PPIを中止するにあたって再発の可能性を下げるため，テーパリングを行う

表2 PPIと保険適応（2016年6月現在）

PPIの種類 （代表的な商品名）	ランソプラゾール （タケプロン）	ラベプラゾール （パリエット）	オメプラゾール （オメプラール）	エソメプラゾール （ネキシウム）	ボノプラザン （タケキャブ）
胃潰瘍，吻合部潰瘍	8週間まで	8週間まで	8週間まで	8週間まで	8週間まで
十二指腸潰瘍	6週間まで	6週間まで	6週間まで	6週間まで	6週間まで
逆流性食道炎	8週間まで	8週間まで	8週間まで	8週間まで	8週間まで
再発・再燃を繰り返す逆流性食道炎の維持療法	長期可能	長期可能	長期可能	長期可能	長期可能
非びらん性胃食道逆流症	4週間まで	4週間まで	4週間まで	4週間まで	—
低用量アスピリン投与時における胃潰瘍または十二指腸潰瘍の再発抑制	長期可能	長期可能	—	長期可能	長期可能
NSAIDs投与時における胃潰瘍または十二指腸潰瘍再発抑制	長期可能	—	—	長期可能	長期可能

表3 よく見かける不適切処方例

抗凝固薬を飲んでいるから念のため	ワルファリンをはじめ，抗凝固療法単独においてはPPIを加えるべきというエビデンスはない
プレドニゾロンを飲んでいるから念のため	NSAIDsとの併用がなければ消化性潰瘍の発生は増加しない[1, 4]
以前から内服しているので，そのまま継続されている	表1にあるように長期間処方が必要な薬剤は限られている

表4 PPIの合併症

吸収障害	鉄	吸収障害の可能性が示唆されているが，臨床的に問題になるとはされていない[6]
	カルシウム	大腿骨頸部骨折の発生が上昇する[7] 【リスク比1.30（95%信頼区間：1.19−1.43）】 椎体骨骨折の発生が上昇する 【リスク比1.56（95%信頼区間：1.31−1.85）】 しかし，骨粗相症・低Ca血症が伴わない場合もある*
	マグネシウム	PPIにより低Mg血症を起こす可能性がある[8]
	ビタミンB_{12}	PPIにより血中ビタミンB_{12}が低下する[9] 【オッズ比1.65（95%信頼区間：1.58−1.73）】*
易感染	肺炎	市中肺炎・院内肺炎ともにPPI（他の制酸薬も）服用者は発症率が上がる[10] 【オッズ比1.27（95%信頼区間：1.11−1.46）】*
	クロストリジウム・ディフィシル腸炎	PPI（他の制酸薬も）服用者はクロストリジウム・ディフィシル腸炎の発症率が上がる[11] 【オッズ比1.51（95%信頼区間：1.26−1.83）】*
	旅行者下痢症	PPI服用者は旅行者下痢症の発症率が上がる[12] 【オッズ比3.33（95%信頼区間：1.84−6.02）】*
	Bacterial overgrowth	腹部膨満感や下痢を来すBacterial overgrowthを起こす可能性が上がる[13] 【オッズ比2.282（95%信頼区間：1.24−4.21）】*
	特発性細菌性腹膜炎	肝硬変患者でPPI（他の制酸薬も）服用者は特発性細菌性腹膜炎の発症率が上がる[14] 【オッズ比1.66（95%信頼区間：1.31−2.12）】*
その他	間質性腎炎 腎機能障害	間質性腎炎を起こす可能性があるだけでなく[15]，長期使用により腎機能障害を起こす可能性も示唆されている[16] 【CKDハザード比1.45（95%信頼区間：1.14−1.96）】
	認知症	認知症との関連が示唆されている 【ハザード比1.44（95%信頼区間：1.36−1.52）】[17]
	薬剤性腸炎（顕微鏡的大腸炎）	PPIの多くが薬剤性腸炎を起こす危険性が高いとされている[18]
	血小板減少	PPIの投与により，一時的に血小板減少を起こすことがある[19]

表4 PPIの合併症（つづき）

併用薬	メトトレキサートの血中濃度上昇	高用量でのメトトレキサート（FDAの勧告では40mg以上）との併用で代謝遅延が起きるため，血中濃度が上昇し過ぎるためメトトレキサートによる副作用が出現する可能性が高まる[20]
	クロピドグレルとの併用による抗血小板作用の低下	CYPの競合によりクロピドグレルの作用が減弱すると報告があるが，唯一行われたRCTでは併用しても心血管イベントには差がないとなっている[21] 【ハザード比1.02（95％信頼区間：0.70–1.51）】

＊：上記の副作用に関しては観察研究において有意差のある研究は確かに存在するが，そのエビデンスレベルにおいては高くないため明確な根拠ではないと記載しているReviewも存在する[6]。

ことも考慮されている。また，PPIを突然中止すると反跳性に胃酸過多になるという研究もある[22]。

しかし，テーパリングをした方がいいという根拠となるデータは多くない。1つのRCTでは20mgのオメプラゾールを内服中の患者にまず10mgに減量し連日1週間服用，その後10mg隔日1週間投与とした後に中止するテーパリング法を試した群とそのまま中断した群では，再発の差は特に認められなかった[23]。

筆者もほとんどの症例でテーパリングをせずに患者と相談のうえで，PPIを全量中止していることが多いが，逆流性食道炎などでは再発する症例もあり，その場合にテーパリングを行うこともある。

【7】必要な長期処方

上記の適応疾患に加えて，表5の場合は半永久的に内服することが必要となる可能性がある。

【8】まとめ

PPIを筆頭として胃薬は漫然と出されることが多い薬剤であることを，筆者は日常診療において体験している。しかし，副作用のない薬剤は存在しない。適用がないのであれば，やはり中止すべき薬剤なのである。

表5 PPIが長期投与必要な場合

長期処方が必要な状況	その理由
症状コントロールがうまくいかない難治性GERD	適正期間のPPIを使用し，非薬物療法や指導をしても，中止後に症状が再燃することはしばしば経験し，長期間PPIが必要な場合もある
長期間低用量アスピリン服用者	1次予防（既往なし），2次予防（既往あり，再発予防）のいずれの場合でもPPIは消化管出血イベントを減らすことが示されている[24)] （注）日本でNSAIDs潰瘍の1次予防（既往がない患者）に対しての保険適応はない
消化管出血リスクの高いNSAIDs服用者	既往のない患者であっても，PPIはNSAIDs潰瘍の予防効果があると示されている[25)]

参考文献

1) 日本消化器病学会：消化性潰瘍診療ガイドライン2015改訂第2版，南江堂，2015
2) Ito T, et al.: Pharmacotherapy of Zollinger−Ellison syndrome. Expert Opinion on Pharmacotherapy, 14（3）: 307–321, 2013
3) Barletta JF, et al.: Stress ulcer prophylaxis in trauma patients. Critical Care, 6 (6) : 526–530, 2002
4) Fuccio L, et al.: Annals of Internal Medicine Review Triple Therapy for Helicobacter pylori Eradication, 2007
5) Rostom A, et al.: Prevention of NSAID−induced gastroduodenal ulcers（Review）. Cochrane Database Syst Rev,（4）: CD002296, 2002
6) Johnson DA, et al.: Reported side effects and complications of long−term proton pump inhibitor use: dissecting the evidence. Clin Gastroenterol Hepatol, 11（5）: 458–464, 2013
7) Eom CS, et al.: Use of acid−suppressive drugs and risk of fracture: a meta−analysis of observational studies. Ann Fam Med, 9（3）: 257−267, 2011
8) Juurlink DN, et al.: Drug−drug interactions among elderly patients hospitalized for drug toxicity. JAMA, 289（13）: 1652−1658, 2003
9) Lam JR, et al.: Proton pump inhibitor and histamine 2 receptor antagonist use and vitamin B_{12} deficiency. JAMA, 310（22）: 2435−2442, 2013
10) Yu EW, et al.: Proton pump inhibitors and risk of fractures: a meta−analysis of 11 international studies. Am J Med, 124（6）: 519–526, 2011
11) Tleyjeh IM, et al.: The association between histamine 2 receptor antagonist use and Clostridium difficile infection: a systematic review and meta−analysis. PLoS One, 8（3）: e56498, 2013

12) Leonard J, et al.: Systematic review of the risk of enteric infection in patients taking acid suppression. Am J Gastroenterol, 102 (9) : 2047–2056, 2007
13) Lo WK, et al.: Proton pump inhibitor use and the risk of small intestinal bacterial overgrowth: a meta–analysis. Clin Gastroenterol Hepatol, 11 (5) : 483–490, 2013
14) Bajaj JS, et al.: Proton pump inhibitors are associated with a high rate of serious infections in veterans with decompensated cirrhosis. Aliment Pharmacol Ther, 36 (9) : 866–874, 2012
15) Sierra F, et al.: Systematic review: Proton pump inhibitor–associated acute interstitial nephritis. Aliment Pharmacol Ther, 26 (4) : 545–553, 2007
16) Lazarus B, et al.: Proton Pump Inhibitor Use and the Risk of Chronic Kidney Disease. JAMA Intern Med, 176 (2) : 238–246, 2016
17) Gomm W, et al.: Association of Proton Pump Inhibitors With Risk of Dementia: A Pharmacoepidemiological Claims Data Analysis. JAMA Neurol, 73 (4) : 410–416, 2016
18) Münch A, et al.: Microscopic colitis: Current status, present and future challenges: statements of the European Microscopic Colitis Group. J Crohns Colitis, 6 (9) : 932–945, 2012
19) Binnetoğlu E, et al.: Pantoprazole–induced thrombocytopenia in patients with upper gastrointestinal bleeding. Platelets, 26 (1) : 10–12, 2015
20) U.S. Food and Drug Administration : Methotrexate Safety information (http://www.fda.gov/Drugs/InformationOnDrugs/ ApprovedDrugs/ucm284421.htm) , Accessed June 2016
21) Bhatt DL, et al.: Clopidogrel with or without omeprazole in coronary artery disease. N Engl J Med, 363 (20) : 1909–1917, 2010
22) Wolfe MM, et al.: Acid suppression: optimizing therapy for gastroduodenal ulcer healing, gastroesophageal reflux disease, and stress–related erosive syndrome. Gastroenterology, 118 (2 Suppl 1) : S9–S31, 2000
23) Björnsson E, et al.: Discontinuation of proton pump inhibitors in patients on long–term therapy: a double–blind, placebo–controlled trial. Aliment Pharmacol Ther, 24 (6) : 945–954, 2006
24) Lanas A, et al.: Low doses of acetylsalicylic acid increase risk of gastrointestinal bleeding in a meta–analysis. Clin Gastroenterol Hepatol, 9 (9) : 762–768, 2011
25) Hooper L, et al.: The effectiveness of five strategies for the prevention of gastrointestinal toxicity induced by non–steroidal anti–inflammatory drugs: systematic review. BMJ (Clinical Research Ed.) , 329 (7472) : 948, 2004

循環器疾患の処方整理

【1】はじめに

ポリファーマシーによって薬物有害事象(adverse drug evetns：ADEs)が増加することは知られている。ADEsによる救急入院の調査では，4種類の薬剤(ワーファリン，インスリン，抗血小板薬，経口血糖降下薬)が原因薬品の67％を占めると発表された[1)]。4種類のうちの半分が循環器疾患で使用されるワーファリンと抗血小板薬である。

高齢者にとって循環器疾患の薬剤はポリファーマシーの原因として大きく関与していると考えられるが，「どの薬を調整すればよいのか？」と疑問を持つことは多いと思われる。特に心疾患の処方に関しては，「何か起こるのもイヤだし，循環器専門医ではないので，整理せずそっとしておこう！」と，以前から処方されている内服をそのまま継続されることが多いのではないだろうか。

それら循環器疾患の処方も含め，さまざまな薬剤の変更を考慮するツールとして参考になるのが，STOPP and START criteriaだ[2～4)]。わが国では日本老年医学会から「高齢者の安全な薬物療法ガイドライン2015」が2015年11月にホームページ上で発表された[5)]。

本稿では上記ツールや日本循環器学会のガイドライン[6)]も踏まえ，「抗不整脈薬」，「抗血栓薬」，「心不全薬」に項目を分けて，特に中止すべき処方について解説したいと思う。まず典型的な症例を紹介し，その後に「STOPP criteria」に記載されている項目を列挙し，ガイドラインも含めた解説を行う。

【2】抗不整脈薬

症例 ❶

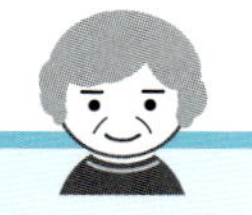

82歳女性

陳旧性心筋梗塞，高血圧症，および心房細動の加療のため，近医よりアスピリン81mg/日，アムロジピン5mg/日，ジゴキシン0.25mg/日が処方されていた。以前から自覚していた下腿浮腫に対して，4週間前から近医よりループ利尿薬を処方された。7日前より食欲不振と嘔気を自覚するようになり，2日前よりふらつきも自覚するようになったので2次救急病院へ救急搬送された。

この症例は低カリウム血症とジギタリス中毒（血中濃度 3.7ng/mL）を認めた。もともと高用量のジギタリスを服用している状態で，下腿浮腫に対して不必要なループ利尿薬が処方されたことで低カリウム血症を来し，ジギタリス中毒が増悪したと考えられた。また，下腿浮腫はカルシウム拮抗薬が原因の1つと推測される（薬剤の副作用に対して別の処方がなされ，さらにその副作用が次の処方につながるという連鎖，Prescribing Cascadeの可能性がある）。

次に，抗不整脈薬の処方についてみていこう。

❶ 慢性腎臓病患者や高齢者に対し，ジゴキシン＞0.125mg/日を長期投与する

救急外来で食欲不振，心電図変化，徐脈などで来院される患者の話を聞くと，ジゴキシンが処方されていることがある。しかし，ジゴキシンが処方されている理由は案外わからないことが多い。そこで，さらに患者に聞いてみると，「脈拍が早いって言ったら処方されたんです。もう5年は服用しています」ということは多いのではないだろうか。

腎不全の患者や高齢者ではジギタリス中毒のリスクが上がることが知られているため，まずは0.125mg/日以下に減量する。また，ジゴキシンはAFFIRM試験*，TREAT-AF試験**などさまざまなエビデンスがあるが，予後を改善

するエビデンスはない。血中濃度測定や心電図検査ができない場合は，服用の中止を考える必要がある。

❷ COPDや気管支喘息の患者に対し，非選択的β遮断薬を投与する

非選択的β遮断薬である，インデラル，ミケラン，サンドノームは呼吸器疾患の悪化や徐脈性不整脈の出現の可能性があるため，高齢者には原則として使用しないことが勧められている。代替薬としてβ_1選択性の高い薬剤（ビソプロロール）がある。また，カルベジロールは心不全合併のCOPDでも使用可能である[7, 10]。

❸ β遮断薬を使用している患者にベラパミルまたはジルチアゼムを併用する，NYHA Ⅲまたは Ⅳの心不全患者にベラパミルまたはジルチアゼムを使用する

ベラパミル（ワソラン）も臨床現場でよく使用される薬剤であり，心房細動や心不全の患者にβ遮断薬と重複して処方される。ベラパミルやジルチアゼムはNYHA Ⅲまたは Ⅳの患者に使用すると心不全が増悪する可能性がある。このように心機能が低下している患者には，β遮断薬の単剤投与がお勧めである。なお，ジルチアゼムは冠攣縮性狭心症の患者にとって大切な内服であるため，中止する際は狭心症の有無も必ず確認しておきたい。

---

* **AFFIRM試験**：心房細動患者をレートコントロールとリズムコントロールの2群に分けて経過をみた大規模臨床試験。結果は，この2群間で総死亡や心血管イベントの発生に有意差を認めなかった[7]。サブ解析では，ジゴキシンは性別や心不全に関係なく，心房細動患者の死亡率の増加と関連を認められた[8]。

** **TREAT–AF試験**：新規AF患者において，外来でのジゴキシン処方と死亡の関係を検証した試験。ジゴキシンは新たにAFと診断された患者の死亡リスクの上昇に関連していた[9]。

【3】抗凝固薬，抗血小板薬

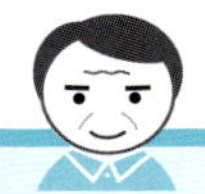

症例 ❷

76歳男性

狭心症と糖尿病で近医に通院中。狭心症は18カ月前に大学病院で左前下降枝＃7に第2世代薬剤溶出性ステントの留置を受けた。6カ月前に，追跡冠動脈造影で再狭窄がないことを確認された。内服はジピリダモール300mg/日，ランソプラゾール15mg/日，シタグリプチン50mg/日を近医で処方されており，大学病院で処方されたアスピリン100mg/日，クロピドグレル75mg/日も近医で継続処方されている。

動悸を自覚することが多くなったため精査され，ホルター心電図で発作性心房細動を認められた。CHA2DS2−VASc Scoreで4点であったため，リバーロキサバン15mg/日が開始された。2週間後に下血，ふらつきを主訴に2次救急病院を受診し，高度貧血を認められた。

これも大変難しい問題である。薬剤溶出性ステントが留置されているが，ステント留置から18カ月経過している。日本循環器学会のガイドラインでは，12カ月間の抗血小板薬2剤併用を推奨している。一方，12カ月経過後から抗血小板薬を1剤に減量することでステント内血栓の発症率がわずかだが上昇することも知られている[11)]。しかしながら抗血小板薬2剤に加え，他の抗凝固薬を追加することで出血のリスクが高くなる。以上から，出血のリスクを考えると，抗血小板薬の減量を考慮すべきだと考えられる。

❶ アスピリンとワーファリン併用患者にH_2拮抗薬もPPIも併用しない。胃十二指腸潰瘍既往のある患者にH_2拮抗薬またはPPIを処方せずにアスピリンを投与する

この処方は最近減ってきたと思われる。消化管出血の危険性が高まるため，

H_2拮抗薬かPPIの処方が必須である。ただし，複数の病院で内服が処方されている場合，いわゆる「胃薬」が多く処方されていることもあるため，重複に注意が必要である。なお，アスピリンは150mg/日以上処方すると有意差はないものの出血のリスクが増加傾向となることも知られている（多く処方しても，効果は増強しない）[12]。

❷ 冠動脈疾患・脳血管疾患・末梢動脈疾患の「ない」患者にアスピリンを投与する

これも外来でよく見かけるパターンといえるだろう。アスピリンを服用している場合，患者の話を詳しく聞いてみると，診断に至らずに何となくアスピリンが処方されているケースが多くみられる。これについては，残念ながら適応がないため中止が望ましい。

❸ 出血傾向のある患者に対し，アスピリン・クロピドグレル・ジピリダモール・ビタミンK拮抗薬・直接トロンビン阻害薬・Xa因子阻害薬を使用する

これらの薬剤は出血のリスクが高まることから不用意な処方は避けるべきである。大切なことは，複数の抗血小板薬や抗凝固薬が処方されている時，その処方理由を「再確認」することだ。抗血小板薬は冠動脈疾患の患者（特に冠動脈ステントを留置された患者）に対して処方されることが多いが，治療された時期や内容によって処方の優先度は変化する。薬剤溶出性ステントを留置した対象は抗血小板薬2剤併用療法（dual antiplatelet therapy：DAPT）が行われており，心房細動を合併する症例では抗凝固薬を処方され，3剤併用となることもある。DPATとワルファリンの3剤を併用した群と，抗血小板薬1剤とワルファリンの2剤を併用した群を比較した検討では，3剤併用群で出血のリスクが有意に高くなった[13]。これらの検討から，薬剤溶出性ステントに心房細動を合併した症例で脳梗塞を予防する場合，出血のリスクが高いと考えられる対象では抗血小板薬1剤と抗凝固薬に減量することも考慮すべきと考えられる。ヨーロッパ心臓病学会のガイドラインでは，ステント留置1年以後は抗血小板薬を終了しワルファリンの単独療法でも良いと記載されている[14]。ステント留

置1年以後で心房細動を合併している出血リスクが高い対象では，ワルファリンの単独療法に減量することも考慮すべきである。処方した医師と十分に意思疎通を行い，中止薬剤の優先度を決めるようにする。

❹ 血栓リスクのない深部静脈血栓症患者に対して，初期治療でビタミンK拮抗薬・直接トロンビン阻害薬・Xa因子阻害薬を6カ月以上使用する

深部静脈血栓の治療目的でワーファリンを処方されることも多いと思う。この場合，いつやめるべきか迷うことも多いのではないだろうか。STOPP criteriaでは，血栓のリスクがない深部静脈血栓症では6カ月以上の薬剤投与はベネフィットがないとしている。6カ月以上抗凝固療法を継続しても再発率はほぼ低下せず，下腿限局の血栓や一過性の誘因による場合は，再発率は低いことが知られている[15]。下腿に器質化した血栓が残存していることは臨床上よく経験するが，新鮮な血栓でなく血栓量が変化していない場合，抗凝固薬を中止することをお勧めする。

重要なのは，血栓が生じている場所や原因をよく考えることである。日本循環器学会のガイドラインでは，可逆的な原因で血栓が生じている場合は3カ月の継続を勧めており，原因が不明である場合は最低3カ月間の処方を推奨している。その他さまざまな検討がなされているが，内服の中止により再発を認めることも指摘されており，漫然と内服を処方するのではなく，内服によるベネフィットと出血のリスクを考慮して投与期間を決定することが大切である。

❺ 血栓リスクのない肺血栓塞栓症患者に対して，ビタミンK拮抗薬・直接トロンビン阻害薬・Xa因子阻害薬を12カ月以上使用する

STOPP criteriaでは，12カ月以上のワーファリン投与に関してはベネフィットがないことを記載している。日本循環器学会のガイドラインでは，下肢静脈血栓症と同様に，可逆的な原因で血栓が生じている場合は3カ月の継続を，原因が不明である場合は最低3カ月間の処方を，再発例に関してはより長期投与を推奨している。ただし，長期投与に関しては，血栓の再発率は下げるものの出血のリスクが高まることから，ベネフィットはリスクと相殺されることが知

られている。

❻ 過去12カ月以内の冠動脈ステント留置，急性冠症候群，または高度の症候性頸動脈狭窄がある場合を除き，脳卒中の2次予防目的でアスピリンとクロピドグレルを併用する

非心原性脳梗塞の既往を持つ患者や冠動脈疾患患者に対して，抗血小板薬の投与は心血管イベントの発症リスクを低下させることが知られている。また，冠動脈ステント留置の患者は2剤の抗血小板薬の併用によりステント内の血栓症を減少することが知られている。しかし，複数の抗血栓薬の処方により出血のリスクが高まることも知られており，適応以外では2剤以上の併用は避けるべきと考えられる。ステントを留置した患者は留置後3カ月～1年で薬剤を減量できることが多いとされている。

経皮的冠動脈形成術後（ステント留置後）にはDAPTが行われる。薬剤溶出性ステントは，従来のベアメタルステントよりステント血栓症発症率が高いことが問題となり，より長い期間のDAPTが必要であるとされた。さまざまな検討がなされているが，薬剤溶出性ステントを留置した対象では12カ月以上のDAPT継続は血栓症のリスクを下げるものの，出血のリスクを増加させることが知られている。12カ月経過後はDAPTを終了し，アスピリンを継続することが好ましいとされている。ただし，冠動脈の状態（石灰化や不安定プラーク）やステント留置部位（左冠動脈主管部や分岐部）によりDAPTを継続した方がよいと考えられることもあるため，中止を検討する場合は循環器内科医に相談してほしい。

【4】心不全薬

症例 ❸

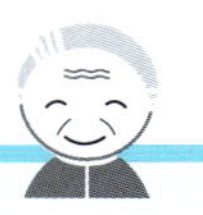

80歳男性

高血圧症，心不全，および陳旧性心筋梗塞のため外来通院中。こ

れらの疾患に対してアムロジピン5mg/日，アスピリン100mg/日，クロピドグレル75mg/日，フロセミド20mg/日が処方されていた。2週間前の受診時に労作時の呼吸苦と胸部X線で心拡大が認められたため，トリクロルメチアジド1mg/日が追加された。また，頻回に「足の攣り」を自覚していたため漢方薬が処方された。その後，著明な筋力の低下を自覚するようになり，動けなくなったため救急病院に搬送された。

ループ利尿薬が処方されている場合には，低カリウム血症に注意が必要である。さらに，サイアザイドの追加で低カリウム血症が増悪することがある。電解質異常で筋肉が攣(つ)ることも多いため，原因を調べずに甘草を含む漢方薬を処方することで，さらに低カリウム血症が悪化する可能性もある（偽アルドステロン症）。

❶ 心不全が存在しない「下腿浮腫のみ」の患者に対し，ループ利尿薬を使用する

臨床でよくみるケースである。ループ利尿薬の漫然とした投与によって，腎機能の悪化，電解質異常，さらには起立性低血圧などを生じることもある。高齢者では心不全であっても低用量の処方が勧められており，心不全がない場合は投与中止とする。下腿の浮腫は弾性ストッキングで対処が可能である。なお，下肢の浮腫はさまざまな原因が考えられ，カルシウム拮抗薬（種類によって異なる）もその原因の1つである。

❷ 高カリウム血症を認める患者にACE阻害薬を使用する

心不全の治療にとって，ACE阻害薬は非常に重要な治療薬である。ACE阻害薬は心不全の初期から推奨される内服薬であり，高齢者においても心不全発症予防効果や予後の改善が認められている。しかしながら，ACE阻害薬の服用によって高カリウム血症が生じる可能性があるため，カリウム値をモニターし，高カリウム血症を認めた場合には，内服の調整が必要となる。そのため，

ただACE阻害薬を中止するのではなく，高カリウム血症となる原因が他にないか，患者からしっかりと話を聞くことが必要だ。

❸ 血清カリウム値をモニターせず，アルドステロン拮抗薬とカリウム保持性薬剤（ACE阻害薬・ARB・トリアムテレン）を併用する

ACE阻害薬の項目で述べたのと同様に，抗アルドステロン薬も心不全治療に欠かせない薬剤である。わが国の「高齢者の安全な薬物療法ガイドライン」でも併用は避けると記載されている。ただし，重症心不全の加療のために併用せざるを得ない状況も実臨床では多々認められるため，必ずカリウム値のモニターを行うべきである。併せて腎機能も評価を行い，電解質と腎機能には十分な注意を払う必要がある。また，抗アルドステロン薬は特に高齢の患者では少量から開始する。

❹ 低カリウム血症（K＜3.0mmol/L），低ナトリウム血症（Na＜130mmol/L），高カルシウム血症（Ca＞10.6mmol/L），または痛風既往がある患者で，サイアザイド系利尿薬を使用する

これも大変重大な合併症を招くことがある。特に他の電解質異常を来す可能性のある薬剤（ループ利尿薬，甘草を含む漢方薬など）と併用することで，あっという間に低カリウム血症を来す可能性がある。低カリウム血症は致死的な不整脈も出現する可能性があるため，十分な注意が必要である。

【5】最後に

「循環器疾患の内服調整はとても難しい」と感じた方もいるかもしれない。抗血小板薬や抗凝固薬も含め，循環器疾患の処方だけで「ポリファーマシー」になってしまうことはよくある。しかし，本稿から中止可能な薬剤がたくさんあることを知ってもらえたのではないだろうか。薬剤の調整の際には，患者，そして循環器専門医とよく相談しながら行ってほしい。

● 参考文献

1) Budnitz DS, et al.: Emergency hospitalizations for adverse drug events in older Americans. N Engl J Med, 365 (21) : 2002–2012, 2011
2) Gallagher P, et al.: STOPP (Screening Tool of Older Person's Prescriptions) and START (Screening Tool to Alert doctors to Right Treatment) . Consensus validation. Int J Clin Pharmacol Ther, 46 (2) : 72–83, 2008
3) Hill–Taylor B, et al.: Application of the STOPP/START criteria: a systematic review of the prevalence of potentially inappropriate prescribing in older adults, and evidence of clinical, humanistic and economic impact. J Clin Pharm Ther, 38 (5) : 360–372, 2013
4) O'Mahony D, et al.: STOPP/START criteria for potentially inappropriate prescribing in older people: version 2. Age Ageing, 44 (2) : 213–218, 2015
5) 日本老年医学会ホームページ：http://www.jpn–geriat–soc.or.jp/index.html
6) 日本循環器学会ホームページ：http://www.j–circ.or.jp/guideline/index.htm
7) Wyse DG, et al.: A comparison of rate control and rhythm control in patients with atrial fibrillation. N Engl J Med, 347 (23) : 1825–1833, 2002
8) Whitbeck MG, et al.: Increased mortality among patients taking digoxin–– analysis from the AFFIRM study. Eur Heart J, 34 (20) : 1481–1488, 2013
9) Turakhia MP, et al.: Increased mortality associated with digoxin in contemporary patients with atrial fibrillation: findings from the TREAT–AF study. J Am Coll Cardiol, 64 (7) : 660–668, 2014
10) Jabbour A, et al.: Differences between beta–blockers in patients with chronic heart failure and chronic obstructive pulmonary disease: a randomized crossover trial. J Am Coll Cardiol, 55 (17) : 1780–1787, 2010
11) Mauri L, et al.: Twelve or 30 months of dual antiplatelet therapy after drug–eluting stents. N Engl J Med, 371 (23) : 2155–2166, 2014
12) Antithrombotic Trialists' Collaboration.: Collaborative meta–analysis of randomised trials of antiplatelet therapy for prevention of death, myocardial infarction, and stroke in high risk patients. BMJ, 324 (7329) : 71–86, 2002
13) Dewilde W, et al.: Design and rationale of the WOEST trial: What is the Optimal antiplatElet and anticoagulant therapy in patients with oral anticoagulation and coronary StenTing (WOEST) . Am Heart J, 158 (5) : 713–718, 2009
14) European Heart Rhythm Association.: Guidelines for the management of atrial fibrillation: the Task Force for the Management of Atrial Fibrillation of the European Society of Cardiology (ESC) . Eur Heart J, 31 (19) : 2369–2429, 2010
15) Boutitie F, et al.: Influence of preceding length of anticoagulant treatment and initial presentation of venous thromboembolism on risk of recurrence after stopping treatment: analysis of individual participants' data from seven trials. BMJ. 2011 May 24; 342: d3036.

呼吸器疾患の処方整理

【1】喘息・COPD（慢性閉塞性肺疾患）治療のfirst choiceは

喘息・COPDの治療というものは，ともに「急性期」，「慢性期」に分けられ

表1 気管支喘息の治療ステップ及び未治療患者の導入ステップの目安

		治療ステップ1	治療ステップ2	治療ステップ3	治療ステップ4
長期管理薬	基本治療	吸入ステロイド薬（低用量）	吸入ステロイド薬（低～中用量）	吸入ステロイド薬（中～高用量）	吸入ステロイド薬（高用量）
		上記が使用できない場合以下のいずれかを用いる LTRA テオフィリン徐放製剤 ※症状が稀であれば必要なし	上記で不十分な場合に以下いずれか1剤を併用 LABA （配合剤の使用可[5]） LTRA テオフィリン徐放製剤	上記に下記のいずれか1剤，あるいは複数を併用 LABA （配合剤の使用可[5]） LTRA テオフィリン徐放製剤	上記に下記の複数を併用 LABA （配合剤の使用可） LTRA テオフィリン徐放製剤 上記のすべてでも管理不十分な場合は下記のいずれかあるいは両方を追加 抗IgE抗体[2] 軽口ステロイド薬[3]
	追加治療	LTRA以外の抗アレルギー薬[1]	LTRA以外の抗アレルギー薬[1]	LTRA以外の抗アレルギー薬[1]	LTRA以外の抗アレルギー薬[1]
発作治療[4]		吸入SABA	吸入SABA[5]	吸入SABA[5]	吸入SABA

LTRA：ロイコトリエン受容体拮抗薬，LABA：長時間作用性 β_2 刺激薬，SABA：短時間作用性 β_2 刺激薬

（日本アレルギー学会喘息ガイドライン専門部会 監，『喘息予防・管理ガイドライン2015』作成委員 作成：喘息予防・管理ガイドライン2015，p.140，協和企画，2015）

る。急性期に必要なことは，「急に悪くなった状態をひとまず落ち着かせる治療」であり，慢性期に必要なのは，「これ以上悪くならないように予防する治療」である。急性期の治療は喘息，COPDともに「ステロイドの投与とSABA（短時間作用性 β_2 刺激薬）の吸入」である。一方，慢性期の治療は喘息ではICS（吸入ステロイド），COPDではLAMA（長時間〜）が第1選択となる。なお，COPDにおいてLABA（長時間〜）がLAMAに劣らないとする報告もあるが，最終的な結論は出ていない[1]。

表1，図1に掲載されている吸入薬をただ処方すればいいというわけではなく，患者に正しく吸入してもらえなければ意味がない。吸入薬にはさまざまな

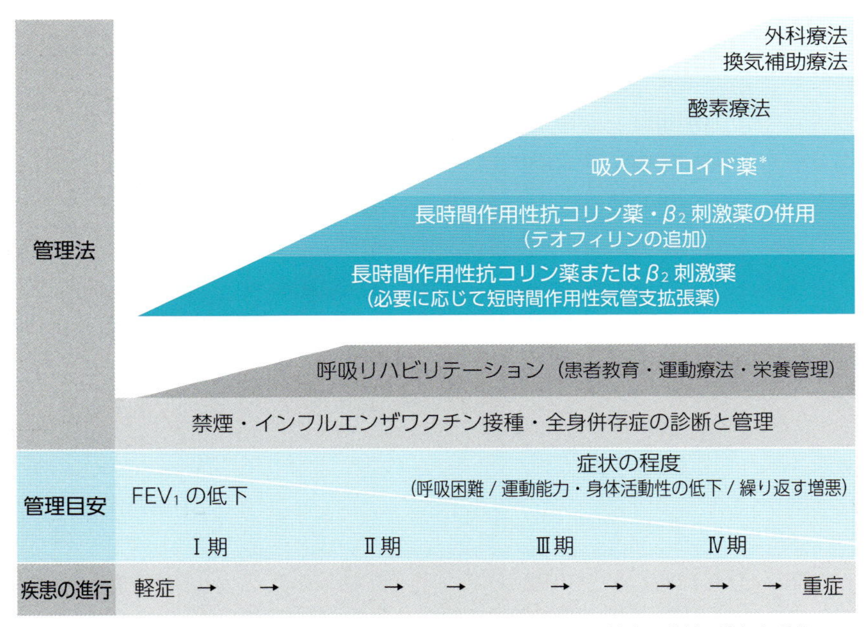

＊：増悪を繰り返す症例には長時間作用性気管支拡張薬に加えてICSや核痰調整薬の追加を考慮

図1 安定期COPDの管理

〔日本呼吸器学会COPDガイドライン第4版作成委員会　編：COPD（慢性閉塞性肺疾患）診断と治療のためのガイドライン第4版，p.64，メディカルレビュー社，2013〕

剤形があるため，患者個人にあったものを選択する必要がある。

【2】症例で考える吸入薬の選択

症例 ❶

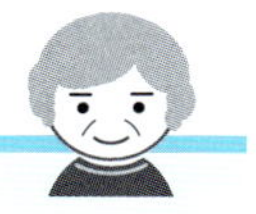

施設入所中の80歳女性

既往に心筋梗塞，慢性心不全があり，β_2遮断薬，ARB（アンギオテンシン受容体拮抗薬），Caチャネルブロッカーなどを内服中。また幼少の頃より気管支喘息と診断され，ICS/LABAを長年吸入している。患者本人より，「最近吸入薬がうまく吸えない」との訴えがあり，吸入薬からツロブテロール貼付に変更となった。

β_2刺激薬は急性期，慢性期ともに頻用薬だが，慢性期のβ_2刺激薬の単独投与は喘息の増悪や死亡リスクを増加させる[2)]。このため，ICSとの併用が原則である。また，交感神経刺激作用により，頻脈や手指の振戦が生じることがある。

重大な副作用としては低カリウム血症があり，虚血性心疾患，甲状腺機能亢進症，糖尿病などを有する患者においては慎重に経過をみる必要がある。

症例のように心不全と喘息，あるいは心不全とCOPDが合併する症例は少なくない。ただ，β刺激薬を使用した患者は心不全を起こしやすく，もともと心不全を有している患者の死亡率，入院日数を増加させるという報告がある[3)]。β_2刺激薬によって心不全が悪化する可能性があり，重症心不全患者の喘息，COPDコントロールはβ_2刺激薬を使用しないことが望ましい。吸入が困難な高齢者では貼付薬が用いられることもあるが，副作用の生じる可能性は吸入薬よりも高くなる。この症例で安易にβ_2刺激薬の貼付薬を出すのはよくない。

さて，症例1の場合，どのような対応がよいだろうか？　単純な手技の問題であれば指導を行えばよいが，長年吸っていた吸入器となると，問題は別にあると考えられる。高齢者の場合，吸気流速が足りないことがアドヒアランス低下の要因ということがある。したがって，他の吸入器への変更を医師に提案してみてもよいかもしれない。吸入器の変更でうまくいかない場合には，自宅用のネブライザーを導入することもある。さまざま試してみた結果どうしてもうまくいかないのであれば，定期吸入をやめてしまうのも1つの選択肢だ。その場合はもちろん，リスクについてはしっかり説明する必要性がある。薬剤を使用することによるメリットとデメリットを適切に評価しよう。

ここまで読んだ読者は，「β_2刺激薬が心不全に悪いのであれば，β_2遮断薬はCOPDや喘息に悪影響を及ぼすのだろう」と考えるかもしれない。しかし，かならずしもそうではない。実は，β_2遮断薬の投与はCOPDの死亡や急性増悪のリスクを下げることが示唆されている[4)]。明確な機序については定かではないが，実際に投与するのであれば少量から増悪のないことを確認して投与することが望まれる。

まとめとして，本症例では，心不全増悪のリスクを考慮し，β_2刺激薬の貼付薬への切り替えではなく，まずは他の吸入製剤への変更を医師に提案すべきだろう。

症例 ❷

独居の75歳男性

前立腺肥大の既往がある。歩行時の息切れを自覚し診療所を受診しCOPDと診断され，LAMA単剤の吸入薬を処方されている。患者は「先生には禁煙しろって言われたけど，吸入さえすればよくなるでしょ？」と話している。

症例2のような場合，何に注意すべきだろうか？　患者は前立腺肥大の既往があり，抗コリン薬の吸入により病状が悪化する可能性がある[5)]。LAMAを選択するのであれば，排尿障害が起きる可能性については説明すべきである。前立腺肥大のコントロールが良ければ尿閉の頻度は少ないとする報告もあり[6)]，投与されるケースも多いだろう。

この男性の場合はまず禁煙指導を行おう。そして，LAMAのリスクを医師に提案し，どうしても吸入薬を出したい場合は，他の合併症を確認のうえでLABAを提案してみてはどうだろうか。

症例 ❸

40代女性

現在は禁煙しているが職場の健康診断の際に呼吸機能検査で異常を指摘され，COPDと診断された。軽度の自覚症状はあるが，日常生活にはそこまで支障ないと話している。眼科の手術歴があり，現在も点眼薬を使用しているが詳細は不明。本日からLAMAの吸入を処方されているが，内科医師には点眼薬や眼科疾患の話をしていない。

抗コリン薬でもう1つ注意すべき副作用は，緑内障の増悪だ。閉塞性隅角緑内障の場合，抗コリン薬吸入により緑内障発作が起こる可能性がある。この女性は現在明らかな自覚症状もなく，急いで吸入する必要性はなさそうである。まずは処方した内科医師に情報提供をし，患者には眼科医師に病状の確認をするよう説明してみてはどうだろうか。

症例 ❹

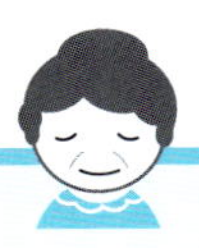

70代女性

長年気管支喘息を患っている。定期吸入をほとんどしておらず，悪くなると診療所に行きステロイドの点滴を受けている。患者は「ステロイドを点滴してもらえばよくなるから吸入なんかいらない」と話している。

喘息やCOPDに対して漫然とステロイドを投与してしまうということはよく聞く話だが，ご存知の通り，ステロイドという薬は効果的な薬である反面，さまざまな副作用を起こすリスクに注意しなければならない。吸入ステロイドには喘息の呼吸機能，症状を改善させる効果や喘息死のリスクを減らすことが示されている[7]。内服のステロイドでも吸入のステロイドと同等の効果が得られるとされているが，副作用のリスクは内服の場合の方が高い。コクラン・レビューでは吸入ステロイドでは副作用を認めなかった一方で，ステロイドを1日5mg以上内服していた患者の30%で副作用を認めたと報告されている[8]。やはり，できる限り吸入薬でのコントロールが望ましい。

患者から「吸入をしたくない」と言われたら，「長い目でみれば，あなたのためになるのは吸入薬ですよ」と諭しつつ，なぜ患者が吸入を嫌がっているのかについて耳を傾けてほしい。「たまたま吸入し始めた時に下痢になった」，「うまく吸えなくてせきこんでしんどい」などのような理由だった場合には，もう一度吸入を勧める余地はある。

症例 ❺

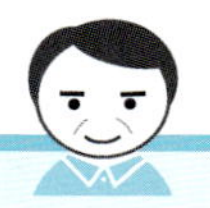

60歳男性

気管支喘息に対して，経口テオフィリン，ロイコトリエン拮抗薬と発作時用のSABAを処方されている。1週間前からかぜ気味で，抗菌薬，去痰薬が処方されていた。ここ数日嘔吐と頭痛が出現し，心配になって受診したところ，心電図で不整脈を指摘されたため，循環器専門医の受診を勧められた。

さまざまな吸入薬を試してもうまくいかない場合に初めて，テオフィリンなどの経口内服薬が考慮される。しかし，十分なエビデンスがあるわけではないことに注意するべきである。特にテオフィリンには悪心や心窩部痛，痙攣などの中枢神経症状，不整脈などの副作用が血中濃度と比例して生じるといわれている。多剤との併用で血中濃度が変動する可能性もあり，特に高齢者では注意が必要である。

症例の場合，感冒症状に対して処方された抗菌薬が，テオフィリンの血中濃度を上昇させ，副作用を引き起こした可能性が高い。抗菌薬を変更してもよいのかもしれないが，そもそもこの患者の場合は必ずしもテオフィリンを継続する必要性はないように思われる。

また，テオフィリン中毒である可能性と，定期吸入薬でのコントロールが望ましいことを患者と医師で情報提供する必要がある。医師には，可能であればテオフィリンの血中濃度を測定するように提案してみよう。

【3】その咳止めは必要な咳止めか

「咳が出た」という訴えにとりあえず咳止め，つまり鎮咳薬を出してしまうことは多い。しかし，この鎮咳薬というものが曲者である。

さまざまな鎮咳薬があるが，これらの内服薬が咳嗽に効果がないと指摘する論文もあり，明確な効果は現在も証明されていない[9)]。咳がひどくて夜も眠れない，何もできない，という状況であれば使用すべきだが，そうでないのなら，必ずしも鎮咳薬を処方する必要はない。

症例のような患者には，まずは禁煙を指導した方がよいと思われる。それだけで咳が収まることもある。ほかには，かぜなどの後に咳が続くことを「感冒後咳嗽」というが，その場合は咳が1カ月以上続くこともある。ただ，しつこい咳の裏には意外な疾患が隠れていることもあるため，なかなか治まらない場合についてはきちんと評価した方がいいと考えられる。

● 参考文献

1) Kew KM, et al.: Long-acting inhaled therapy（beta-agonists, anticholinergics and steroids）for COPD: a network meta-analysis. Cochrane Database Syst Rev. 2014 Mar 26;（3）:CD010844. doi: 10.1002/14651858.CD010844.pub2.

2) Chowdhury BA, et al.: The FDA and safe use of long-acting beta-agonists in the treatment of asthma. N Engl J Med, 362（13）: 1169-1171, 2010

3) Hawkins NM, et al.: Heart failure and chronic obstructive pulmonary disease the quandary of Beta-blockers and Beta-agonists. J Am Coll Cardiol, 57（21）: 2127-2138, 2011

4) Au DH, et al.: Risk of mortality and heart failure exacerbations associated with inhaled beta-adrenoceptor agonists among patients with known left ventricular systolic dysfunction. Chest, 123（6）:1964-1969, 2003

5) Stephenson A, et al.: Inhaled anticholinergic drug therapy and the risk of acute urinary retention in chronic obstructive pulmonary disease: a population-based

study. Arch Intern Med, 171 (10) : 914−920, 2011
6) O'Connor AB : Tiotropium in chronic obstructive pulmonary disease. N Engl J Med, 360 (2) : 185−186, 2009
7) Suissa S, et al.: Low−dose inhaled corticosteroids and the prevention of death from asthma. N Engl J Med, 343 (5) : 332−336, 2000
8) Mash B, et al.: Inhaled vs oral steroids for adults with chronic asthma. Cochrane Database Syst Rev. 2001; (1) : CD002160.
9) Simasek M, et al.: Treatment of common cold. Am Fam Physician, 75 (4) : 515−520, 2007

精神疾患・心因性疾患の処方整理

【1】はじめに

向精神薬の処方整理については，まずは患者の病状にとって必要な処方薬剤かどうかを確認する必要がある。特に精神科や心療内科など精神医療の専門家から処方されているようであれば，継続の必要性について問い合わせをするべきである。一方で，いわゆる不定愁訴に対し漫然と向精神薬が処方されている症例もあるため，そのような場合には患者と相談のうえ，減量を検討する。

その際には向精神薬の多剤併用もしくは大量投与の問題点と処方整理のメリット，デメリットについて患者や家族にしっかり情報提供し，同意を得て，患者とともに処方整理に取り組んでいくことが重要である。

また，向精神薬の減量の過程では，原病による症状の悪化もしくは向精神薬減量による症状出現の可能性を常に考え，丁寧な症状観察が重要である。患者自身が処方整理に伴う症状であることに気づいていないこともあるため，病棟や保険薬局での患者との面談で変化がないか問診を行う。減量がうまくいっていること，減量に向けて患者が取り組んでいることをポジティブに患者に伝え，減量に向けた患者の意欲を引き出す関わりを心がける。処方整理を行うに当たり，処方整理の目的，目標，出現しうる症状と対策などを医療スタッフ間で情報共有することも重要であり，薬剤の専門家である薬剤師の果たす役割は大きい。

【2】ベンゾジアゼピン(BZ)系薬の処方整理

1 BZ系薬の代表的な副作用

BZ系薬の副作用としては，以下のようなものが挙げられる。

①認知・記憶障害，せん妄，傾眠

②逆説反応(脱抑制)：怒り，敵意，衝動性亢進，好機嫌など

③筋弛緩，転倒

④依存形成

2 BZ系薬の中止・減量による症状

BZ系薬の減薬，中止の際には離脱症状に注意が必要である。離脱症状は，1年以上BZ系薬を服用している患者の約半数で認める。短時間型では1～2日後，長時間型では2～5日後に出現する。減薬，中止に伴う症状の再発と離脱症状の違いは，離脱症状では今までに体験したことのない症状が出現するという点である[1)]。離脱症状の具体的な症状について表1にまとめる。

3 BZ系薬の処方整理の方法

医師は多忙な診療の中，患者の不安などの精神・心理的な訴えがあった場合に，BZ系薬を安易に処方することがある。その際に，BZ系薬の副作用について丁寧な説明を受けている患者は少ない。地域薬局での患者教育(BZ系薬の弊害，減量方法の説明)が高齢者のBZ系薬の中止に役立ったという報告がある[2)]。まずは，患者にBZ系薬の使用継続のデメリットに関する情報提供が処

表1 BZ系薬の離脱症状

症状	具体的な内容
心理的症状	不安，心配，いら立ち，不眠，不機嫌
生理的症状	振戦，動悸，めまい，発汗，筋攣縮
知覚症状	光・音・触覚・痛覚に対する過感受性，離人症，運動感覚，金属味

方整理のための第1ステップと考えられる。減薬のペースについては，1～4週ごとに使用量の25%ずつ減量していくことが一般的である。この際，もともとの症状の再燃や離脱症状の出現，患者の希望に合わせて，柔軟に減薬ペースを調整することが重要である。また，作用時間の短いBZ系薬を使用している場合には，作用時間の長い薬剤に置き換えてから減薬していく方法もある。そのほかに，心理療法やリラクゼーションといった非薬物療法を併用し，症状コントロールの方法を置き換えしていくことも有用である。

【3】抗うつ薬の処方整理

1 抗うつ薬の代表的な副作用

抗うつ薬の副作用を表2にまとめた。

さらに，SSRIではCYPを介した薬物相互作用に注意が必要である。

表2 抗うつ薬の副作用

副作用	具体的な内容・留意事項
抗コリン性副作用	口渇，便秘，排尿障害，頻脈，せん妄，誤嚥性肺炎など
中枢性作用	傾眠，倦怠感，錐体外路症状など。錐体外路症状は，特にスルピリド内服中の患者に認めることがある。患者は胃薬と説明されていることがあるため注意が必要
心血管系副作用	頻脈，QT延長など
胃腸症状	食欲不振，悪心，嘔吐，下痢，体重増加
セロトニン症候群	脳内のセロトニン機能の異常亢進によって，中枢・自律神経系の症状を呈する症候群。SSRI，SNRIが原因となることが多い
賦活症候群 (activation syndrome)	抗うつ薬の投与後に不安，焦燥感，パニック発作，不眠，易刺激性，敵意，衝動性，アカシジア，躁状態などが起こる症候群
性機能障害	性欲低下，勃起障害

2 抗うつ薬の中止・減量による症状

抗うつ薬の減量，中止過程では身体的および心理的症状が生じることがあり，中止後症状と呼ばれる。抗うつ薬の中止後症状の発現率は，服薬の突然中止および1週間ごとの減量時には概ね20～60％とされる。SSRIの場合，減量・中止後3日以内に出現し，数日で軽快する。半減期の短い薬物を服用している場合，抗コリン作用のある薬物を服用している場合，急に中止する場合，8週間以上服薬している場合，薬物開始時に不安症状が出現した場合，若年者，中止後症状の既往がある場合には中止後症状の発現のリスクが高い[3)]。

抗うつ薬の中止後症状には，以下のようなものが挙げられる。

①精神症状

不眠，悪夢，不安，易刺激性，抑うつ気分

②身体症状

めまい，頭痛，振戦，発汗，食欲不振，悪心，嘔吐，下痢，知覚異常

3 抗うつ薬の処方整理の方法

抗うつ薬の減薬前に，抗うつ薬は依存性がなく中止が可能であること，中止後症状とその対応について患者に説明をあらかじめ行っておくことが患者の不安軽減とスムーズな減薬に役立つ。フルボキサミンでは5～7日ごとに50mgずつ減量，パロキセチンでは5～7日ごとに10mgずつ減量，セルトラリンでは5～7日ごとに25mgずつ減量することが望ましい[4)]。一般的には4週間以上の間隔を空けて減薬し，合計数週～数カ月かけて減薬する。中止後症状が出現した場合には，発現前の用量に戻し，中間用量を設定して減量を行う。エスシタロプラムについては，半減期が24.6～55.8時間と長いため，他の抗うつ薬と比べると中止後症状が出にくいのが特徴である。

【4】抗精神病薬の処方整理

1 抗精神病薬の代表的な副作用

抗精神病薬の副作用を表3にまとめた。

さらに抗精神病薬の多剤併用・大量内服の場合には，上記副作用の増加，有効な薬物の特定困難，至適用量の決定困難，副作用出現時の原因薬剤の特定困難，併用薬剤による効果減弱，服薬ミス，服薬コンプライアンスの低下といった問題が生じうる。

2 抗精神病薬の中止・減量による症状

抗精神病薬を中止した時の代表的な症状を表4にまとめた。

3 抗精神病薬の処方整理の方法

精神科による処方整理だけでなく，抗精神病薬を多剤内服している患者が高齢化して，精神科に通院できなくなった場合や身体疾患のために入院になっ

表3 抗精神病薬の副作用

副作用	具体的な内容・留意事項
錐体外路症状	パーキンソニズム，ジストニア，アカシジア，ジスキネジア
悪性症候群	発熱，錐体外路症状，意識障害，自律神経症状，CK上昇
抗コリン性副作用	口渇，便秘，排尿障害，頻脈，せん妄，誤嚥性肺炎など。錐体外路症状対策に併用されている抗コリン薬によっても起こる
めまい	
心血管系副作用	低血圧，QT延長，致死性不整脈，心停止
性機能障害	性欲低下，勃起障害
傾眠	
内分泌系副作用	乳汁分泌，女性化乳房
高血糖	

表4 抗精神病薬の中止・減量により現れる症状

副作用	症状・状態
コリン作動性反跳	悪心，不快感，発汗，嘔吐，不眠。脱後最初の２週間に起こる
離脱ジスキネジア	離脱２週間後に起こる
H_1受容体の遮断解除による症状	オランザピンやクエチアピンの中止時には急激なH_1受容体遮断解除によって，反跳性不眠，中途覚醒が生じる

た際に，副作用や嚥下機能の低下などをきっかけとして減薬，減量を行わなければならないこともある。他の向精神薬に比べると，抗精神病薬については一般医療スタッフが慣れていないことも多いため処方整理における薬剤師の協力は重要である。

抗精神病薬の減薬，減量については，SCAP（Safety Collection for Antipsychotics Poly−pharmacy and hi−dose）法が提案されている。SCAP法による抗精神病薬の減薬・減量は，抗精神病薬を２剤以上クロルプロマジン換算500〜1,500mg/日処方されている統合失調症患者を対象とした臨床試験において忍容性に優れ，臨床症状，副作用，QOLに変化を来さないことが示されている[5)]。SCAP法による減量を行う際には，国立精神・神経医療研究センターホームページ内の「減量支援シート」をダウンロードして利用可能である[6)]。

具体的な減薬・減量方法は次の通りである。

①減量は状況に応じて毎週あるいは２週ごとに１回を繰り返す。

②減量は１回当たり１剤までとし，高力価薬はクロルプロマジン換算50mg/週以内，低力価薬は25mg/週以内。減らなさい，戻すことも可能。

③減量期間は３カ月から６カ月かける。

④新規薬剤の切り替えや上乗せはしない。

一方で，手術や身体疾患の病状悪化による内服困難など急な中断を余儀なくされる場合には，投与経路の変更方法や中断による症状の対策を含めて精神科医に相談することが望ましい。

参考文献

1) 融道男　著：向精神薬マニュアル 第３版，p.304−305，医学書院，2008
2) Tannenbaum C, et al.: Reduction of inappropriate benzodiazepine prescriptions among older adults through direct patient education: the EMPOWER cluster randomized trial. JAMA Intern Med, 174（6）：890−898, 2014
3) 渡邊衡一郎：【抗うつ薬の適切な使用法をもう一度考えてみる】抗うつ薬・抗不安薬使用における多剤併用の問題点およびその整理の仕方．精神神経学雑誌，118（3）：133−138，2016
4) Rosenbaum JF, et al.: Clinical management of antidepressant discontinuation. J Clin Psychiatry, 58 Suppl 7: 37−40, 1997
5) Yamanouchi Y, et al.: Evaluation of the individual safe correction of antipsychotic agent polypharmacy in Japanese patients with chronic schizophrenia: validation of safe corrections for antipsychotic polypharmacy and the high−dose method. Int J Neuropsychopharmacol, 18（5）：2014
6) 助川鶴平：抗精神病薬の減量単純化のための減量速度一覧表の作成．臨床精神薬理，14（3）：511−515，2011

睡眠薬の処方整理

【1】はじめに

わが国で処方される催眠鎮静薬，いわゆる睡眠（導入）薬はベンゾジアゼピン系薬剤や，“Z−ドラッグ”と称されるゾピクロン，ゾルピデムなどが主要な薬剤であろう。後述するが，これら薬剤には有害事象を報告した研究が多数存在し，その漫然使用はできる限り避けたい印象だ。専門家のコンセンサスをまとめた質的研究によれば，ベンゾジアゼピン系薬剤は，優先的にdeprescribingすべき薬剤として最上位に挙げられている[1)]。

しかし，睡眠薬は，“不眠”という患者の主観的な症状への対症治療的な薬剤であり，臨床効果がどうあれ，患者にとっては必要不可欠な薬剤となっていることも多い。例えば脳卒中を予防するための降圧薬，というような予防治療的な薬剤とは，その性質が大きく異なるのだ。したがって，睡眠薬の処方整理・deprescribingは患者がその薬に対してどのような関心を抱いているかで，実践難易度が大きく異なるといえよう。薬剤効果を大きく実感しており，治療を継続したいという希望があれば，deprescribingは困難なケースも多いだろう。

睡眠薬の処方整理・deprescribingは患者の治療に対する関心度に応じて，投与中止を目指すのか，あるいは，投与を完全に中止するのではなく，現状のベネフィットをできるかぎり維持しつつも，リスクをどこまで減らせるかを目指すのか，大きく2つの目標が設定できる。本稿では，論点を絞るため，臨床上特に問題となることの多い，高齢者の睡眠薬に関する処方整理・deprescribingについて，具体的プロセスを論じる。

まずは準備段階として，睡眠薬の処方整理における重要ポイントを整理し，その詳細を考察していく。そのうえで，仮想症例を提示し，実践的な処方整理・deprescribingの方法論の例を示す。なお，本稿は高齢者に焦点を当ててはいるが，その方法論は高齢者以外にも応用が可能だろう。

【2】睡眠薬の処方整理における重要ポイント

はじめに，睡眠薬の臨床効果について簡単に押さえておこう。高齢者におけるベンゾジアゼピン系薬剤やZ-ドラッグは，ランダム化比較試験24研究のメタ分析で，総睡眠時間を25.2分［95％信頼区間12.8–37.8］延長させ，夜間覚醒を平均0.63回［95％信頼区間0.48–0.77］減少させると報告されている[2)]。しかしながら，記憶障害が4.78倍［95％信頼区間1.47–15.47］や日中の倦怠感が3.82倍［95％信頼区間1.88–7.80］有意に多いことも示されている。つまり，短期的には睡眠時間を延長し，わずかながら夜間覚醒も減らすが，副作用も多いというわけである。なお，解析に組み入れられたのは5日〜9週間の治療を検討した研究であり，長期的な臨床効果については不明である。

このような薬剤ではあるが，患者にとっては必要不可欠な薬剤となっていることもあり注意が必要である。ベンゾジアゼピン系薬剤を含む睡眠薬の処方整理・deprescribingを考えるうえで，重要なポイントは以下の3点である。

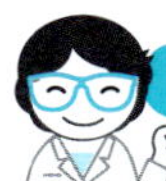

●ポイント●

❶ 薬剤の適切性評価
患者にとっての必要性と，医学的な適切性を，患者個別に評価する。

❷ 薬物有害事象の把握
睡眠薬の服用により，どんな患者で，どのような有害事象が，どれくらい起きる可能性があるのか，臨床医学論文（エビデンス）に基づいて，客観的・定量的に把握する。

❷ 離脱戦略の目標設定と実践
処方整理・deprescribingの目標を，「完全に薬剤を中止」する

のか，それとも「ベネフィットをできる限り維持しつつ，リスクの最小化」を目指すのか，患者個別の状況を考慮し設定する。そのうえで，エビデンスを踏まえた安全かつ成功率の高い離脱戦略を必要に応じて実施する。

【3】薬剤の不適切性の評価

潜在的に不適切な薬剤を検出するためのクライテリアであるScreening Tool of Older Persons' Prescriptions（STOPP）version 2.[3]では，『Benzodiazepines for ≧ 4 weeks』，つまり4週以上のベンゾジアゼピン系薬剤が該当している。65歳以上で1カ月を超えるようなベンゾジアゼピン使用は潜在的に不適切というわけである。ただ，これはあくまで一般的な記述に過ぎない。もちろん軽視すべきではないが，患者個別の状況を考慮すべきであろう。

例えば，睡眠薬が重度の精神疾患の患者において，その状態の安定に寄与しているとか，認知症のBPSDの症状緩和において患者，介護者双方に一定の効果が得られている，終末期で寝たきりの状態であり，患者や介護者が希望して薬剤を使用しているケースなどでは，明らかな不適切処方とはいえない側面もある。つまり，ベンゾジアゼピンに関するクライテリアの記述は“不適切な薬剤使用”を検出するには感度が高い印象であり，同定された不適切な薬剤使用は，さらに患者個別に検証する必要があるというわけだ(ただし，他のクライテリア項目についてはこの限りではない。あくまでベンゾジアゼピンの記載に関して，ということである)。

【4】薬物有害事象の把握

睡眠薬の厄介なところは薬物依存が生じるところである。ベンゾジアゼピン系薬剤では，8カ月以上の連用が常用量依存形成のリスクといわれている[4]。このような漫然投与が生じてしまう原因は多々考えられるが，米国では処方する医師に公衆衛生上の問題に対する過小評価があること[5]や，そもそも加齢そのものが漫然使用のリスクファクターであることが指摘されている[6]。

睡眠薬の処方整理・deprescribingを行う場合，その有害事象リスクを客観的かつ定量的に把握する必要がある。例えば，愛煙家に対して禁煙するよう説得する場合，どのような方法論が有効だと考えられるだろうか。1つの方法として，喫煙に対する有害性を実証的データに基づき，情報提供するということが挙げられよう。つまり喫煙者は非喫煙者に比べて，どのくらい寿命が短くなり，どのくらいがんになりやすいか，というような客観的情報を定量的に提示するのである。このような根拠がつけ加えられることにより，主観的な「喫煙の不健康さ」を超える説得力が生まれるであろう。

ベンゾジアゼピン系薬剤を含む睡眠薬の有害事象は多数報告があるが，主なものを表1としてまとめる。いずれも睡眠薬非使用者に比べて，使用者で有害事象がどうなるのかを検討したものである。なお，出典論文はPMIDで示した。PMIDとは医学論文データベースであるPubMed（http://www.ncbi.nlm.nih.gov/pubmed）が各論文に割り振っているID番号である。PubMedトップ画面の検索ボックスにこのID番号を入れ，検索するだけで，論文抄録へアクセス可能である。

高齢者を対象にした研究（表中の網掛け部分）と非高齢者を対象にした研究で，結果の相違がみられる有害事象に，死亡リスクや肺炎リスクが挙げられる。高齢者では，それらのリスクはあまり明確ではない。特に死亡に関しては，残された余命が非高齢者に比べて相対的に少ないことがその理由に挙げられるのかもしれない。認知症リスクに関しても，近年の研究では，あまり明確な結果が出ていない。総じて高齢者に対するベンゾジアゼピン系薬剤の有害事象リスクは骨折（もちろん転倒リスクも含めて）以外においては，著明なリスク上昇というわけでもなさそうだ。ただ，誤解してはならないのだが，これは“意外にもリスクが少ない”ということではなく，“ベネフィットが十分に見込まれる症例ではそれほど重視しなくても良いケースもある”ということである。論文結果の一般化には症例個別の配慮が必要だ。

厳密にはベンゾジアゼピン系薬剤ではないZ-ドラッグは比較的安全なイメー

表1 ベンゾジアゼピン系薬の有害事象に関する論文報告

有害事象	PMID	研究デザイン	対象者の年齢層	主な結果 (相対指標 [95% CI])
認知症	23045258	コホート研究	平均78.2歳	**ハザード比 1.60 [1.08–2.38]**
	25208536	症例対照研究	66歳超	**オッズ比 1.43 [1.28–1.60]**
	26016483	メタ分析	平均 61.2～78.2歳	**相対危険 1.49 [1.30–1.72]**
	26123874	症例対照研究	65歳以上	オッズ比 0.69 [0.57–0.85]
	26837813	コホート研究	中央値74.4歳	ハザード比 1.07 [0.82–1.39]
骨折	20931664	症例対照研究	65歳以上	**相対危険 1.16 [1.10–1.22]**
	24013517	メタ分析	高齢者	**相対危険 1.25 [1.17–1.34]**
死亡	24647164	コホート研究	平均55歳	**ハザード比 3.32 [3.19–3.45]**
	22371848	コホート研究	平均54歳	**ハザード比 3.60 [2.92–4.44]**
	26590022	メタ分析	18～102歳	**ハザード比 1.43 [1.12–1.84]**
	24070457	コホート研究	中央値72.8歳	*ハザード比 1.06 [0.92–1.23]*
肺炎	23220867	症例対照研究	非高齢者も含む	オッズ比 1.54 [1.42–1.67]
	22091503	症例対照研究	中央値77歳	*オッズ比 1.08 [0.80–1.47]*

*研究によってはZ–ドラッグまで含めて解析している。

ジもあるが，例えばゾルピデムには大腿骨頸部骨折リスクの増加を示した症例対照研究[7)]や，緑内障リスク[8)]，パーキンソン病リスク[9)]などがわずかながら上昇するとした研究が報告されている。

また，睡眠薬を処方整理・deprescribingする時点では，すでに常用量依存を形成しているケースも多いだろう。薬剤投与中止介入には退薬症状というリスクもつきまとう。睡眠薬による有害事象リスクが，患者が感じているベネフィット，そして離脱に伴う退薬症状リスクを上回らなければ，積極的な処方整理・deprescribingは難しいかもしれない。

【5】睡眠薬離脱のための方法

繰り返すが，常用量依存を形成しているのであれば，程度の差はあれ，退薬症状のリスクは懸念される。したがって，睡眠薬の離脱には退薬症状をできる限り抑え，離脱の成功率の高い方法論が選択されるべきである。

離脱戦略の基本は，代替，漸減，教育的介入の3つの柱である。以下に，具体的な離脱戦略に関するエビデンスをいくつか紹介しよう。なお，この3つの柱に加えて，認知行動療法なども，有用な選択肢となりうるが，薬剤師が関わる離脱戦略としては，専門分野が大きく異なるように思われるので本稿では取り上げない。

■漸減＋代替

6カ月以上，ベンゾジアゼピン系薬剤を使用している44歳以上の51人（平均70.4歳）を対象とした研究が報告されている[10]。この研究は2～4週ごとにベンゾジアゼピン用量を25％ずつ減量し，ヒドロキシジン25mg/日などを補助的に使用するという戦略である。6カ月の介入で80.4％がベンゾジアゼピン離脱成功（そのうち64％が1年間離脱を維持）し，さらにうつ症状スコアやQOLスコアの改善も示唆されている。ヒドロキシジンの抗コリン作用には注意が必要であるが，漸減＋代替の介入で，ベンゾジアゼピン離脱が安全に行える可能性が示唆される。

■漸減＋教育的介入

ベンゾジアゼピン系薬剤を約10年内服している高齢者303人（平均75歳）を対象に薬剤リスクに関する教育的介入および漸減プロトコルの実施と，通常ケアを比較したクラスターランダム化比較試験が報告されている[11]。その結果，6カ月後のベンゾジアゼピン系薬剤中止は，介入群で8.3倍多く，そのNNT4.35人と計算されており，理論上は5人に1人成功できることが示されている（表2）。

また，ベンゾジアゼピン系薬剤を6カ月以上内服している532人（年齢中央値

表2 ベンゾジアゼピン中止介入の成功割合

	症例数（人）	ベンゾジアゼピン中止（人 [%]）	リスク差 [95%信頼区間]	No. Needed To Treat	調整オッズ比 [95%信頼区間]
介入群	148	40 [27.0%]	0.23	4.35	8.33
標準ケア群	155	7 [4.5%]	[0.14–0.32]		[3.32–20.93]

〔Tannenbaum C, et al.: Reduction of inappropriate benzodiazepine prescriptions among older adults through direct patient education: the EMPOWER cluster randomized trial. JAMA Intern Med, 174 (6) : 890–898, 2014, PMID:24733354をもとに作成〕

64歳）を対象に，診察する医師に対する教育的介入に加え，2〜3週ごとに10〜25%ずつ減量する介入と通常ケアを比較したクラスターランダム化比較試験によれば，12カ月後のベンゾジアゼピン中止は約3倍多いと報告されている[12)]。

【6】仮想症例をもとに，睡眠薬の処方整理・deprescribingを考察する

仮想症例をもとに具体的なベンゾジアゼピン系薬剤の処方整理・deprescribingを見ていこう。症例は86歳女性。薬物治療は行われていないが，骨粗鬆症，認知症と診断されている。血圧は142mmHg/90mmHgであり，現在の処方薬は次の通りである。

現在の処方

- アムロジピン錠2.5mg　1錠　分1　朝食後
- ビソルボン錠4mg　3錠　分3　朝昼夕食後
- ベシケア錠5mg　1錠　分1　夕食後
- メバロチン錠5mg　1錠　分1　夕食後
- メプチン錠50μg　1錠　分1　夕食後
- トラマールOD錠50mg　4錠　分4　朝昼夕食後，就寝前

- デパス0.5mg　　2錠　分2　夕食後，就寝前
- ハルシオン0.25mg　　1錠　分1　就寝前
- センノサイド錠12mg　　2錠　分1　就寝前

上記症例の患者は食事の介助が必要ではあるものの，独立歩行は可能で，意思疎通も比較的良好である。夕方以降，不安症状が出るためデパスを内服しており，薬を服用すれば落ち着くとのこと。ところが先日，自宅にて転倒し，顔面を床に強打してしまった。夜間に覚醒し，トイレに向かう途中であった。幸い骨折などもなく外傷は順調に回復に向かっている。

転倒既往があるにもかかわらず，ハルシオン，デパスが投与され続けている。就寝前の薬剤は22時には内服しているが，午前3時あたりになると目が覚めてしまうという。薬剤服用後は寝つけるものの，夜間途中で目が覚めると，そのまま朝まで寝つけない時も多い。

この症例の処方薬をどう整理していけばよいだろうか。それとも何も介入せず，経過を見るべきだろうか。ベンゾジアゼピン以外にもさまざまな問題点がありそうだが，本稿ではデパスとハルシオンについて考えていこう。

❶ 薬剤の適切性評価

夜間の中途覚醒があるものの，患者自身はハルシオンとデパスについて一定の効果を感じているようである。したがって，必要な薬剤か不要な薬剤かでいえば，必要な薬剤となっている。一方，転倒既往，睡眠薬2剤の長期投与，高齢者というファクターを考えれば，医学的には適切な薬剤使用とは言い難く，常識的に考えれば不適切な薬剤使用といえそうだ。このように，患者にとっての必要性と医学的知見からの適切性が矛盾した場合に処方整理・deprescribingの難易度が格段と高くなる。この患者自身が，いま現に困っている点に注目していかないと，deprescribingの起点を設定するのが難しい。

本症例では転倒という，患者にとっては非常に苦痛であった経験がdeprescribingのきっかけになる可能性がある。ベンゾジアゼピン系薬剤の有害事象を理解してもらうことが可能であれば，そこを起点に処方整理・deprescribingを提案していくのは有用かもしれない。

❷ 薬物有害事象の把握

ベンゾジアゼピン系薬剤の有害事象として，上記症例では骨折とその予後について，患者と情報共有することは有用かもしれない。本症例では骨粗鬆症を指摘されており，骨折ハイリスク患者である。また，転倒により大腿骨頸部骨折を起こすと予後が非常に悪く，特に骨折から1年以内において，死亡リスクが3.17倍増加することが，コホート研究により示されている（図1）[13]。

❸ 離脱戦略の目標設定

では，具体的にどう処方整理していけばよいだろうか。デパスの投与量が減らせれば，骨折リスクの懸念を少しでも減らせるかもしれない。夕方以降の不安症状とどう折り合いをつけていくのかが問題ではあるが，エビデンスを踏まえれば少なくとも就寝前のデパスは投与中止を考慮したい。

また，ハルシオンは超短期作用型の薬剤であり，中途覚醒があることから

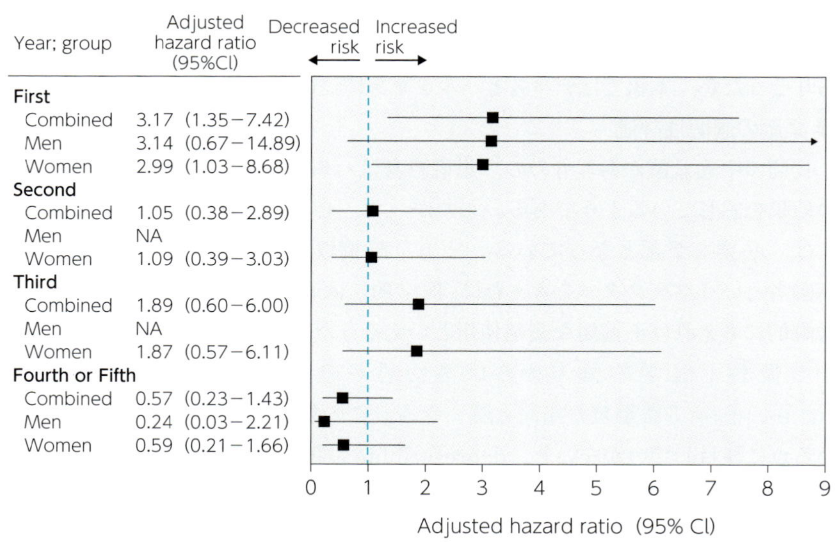

図1　大腿骨頸部骨折とその予後

〔Ioannidis G, et al.: Relation between fractures and mortality: results from the Canadian Multicentre Osteoporosis Study. CMAJ, 181 (5) : 265–271, 2009, PMID: 19654194〕

も，この症例にとってはもう少し半減期の長い薬剤の方が効果的かもしれない。さらに，日本人高齢者を対象とした後ろ向きコホート研究によれば，トリアゾラムの漫然使用は肺炎，外傷，褥瘡のリスクファクターであることが示されている[14]。そうはいっても，他のベンゾジアゼピン系薬剤やZ-ドラッグ，あるいは代替治療としての抗うつ薬等の使用がハルシオンよりも安全というわけでもない。高齢者不眠症において，どんな薬物療法が妥当な選択か，という疑問への明確な回答はないといわれている[15]。

本症例では，転倒経験を切り口に，教育，漸減，代替の3つの柱を駆使し，睡眠薬の投与中止を目指すのではなく，ベネフィットを考慮しつつもリスクを最小化できるような戦略を試みる。

【7】具体的な処方整理・deprescribingの例

睡眠薬と転倒，骨折リスクについて情報を添えたうえで，まずデパスは分2夕食後・就寝前から分1 夕食後へ減量，ハルシオン0.25mgも1錠から0.125mg，1錠へ減量する。また，ハルシオンに比べて半減期のやや長いブロチゾラム0.25mgを0.5錠で追加することで，患者の不眠への不安を和らげる（当然ながら，薬剤選択はブロチゾラムとは限らない。これには患者の症状や医療者の経験も考慮されるべきである）。

これで2週間ほど経過を観察し，問題なければ，ハルシオン0.125mgをさらに半錠で経過を見る。最終的にハルシオンは中止。就寝前はブロチゾラム0.25mg 0.5錠のみで経過を見ていくという戦略である。漸減中に患者の同意が得られれば，薬剤中止も考慮できるかもしれない。処方整理の戦略を表3にまとめる。

この方法が成功したとして，骨折や転倒リスクをどの程度低下させることができるのか，実証的なエビデンスは確かにない。リスクの最小化のみが目的であるのなら，エビデンス的にはデパスもハルシオンもすべて中止すべきであろう。しかしながら，患者の意思に反してまで医学的な正しさを押しつけることは避けるべきである。

患者の薬物治療に対する価値観，エビデンス情報に基づく薬剤師の価値観，

表3 仮想症例のベンゾジアゼピン処方整理・deprescribingの戦略例

	デパス	ハルシオン	ブロチゾラム
現在処方	1mg　分2　夕食後・就寝前	0.25mg 分1　就寝前	—
2週目	0.5mg 分 1 夕食後	0.125mg 分1　就寝前	0.125mg　分1 就寝前
4週目	0.5mg 分 1 夕食後	0.0625mg　分1　就寝前	0.125mg　分1 就寝前
6週目	0.5mg 分 1 夕食後	**投与中止**	0.125mg　分1 就寝前

なく，むしろ，それぞれの価値観を認め合いつつも，最終的な「落としどころ」を模索することこそ肝要である。

【8】おわりに

今回のようなケースでは，患者の思いや患者を取り巻く環境のもと，エビデンスを踏まえ，ベネフィットを維持しつつも，どれだけリスクを最小化できるか，そういった視点が大切であろう。その結果，下された臨床判断は，ときに医学的には正しくないかもしれないし，それを支持するエビデンスすらないかもしれない。しかし，大事なのは結果ではなく，そのプロセスである。医学的な正しさと患者にとっての正しさは別問題であり，状況を注意深く観察しながら，試行錯誤するよりほかない。

また，薬剤師が臨床現場で実践できるのは，あくまで『処方提案』である。最終的に臨床判断を行い，実際に介入を主導していくのは医師であり，薬剤師は，医師の臨床判断に関わる情報支援を行う立場にある。どれだけ，実践的な情報を提供できるかが医師と薬剤師の連携のカギとなるだろう。つまり，そのような実践的な情報支援に薬剤師の専門性が宿るといえるのではないだろうか。

参考文献

1) Farrell B, et al.: What are priorities for deprescribing for elderly patients? Capturing the voice of practitioners: a modified delphi process. PLoS One, 10（4）：2015, e0122246. PMID:25849568
2) Glass J, et al.: Sedative hypnotics in older people with insomnia: meta-analysis of risks and benefits. BMJ, 331（7526）：1169, 2005, PMID:16284208
3) O'Mahony D, et al.: STOPP/START criteria for potentially inappropriate prescribing in older people: version 2. Age Ageing, 44（2）：213-218, 2015, PMID:25324330
4) Rickels K, et al.: Long-term diazepam therapy and clinical outcome. JAMA, 250（6）：767-771, 1983, PMID:6348314
5) Cook JM, et al.: Physicians' perspectives on prescribing benzodiazepines for older adults: a qualitative study. J Gen Intern Med, 22（3）：303-307, 2007, PMID:17356959
6) Egan M, et al.: Long-term continuous use of benzodiazepines by older adults in Quebec: prevalence, incidence and risk factors. J Am Geriatr Soc, 48（7）：811-816, 2000, PMID:10894322
7) Wang PS, et al.: Zolpidem use and hip fractures in older people. J Am Geriatr Soc, 49（12）：1685-1690, 2001, PMID:11844004
8) Ho YH, et al.: Association between zolpidem use and glaucoma risk: a Taiwanese population-based case-control study. J Epidemiol, 2014 Aug 23. [Epub ahead of print] PMID:25152195
9) Huang HC, et al.: Risk of Parkinson's disease following zolpidem use: a retrospective, population-based cohort study. J Clin Psychiatry, 76（1）：e104-110, 2015, PMID:25650675
10) Lopez-Peig C, et al.: Analysis of benzodiazepine withdrawal program managed by primary care nurses in Spain. BMC Res Notes, 5：684, 2012, PMID:23237104
11) Tannenbaum C, et al.: Reduction of inappropriate benzodiazepine prescriptions among older adults through direct patient education: the EMPOWER cluster randomized trial. JAMA Intern Med, 174（6）：890-898, 2014, PMID: 24733354
12) Vicens C, et al.: Comparative efficacy of two interventions to discontinue long-term benzodiazepine use: cluster randomised controlled trial in primary care. Br J Psychiatry, 204（6）：471-479, 2014, PMID: 24526745
13) Ioannidis G, et al.: Relation between fractures and mortality: results from the Canadian Multicentre Osteoporosis Study. CMAJ, 181（5）：265-271, 2009, PMID:19654194
14) Maeda T, et al.: Quantification of adverse effects of regular use of triazolam on clinical outcomes for older people with insomnia: a retrospective cohort study. Int J Geriatr Psychiatry, 31（2）：186-194, 2016, PMID:26042655
15) Buysse DJ.: Insomnia. JAMA, 309（7）：706-716, 2013, PMID:23423416

超高齢/フレイルな高齢者と処方整理

【1】高齢者の多様性

2015年度の高齢化率は26.0%で，日本は人口の4分の1以上が高齢者という前代未聞の時代に突入している[1)]。実際，入院患者の71%，外来患者の48%が65歳以上の高齢者という調査もあり，医師・薬剤師を問わず，われわれの目の前に現れる患者の多くは高齢者といえる[2)]。高齢者は疾病を始めとした複数の健康問題を抱える率が高く，容易にポリファーマシーに陥りやすいといわれている。

ただ，ひとくくりに高齢者といっても，活気のある高齢者も，介護状態の高齢者もいて，身体状況や生活環境にはかなりの幅がある。高齢者医療で重要な点は，いかにその多様性に配慮するかにあるといわれており，ポリファーマシー対策においても非常に重要な点といえる。

本稿では，「超高齢」と「フレイル」というキーワードに焦点を当てた高齢者の処方整理について述べてみたい。

症例 転倒による頭部外傷後の超高齢者の薬物療法継続について悩んだ1例

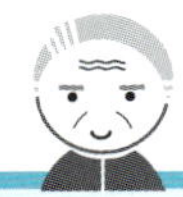

● 患者

90歳男性，要介護2，軽度認知症，86歳の妻と2人暮らし

● 既往歴

78歳 アルツハイマー型認知症，慢性腎臓病。82歳 心房細動，87歳 左大腿骨頸部骨折

- 内服歴
  - ◯◯内科クリニックより
    ワーファリン，ブロプレス，ラシックス，ニトロダームTTS，アリセプト，酸化マグネシウム，レンドルミン，マイスリー
  - △△整形外科クリニックより
    ロキソニン，ムコスタ，エディロール
- 現病歴

自宅で転倒し頭部外傷から急性硬膜下血腫を認め，急性期病院へ入院となった。幸い，1週間で自宅退院となったが，退院後処方内容を見ると，入院前と変わっていない。あなたはかかりつけ薬局の薬剤師として，ワーファリンをはじめとした内服薬の継続について心配している。

【2】超高齢者とは

超高齢者の定義は国レベルで定まっていないが，概ね85歳以上[3)]または90歳以上(表1)[4)]とされている。年齢による高齢者の区別については社会的には賛否があり，確かに，他の要素を考慮しない安易な年齢だけによる区別は差別につながる危険性をはらんでいる(これをエイジズムという)。しかし，臨床医学や統計学的には年齢に相関して健康問題が増加することは明らかであり，高齢であればあるほど薬物有害作用も増加するといわれている(図1)[5)]。

表1 年齢による高齢者の区分

年齢	区分
65～74歳	前期高齢者(young–old)
75歳以上	後期高齢者(old–old)
90歳以上	超高齢者(extremely old または super–old)
100歳以上	百寿者(centenarian)

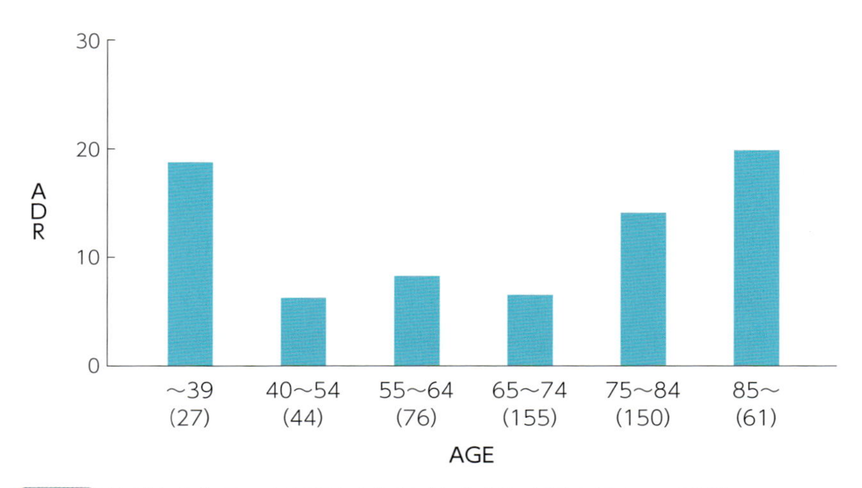

図1 薬剤有害作用の出現頻度と加齢（東大老年病科1995～1998）

（鳥羽研二　他：薬剤起因性疾患．日本老年医学会雑誌，36（3）：181-185，1999）

【3】フレイルとは

虚弱（frailty〈名詞〉），フレイル（frail〈形容詞〉）とは，高齢期に生理的予備能が低下することでストレスに対する脆弱性が亢進し，生活機能障害，要介護状態，死亡などの転帰に陥りやすい状態のことを表す言葉で，近年注目を浴びている（表2）。筋力の低下により動作の俊敏性が失われて転倒しやすくなるような身体的問題のみならず，認知機能障害やうつなどの精神・心理的問題，独居や経済的困窮などの社会的問題を含む点も特徴といわれ，年齢とは関係なく定義されている点が「超高齢者」と異なる点である[6]。

【4】5 Domain Approach

以上の定義によって特徴づけられる，超高齢/フレイルな高齢者への処方整理のコツは何だろうか？　米国の老年医学の教科書に，「高齢者の

表2 Friedらのフレイルの定義

①	体重減少 ～Shrinking	意図しない年間4.5kgまたは5%以上の体重減少
②	主観的疲労感 ～Exhaustion	「何をするのも面倒，何かをはじめることができない」と週に3～4日以上感じる
③	日常生活活動量の減少 ～Low activity	1週間の活動量が男性：383Kcal未満，女性：270Kcal未満
④	身体能力（歩行速度）の減弱 ～Slowness	標準より20%以上の低下
⑤	筋力（握力）の低下 ～Weakness	標準より20%以上の低下

3つ以上該当でフレイル。1，2つのみ該当でプレフレイル[7)]

deprescribingの具体的な方法」という表があり参考になる[8)]。この中で「害が利益を上回ったら」，「何を期待するかを明確にする」という項目があるが，超高齢/フレイルな高齢者にとっては，この“害”，“利益”，“期待”が人それぞれ，つまり，多様性が大きいことが特徴であるということは，先ほど述べた通りだ。したがって，われわれ医療者は，まず，**その人にとって何が問題点なのかを把握する**ところから始めなければならない（表3）。

ここで，5 Domain Approachを紹介したいと思う。5 Domain ApproachはCGA（Comprehensive Geriatric Assessment：老年医学的総合機能評価）を用いた4領域の包括的アセスメントに倫理的問題点の領域を加えた，超高齢/フレイルな高齢者用の新たなフレームワークである。この時期の高齢者はBPS（Bio–Psycho–Social）領域の多因子が相互に影響しあっているため，Biomedical領域だけに注目しても具体的な問題点はあまり見えてこない。これらの5領域の問題点をまずリストアップすることで，超高齢/フレイルな高齢者が抱える問題を包括的に捉えることができるようになる。

では，各Domainにおける特徴を踏まえて実際に本症例の問題点を5 Domain Approachで挙げてみよう。

表3 高齢者のde-prescribingの具体的な方法

いつ	✔ ケアの環境が変わる時（入院時や入所時）
	✔ 年1回の処方レビュー（年1回は整理日を設けるなど）
	✔ 薬を新しく追加する時（に，既存の薬を整理する）
	✔ 新しい症状や疾患が加わった時
どんな状況で	✔ 害が利益を上回ったら
	✔ 効果が乏しい/ないと思ったら
	✔ 適応がなかったら
	✔ 服用が守られていなかったら（アドヒアランス不良）
どのように	✔ 患者，家族，医療スタッフを交えて検討する
	✔ 何を期待するかを明確にする
	✔ どのように減量するかをちゃんと伝える
フォローアップ	✔ 退薬反応の観察がないかどうか
	✔ 基礎疾患の増悪がないかどうか

(Reuben DB, et al.: Geriatrics at Your Fingertips 2012 14th Edition, p.15, American Geriatrics Society, 2012より引用)

【5】Biomedical～エビデンスの欠如～

超高齢/フレイルな高齢者のBiomedical領域で考慮すべき最も重要な点は，「エビデンスの欠如」である。例えば，「心房細動」に関するガイドライン上では70歳以上の高齢者でもワーファリンの使用が推奨されているので，継続は妥当だが，根拠となったエビデンスは平均77歳の通院可能な高齢者を対象としていることに注意が必要である[9]。

＊本症例のように，転倒を繰り返す超高齢者へワーファリンを継続投与することが生命予後やQOLを改善させるかどうかについて，客観的根拠はない。

ただ，最近は高齢者を対象にした臨床研究も徐々に注目されつつある。最

新の糖尿病や高血圧のガイドラインには高齢者というカテゴリーが含まれるようになっており，JAMAでも2009年から“Care of the aging patient: From evidence to action”[10]という特集で，高齢者に対するエビデンスがわかりやすく掲載されている。おそらく，この領域の臨床研究は今後増加していくと思われるため，われわれ現場の医療者も注意を払って情報収集を行う必要がある。

【6】Functional～転倒と薬物療法～

高齢者の転倒は年齢，過去の転倒歴，認知機能，視覚障害，薬剤，ADL，家庭環境，起立性低血圧，バランス障害，ふらつきなどが影響しており，高齢者の薬物処方の中で最も意識すべき問題の1つである。さまざまな薬剤が転倒と相関するといわれているが（表4）[11]，中でも「ベンゾジアゼピン（BZD）」系睡眠導入薬は，高齢者の薬物療法ガイドラインにおいても，強い推奨度で“避けるべき”薬剤とされている。BZD系睡眠導入薬による有害イベント（転

表4 高齢者の転倒と9種類の薬剤に関するメタアナリシス

薬　剤	転倒の相対リスク比（95％信頼区間）
BZD系睡眠導入薬	1.57 (1.43–1.72)
催眠鎮静剤	1.47 (1.35–1.62)
麻薬	0.96 (0.78–1.18)
抗うつ剤	1.68 (1.47–1.91)
抗精神病薬	1.59 (1.37–1.83)
降圧薬	1.24 (1.01–1.50)
利尿剤	1.07 (1.01–1.14)
β blockers	1.01 (0.86–1.17)
NSAIDs	1.21 (1.01–1.44)

〔Woolcott JC, et al.: Meta-analysis of the impact of 9 medication classes on falls in elderly persons. Arch Intern Med, 169 (21) : 1952–1960, 2009, Figure 2をもとに作成〕

倒による入院，骨折，頭部外傷，死亡）のリスクに関する報告[12]では，65歳以上の高齢者でOR 1.7（95％信頼区間1.3–2.3），80歳以上ではOR 2.2（1.4–3.4）とさらに増加するといわれており，特に超高齢者において注意が必要である。

＊この患者はBZD系睡眠導入薬と降圧薬を複数服用しており，再転倒のリスクは高いと考えられる。

【7】Psychological～認知症と服薬アドヒアランス～

服薬アドヒアランスの低下には，視力・聴力，手指の機能，薬剤数，処方変更など多因子が影響しているといわれているが，認知機能にも左右される[13]。日本人を対象とした60歳以上の入院患者を対象とした臨床試験では，MMSE（mini mental state examination）26点（30点満点）をカットオフとした場合の服薬アドヒアランス低下は感度75.0％，特異度81.5％だった。もちろん，認知症の診断は医師が行うべきだが，MMSEの実施自体は簡便で，病院では日常的にリハビリスタッフが実施している。スクリーニングとして，薬剤師でも実施する価値はあるのではないだろうか。

＊この患者に施行したところMMSE 17/30点であった。残薬を持参してもらったところ，多数の残薬が確認された。

【8】Social Problem～近接性と薬物療法～

プライマリ・ケア領域では，医療機関へのアクセスのしやすさを「近接性」と表現し重視する[14]。東京都で行われたある研究[15]では，「あまり動けない」者は，「ひとりで外出できる」者に比べて，3.9倍（95％CI：1.7–9.3）健診を受診しない傾向にあることが示された。また，この言葉は，地理的な近接性のみならず，心理的近接性，制度的近接性，経済的近接性など包括的な意味合いも含まれている。例えば，近くの診療所の医師が高齢者の多様な訴えに対応できない場合は，「あそこで相談しても……」と心理的近接性が阻害されているという。また，制度上の問題や経済的な問題が受診行動に影響することがあるこ

とは容易に想像ができる。超高齢/フレイルな高齢者にとって，家族構成，介護体制，経済的問題などを包括した情報収集は，薬物の優先順位を決めるために必要不可欠な情報である。

＊問診を追加したところ，この方は，山間部に住む高齢世帯で通院に1日かかってしまうことが新たに判明した。

【9】Ethical Problem～ACPと予後予測～

超高齢者/フレイルな高齢者のもう1つの大きな問題点は，一般的に残された時間が短いという点だ。ここでは，ACP（Advance Care Planning）という言葉がキーワードになる。ACPとは，日本語に直訳すると「病状進行期のケア計画」となるが，いわゆる，「生命の危機が迫った時に，どのようなケアを希望しますか」ということをあらかじめ話し合いのうえで計画しておくことを意味する。例えば，「92歳の超高齢者が月単位で高齢者施設で弱っており，呼吸状態が悪化した際に救急車で急性期病院に搬送することを希望しますか？それとも，施設で静かに看取られることを希望しますか？」ということなどをあらかじめ本人・家族・医療スタッフの話し合いで決めておくことがある。

ACPの中でも，本人の意思表示の部分をAdvance Directives（事前指示書）というが，平成25年に厚生労働省が行った国民調査[16]では，約7割の国民が事前指示書の作成の必要性を感じていながらも，実際の作成率は3.2％に過ぎなかったとされている。薬物療法の選択は生命の危機という状況ではないが，本人の，薬物や医療に対する考え方を事前に把握しておくことは，優先順位をつけるためには必要な情報といえる。

＊この夫婦は，自然であることを大事にしており，できるだけ人に迷惑をかけずに自宅で長く過ごしたいと願っている（図2）。

【10】私の提案

以上を勘案した結果，この患者にとっては通院回数や服薬管理の面から

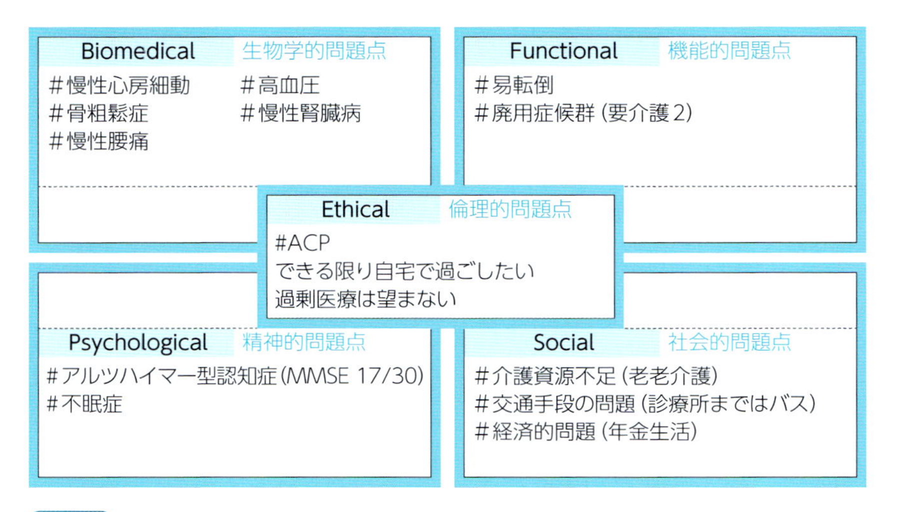

図2 本症例の高齢者に対する5 Domain Approach

PT−INRを厳密にコントロールすることが難しく，再転倒のリスクが高いことからワーファリン継続のデメリットが大きいと考えられた。以下に挙げる処方整理をかかりつけ医に提案したところ，約半年かけてこの患者の薬物は11種類から6種類になった。

【中止】ワーファリン，ラシックス，ニトロダームTTS，マイスリー，ムコスタ
【減薬】レンドルミン，酸化マグネシウム
【変更】ロキソニン→カロナール

【11】まとめ

本稿では，超高齢/フレイルな高齢者に対する処方整理について概説した。実際は，患者自身が薬を希望したり，医師の抵抗にあったり，こちらがよいと思った対応ができないということの方が多いかとは思うが，超高齢社会における必要十分な薬物療法は時代の要請といえる。薬剤師のみなさんが知識と経験

と自信を持って，医師に処方整理を提案していける文化が形成されていくことを切に願っている。

参考文献

1) 内閣府：平成 27 年版高齢社会白書，2015
2) 厚生労働省：平成 26 年（2014）患者調査の概況，2015
3) von Faber M, et al.: Successful aging in the oldest old: Who can be characterized as successfully aged? Arch Intern Med, 161（22）: 2694–2700, 2001
4) 日本老年医学会　編：老年医学系統講義テキスト，西村書店，2013
5) 鳥羽研二　他：薬剤起因性疾患．日本老年医学会雑誌，36（3）：181–185，1999
6) 日本老年医学会：フレイルに関する日本老年医学会からのステートメント，2014 年 5 月
7) Fried LP, et al.: Frailty in older adults: evidence for a phenotype. J Gerontol A Biol Sci Med Sci, 56（3）: M146–156, 2001
8) Reuben DB, et al.: Geriatrics at Your Fingertips 2012 14th Edition, p.15, American Geriatrics Society, 2012
9) Howard R, et al.：Donepezil and Memantine for Moderate–to–Severe Alzheimer's Disease. N Engl J Med, 366：893–903, 2012
10) http://jama.jamanetwork.com/collection.aspx?categoryID=6256&page=2
11) Woolcott JC, et al.: Meta–analysis of the impact of 9 medication classes on falls in elderly persons. Arch Intern Med, 169（21）: 1952–1960, 2009
12) Pariente A, et al.：Benzodiazepines and injurious falls in community dwelling elders. Drugs Aging, 25（1）: 61–70，2008
13) 三浦昌朋　他：認知機能評価 MMSE を用いた入院患者における服薬評価とその背景．藥學雑誌，127（10）：1731–1738，2007
14) 日本プライマリ・ケア連合学会ホームページ（http://www.primary–care.or.jp/paramedic/）
15) 大渕修一　他：大規模住民調査による生活機能評価未受診者の特性の解析．厚生の指標，58（11）：1–7，2011
16) 終末期医療に関する意識調査等検討会：人生の最終段階における医療に関する意識調査報告書，2014 年 3 月

処方整理後のフォローアップ注意点（申し送りのポイント）

【1】はじめに

本書はポリファーマシーにさようならを告げる書である。近年ポリファーマシーだけでなく，いろいろなものにさようならを告げることがブームのようであり，「Stop ○○！」という広告などをよく見かける。

ただ，やめることばかりに目が向けられ，その後にどのような問題が起こるかについてはあまり意識されていない場面も多い。「さようならは明日へのstep」と言われるように，何でもそうであるが，やめた後が肝心であり，やめた後に問題が起こってから考えるのではなく，やめる時点で起こりうる問題点をすべて考え，事前の対処を講じておくことが肝要である。

【2】処方整理の留意点

ポリファーマシーに介入し，処方を整理する時に考えておくべきことは，次の3点である。

①薬剤を中止したままにしていないか（起こりうる問題点・いつ頃どのような指標でやめた効果や害を検証するかを考えながらやめる）

②ポリファーマシー削減による診療報酬を得ることが主目的になっていないか・必要な薬剤を中止していないかについて確認する（本来なら続けておくべき薬剤，患者が継続を希望している薬剤をやめるよう「勧める」ではなく，「説得」になっていないか）

③やめた後に，患者や介護者がすぐに行動に移ることができるような説明をしているか

【3】薬剤を中止した後に起こりうる問題

薬剤を中止した後に起こりうる問題として，

- その薬効に関する部分の問題（例：降圧薬中止後の血圧上昇）
  その薬剤が相互作用としては他薬剤の効果を減弱・亢進していなかったか（例：抗菌薬のためにワルファリンの効果が適正範囲内にあったが，中止により適正範囲以下になってしまっている）
- 離脱症状（睡眠薬・抗うつ薬など）
- 精神的に依存していた薬剤中止による不安，医療者への陰性感情（制酸剤・鎮痛薬・去痰薬などに多い）

を挙げることができる。これらをできるだけ避けるためには，カルテにわかる範囲で中止年月日・中止理由・（かかりつけ薬局や院前薬局では）次回受診日の記載をし，そのうえでフォロー（症状確認など）する予定日（例：次回薬局来院時＋2カ月後あたりなど）を記載しておく。意外に忘れがちなのは中止理由ではないだろうか。中止理由は大切であり，本人希望で医師も確認のうえ中止された薬剤は問題にならないことが多いが，注意すべきは患者が中止理由を知らない場合である。この場合は後々トラブルに発展しやすい。実際中止理由が医師から説明されていない・医師の処方漏れである場面は多い。明らかに不利益な中止と思われる場合は，疑義照会の検討が必要であろう。

この疑義照会は，医師に新たな気づきも与えうる。説明をしたはずなのに，患者が中止理由をわかっていない場合，医師の説明方法を今後変えなければいけない自覚や，その患者は実は認知症なのではないかと気づくきっかけになりうる（臨床現場では認知症初期の多くが見逃されている）。

また実際の場面で最も苦慮するのが，患者が精神的に薬剤に依存している状態での処方中止とその中止後のフォローであろう。

【4】診療報酬を得ることが主目的になっていないか

これは読んで字のごとくである。ポリファーマシーへの介入は薬剤を減らすことではなく，その患者への適切な処方を考えるという観点に立つべきであり，平成28年に改定された診療報酬制度にあるように薬剤削減により収入が得られるというのは，本来の医療目的からはそれている可能性があることを常に意識しておく必要がある。

【5】患者に対し，正しい説明を「処方」する

これは非常に重要な考え方である。医師が行うものの中でもよく見られる説明は，「何か変わったことがあったらすぐ受診してください」であったり，「よくならなかったから受診してください」というものであったりする。

薬局などで「医師からどのような説明を聞かれていますか」などと問いかけてみてほしい。もし，その説明が上記の例のように，抽象的なものであるならば具体的なものをつけ加えることについて検討することも必要であろう。もちろん，医師からの説明内容に反したものを伝えるというわけにもいかないが，「このように思っておくのもお勧めですよ」というように説明をつけ加えられるとベストであろう。そのために各疾患や病態に対しての理解や医師との情報交換の場を持つことができるなら，そのような機会を重要視すべきであろう。

また，疾患特異的なアドバイスも必要であるが，最も重要なポイントになるのは，日常生活で自分なら心配になるであろう状況を，具体的に思い浮かべて患者へアドバイスすることである。例えばかぜの時だと，熱が少し上がるというよりも高熱が3日続けば受診，あるいは食べられないようなら受診，子どもがぐったりすれば必ず受診などである。

薬剤変更時も，「何かあったらすぐに医療機関へ」と説明するのももちろんよいかもしれないが，もし正確な知識がある場合なら，何日間くらいの間が最も副作用が出やすいのか，それは経過観察してよいものなのか，それとも違うのかなど，実際に自分の身に起こったら行動の指標になるような説明をできるのがよい。非医療者が医療機関を訪れるのは，われわれ医療者が考えているよりも難しい場合が多いことを肝に銘じて説明に当たらなければならない。

さらに大切なのは，患者にその薬剤をどうして中止するのかを伝え，可能で

あればその薬剤と同効薬剤の一覧を渡しておくとよい。なぜなら，例えば制酸薬を好んで飲んでいる患者は同じような訴えで，最初の病院と違う病院に受診する場合が多い。その時医師は意図してか，していないかはわからないが，違う名前・種類の同効薬を処方しがちである。これでは結局元の状態に戻ってしまう。中止して終了ではなく，再発を未然に防ぐことが大切である。

【6】一歩進んだ実践的ポリファーマシー中止の実際

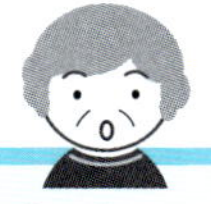

症例

ある朝，薬剤師Aのところに次のような患者Bが降圧薬の相談にやってきた。

66歳，女性。

高血圧で内服加療を受けている。普段内服している降圧薬はアムロジピン5mg，カルベジロール20mgを内服している。

患者B：この間，気を失って倒れた。高血圧の薬が効きすぎているのではないかと思っている。2種類飲んでいる時に上の血圧が85くらいになった。両方やめて，今，上の血圧が150くらいになっている。今くらいが体調もいいから，自分としてはちょうどいいのではないかな。

薬剤師A：それは大変でしたね。やや効きすぎたのかもしれません。でも上の血圧が150というのはBさんの年齢などを考えると少し高いので，1つは飲んでおいた方がいいかもしれませんね。

患者B：ああ，確かに今日，先生もそのようなことをおっしゃっていました。じゃあ，飲んでおきますか。

このやり取り後，薬剤師Aはアムロジピン5mgのみを内服するよう勧めた。すると1カ月半後，患者Bは再び失神し，救急病院に搬送された。その時脈拍は30回/分しかなかった。同院の救急医が聴取した病歴によると，1カ月間はアムロジピンを内服していたが，薬剤がなくなったため自己判断でカルベジロールを内服したとのことであった。

本症例は，βブロッカーを多量から内服開始（再開）したために生じた徐脈による失神の例である。今回の事例の失敗は，「説明を処方」しなかったことと，ややアドバンストな意見だが，この患者の性格に関してアセスメントしなかったことが挙げられるであろう。

まず当然ではあるが，どうしてカルベジロールではなく，アムロジピンの内服を勧めるのか（βブロッカーとしてカルベジロール20mgをいきなり内服再開することは好ましくなく，その場合はかかりつけ医に再度用量設定をしてもらった方がよいこと）に関しての説明を患者へすべきであったのだろう。

またこの患者は最初から「しんどいから」と言って，医療機関に相談することなく内服薬を中止してしまう方である。その患者が，アムロジピンがなく

表1 降圧薬中止時のチェック項目

	確認事項	考えること	対処
病歴	最大量まで使用されていない薬剤がある状態で，多剤使用されている	多剤併用を中止しうる	薬剤量の調整を検討
症状	空咳がないか	ACEIの副作用でありえる	ACEI中止検討
	浮腫がないか	CBBの副作用でありえる	CBBが中止可能か検討
既往歴	慢性心不全がないか	βブロッカー・ACEI・ARBが血圧以外の理由で処方されている	βブロッカー・ACEI・ARB以外から中止可能か検討
	不整脈がないか	CBB・βブロッカーが血圧以外の理由で処方されている	CBB・βブロッカー以外からの中止が可能か検討

（CBB：Caチャネルブロッカー，ACEI：アンジオテンシン変換酵素阻害薬，ARB：アンジオテンシンⅡ受容体拮抗薬）

なった時にそのまま継続処方を希望して医療機関を受診するか，自己判断でカルベジロールを内服開始したりしないかに関して考えることができれば，上述のようにカルベジロールは自己判断で再開するのではなく，アムロジピンの継続処方のため，医療機関を再診するよう説明することは事前にできたであろう。

今回の症例は降圧薬を扱ったが，薬剤中止に対してはそれぞれの薬剤中止時・中止後の確認リストを作っておくと便利である。表1に降圧薬中止時の例を示す。

【7】おわりに

最後に，降圧薬の中止に関しての科学的知見という点では，この10年以上あまり有用と考えられる文献はない。しかし，以前の複数の論文では降圧薬中止後の血圧上昇が生じないかについては，薬剤中止自体ではなく，中止後の減塩などの習慣是正に依存することが大きいことが証明されていることと，再度の血圧上昇は突然起こるよりも緩やかに上がることが言われていることを追記しておく[1, 2)]。降圧薬中止後にすぐに血圧が上がったと訴えられる患者がいた場合は，習慣や精神的要素の可能性を検討してよいことの根拠と考えられる。

いかがだっただろうか。処方整理をするということは極めて難しい行為である。しかし，ポリファーマシーの問題に対処する時，処方整理は避けられない。少しでもスムーズに処方整理するためには，やめっぱなしにしないということはもちろんのこと，最初に処方中止・整理をした時点で，今後この中止により，どのような副作用が起こるか・どのような患者の心情変化が起こるかを可能な限り考え，あらかじめの「説明」という処方により，処方整理による負のアウトカムを起こさないようにすることが大切である。

ただでさえ，処方を中止するということは，「お薬が好き」と表現される真面目な人が多い日本社会では，反対に遭う場面が多い行為である。一度負のアウトカムが生じてしまうと，ますます処方整理をすることが困難になることは想像に難くないであろう。処方整理をする立場に立つ際は，自分たちが今後の処方整理・ポリファーマシーに対しての世間の印象を変える可能性があるということを十分認識し，覚悟をもって，将来の日本社会・薬剤社会のためにポリファーマシーの問題に立ち向かってほしいと切に願っている。

参考文献

1) Stamler R, et al.: Nutritional therapy for high blood pressure. Final report of a four-year randomized controlled trial--the Hypertension Control Program. JAMA, 257（11）: 1484-1491, 1987
2) Schmieder RE, et al.: Antihypertensive therapy. To stop or not to stop? JAMA, 265（12）:1566-1571, 1991

7章

お薬手帳について
—みんなで共有できるカルテ

お薬手帳について
—みんなで共有できるカルテ

2015年10月に厚生労働省から発信された「患者のための薬局ビジョン～「門前」から「かかりつけ」，そして「地域」へ～」では，お薬手帳について以下の内容が記載されている。

> お薬手帳は，PHR (Personal Health Record) の一種として，患者の薬剤服用歴を手帳に記載し，経時的に管理することで，患者が自らの薬に関する記録を一元管理し，自らの健康管理に役立てることができる患者自身のための個人情報を記録するツールである。また，医師や薬剤師が患者の服用歴を確認し，医薬品を処方又は調剤することにより，相互作用の防止や副作用の回避等に役立てることができる。

お薬手帳は経時的に管理することが重要であるが，その点だけに注目しても有効性に欠ける。有効性を発揮するためには，その問題点をしっかり把握し，お薬手帳を活用しなければならない。お薬手帳の現状と問題点，有効性に関して論じてみたい。

【1】今までとこれから

お薬手帳はどれくらい普及しているのか。少し古いが2013年のデータとして図1を挙げる。

どの年代においても半数以上はお薬手帳を活用している。年齢が低いと活用率は低く，年齢が高いと活用率は高い。

「活用している」という表現について，筆者はいささか疑問を感じる。本来，お薬手帳は1冊持参するものであるが複数のお薬手帳を持参しているケースも

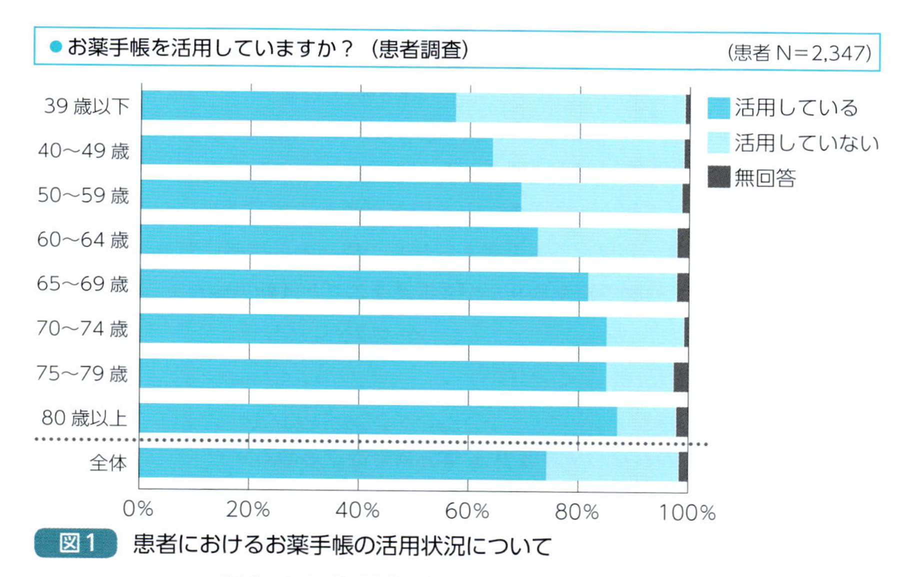

図1 患者におけるお薬手帳の活用状況について

〔平成25年度厚生労働省保険局医療課委託調査「薬局の機能に係る実態調査」(速報値)〕

散見され，お薬手帳を正しく使用できていない例が多いと思われる。平成28年度診療報酬改定でお薬手帳に関する診療報酬も改定された（詳細に関しては割愛する）が，薬剤師がその有効性に関してきちんと患者へ啓発していくことが必要かと考える。そのためにも，まずは患者自身がお薬手帳を持っていることの有効性を認識できるようにし，どうすればお薬手帳の持参率を上昇できるかをわれわれは考えなければならない。

【2】お薬手帳を見せながらの指導の効力感について

では，お薬手帳の有効性や効力感を向上させるためにはどのような方法があるのか。

これについては，お薬手帳の具体的な使用法を工夫することで，効力感を上げる報告がある。2015年8月24日からの3カ月間に65人の薬剤師（うち9人は除外）を無作為に2群に分け，お薬手帳を見せながら指導した群と指導しなかった群とに分類し，その影響を比較した。2群間の薬剤師に指導を受けた患者の年齢，病歴，服用薬剤数等の背景の差はなかった。お薬手帳を見せながらの指導によって，薬物相互作用の把握や重複回避ができ，患者のお薬手帳の持参率の向上，お薬手帳の適切な使い方や認識が向上することが示唆された。お薬手帳の認識や効力感が上がれば，お薬手帳本来の役割である同薬効薬の重複回避につながり，ポリファーマシーの解決の一助になると考えられる。調剤から投薬に関連する一連の流れの中において，お薬手帳を見せながら指導することは効果的なようだ。

【3】お薬手帳に何を書くべきか

お薬手帳は薬歴のみならずさまざまな情報を書き込めるツールであり，患者本人のものである。しかし，使用する患者および情報を記載する側，情報を受ける側のニーズが一致しなければ有効的に活用することはできない。そこで，情報を相互に提供する病院薬剤師と調剤薬局の薬剤師による薬薬連携の一環として「お薬手帳に何を書けば有効に活用できるか」とのワークショップを行い，解決の糸口を検討した。ワークショップは地域の調剤薬局の薬剤師と病院薬剤師がグループを構成し，問題点の把握とその解決策について話し合った（図2）。

そのワークショップでの成果の一部を表1に示す。

問題点としてお薬手帳の活用方法がはっきりしておらず，病院の治療方針の記載がなく，薬剤の記載のみでは判断がつかないことが挙げられ，血圧や血糖などの自己測定結果や検査データなどの情報を記載するという解決策が出された。お薬手帳ラベルを出力するシステムを改修し，図3に示すようなラベルを現在使用している。

また，「患者がお薬手帳を持参しない場合でも，情報を共有できるような情報提供書ができれば」といった意見があった。現在はトレーシングレポートとして，一部

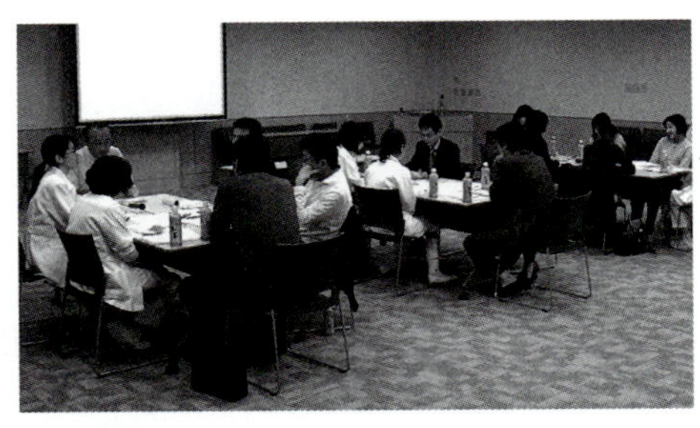

図2 府中病院における薬薬連携研修会風景

表1 ワークショップで記載された問題点の一部

問題点	解決策
• 治療方針や処方目的が不明 具体例：病名（なぜ入院したのか），指導内容（例えば麻薬という認識があるのか），処方変更の理由	• 病名や指導内容を記載する。しかし，記載によって調剤薬局でお薬手帳を提示しない可能性がある • 病院と調剤薬局間で患者を通さない情報提供書があれば良い • 至急でない疑義照会等患者の状況等を病院と調剤薬局間で情報のやり取りができれば望ましい
• 残薬があった場合に，治療に与える影響を説明できない	• 臨床能力を高めるため自己研鑽する
• お薬手帳に残薬の状況を記載することを患者が望まない	• お薬手帳の使用方法に関して説明する
• 調剤薬局での指導内容についてお薬手帳に記載がない	• 調剤薬局での指導内容についても記載する
• 検査値が不明	• 最低限の項目（肝機能・腎機能等）を記載する
• お薬手帳の活用法を理解できていない	• 病院でもっとお薬手帳を活用する

テスト　０１１　　様

【調剤方法】
■ヒート　■一包化　■粉砕　■簡易懸濁

【入院目的・入院時からの薬歴・治療歴】
<入院目的>

<薬歴・治療歴>

<持参薬からの中止・変更点>
■なし　■あり

【入院時アレルギー・副作用歴】
アレルギー歴　■なし　■あり　（該当薬剤：　　、症状：　　）
副作用歴　■なし　■あり　（該当薬剤：　　、症状：　　）

【血液検査値】
腎機能　■BUN(　　)　■Cr(　　)
その他　(　　)
薬物血中濃度　■なし　■あり（薬剤名：　　、値：　　）

【その他】
入院時持参薬、退院処方に関しては別紙参照ください。
<医療施設、調剤薬局への連絡事項>

図3 お薬手帳用ラベルの１例

活用が開始されている地域もある。

お薬手帳が薬剤情報だけでなく，治療経過をも把握できるものとなり，さらに患者本人がお薬手帳について「自分の診療録」としての認識を深めることができれば，お薬手帳の効果は増大するのではないかと考える。地域によってお薬手帳に関する考え方や使用方法が異なることも考えられるため，薬剤師以外の医療従事者を巻き込んで使用用途を検討することも有用でないかと考える。

また，スケジュール帳などは本来自分が予定を書き込み，予定の実施内容に関してメモするものであるが，お薬手帳は患者が薬剤情報を記載するには困難な場合が多いことが予想されるため，薬剤師が情報の記載やシールを貼付し，患者が服用中に気づいたことや症状などを具体的に記載することで，次回の診察時や調剤薬局での投薬時に副作用の回避や適切な薬物治療の実施につながると考えられる。患者がどのようなことを具体的に書けばよいかの見本があれば，書きやすいと考えられる。

【4】お薬手帳と震災

日本は地震の発生が多く，災害時にもお薬手帳が有効であった例を紹介する。東日本大震災後，筆者はDMAT（Disaster Medical Assistance Team：災害派遣医療チーム）の活動のため，岩手県へ災害支援目的にて現地に入った。被災地での診療においてお薬手帳は非常に有効であった。お薬手帳があれば，常用薬の薬歴の把握が十分であることだけでなく，避難所を移動した場合も継

表2 震災時のお薬手帳の効用

- 薬剤がなくなった時に医療者に伝達しやすい
  （実際にあった例として，「白い血圧のお薬をください」との申し出があったが，なかなか判断がつかない状態であった。常時勤務している病院や薬局であれば普段の調剤の時に目にする薬剤は限られているが，被災時は全国から集められた薬剤による調剤でなかなか判断がつかないのが実情であった）
- 避難場所から移動した時に服用薬剤について伝えやすい
- 薬剤の説明書きを使用するより手帳型の方が治療の経過を把握しやすい

続して服用歴の把握ができる。避難所にて診療録が作成されていたが，それを持って移動することは難しい。代用する手段として，持ち運びできる診療録の役割を果たすお薬手帳が非常に有効であった（表2，図4～8）。

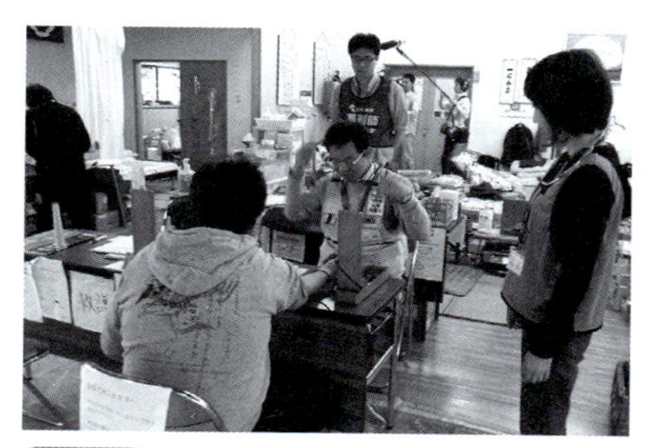

図4 医師の診察の際に薬剤師が後方に立ち，薬剤の有無を確認しながら医師が処方箋を記載

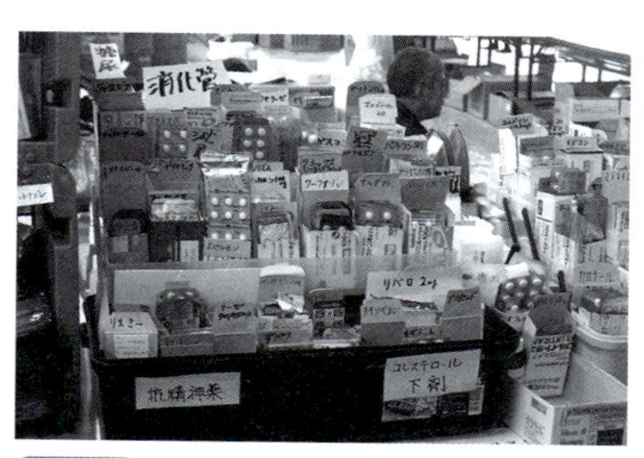

図5 全国各地から届いた医薬品

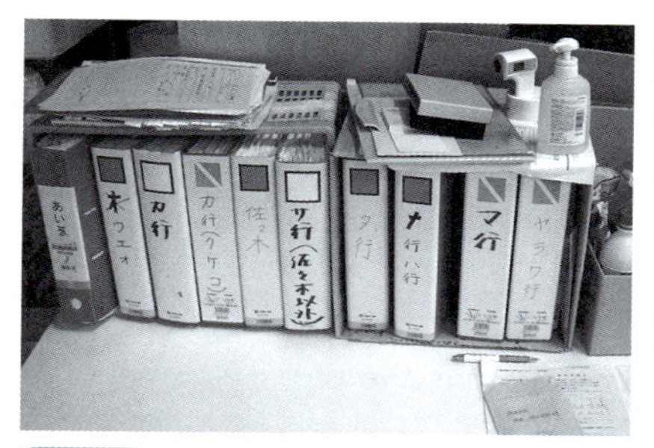

図6 五十音順に作成されていた診療録

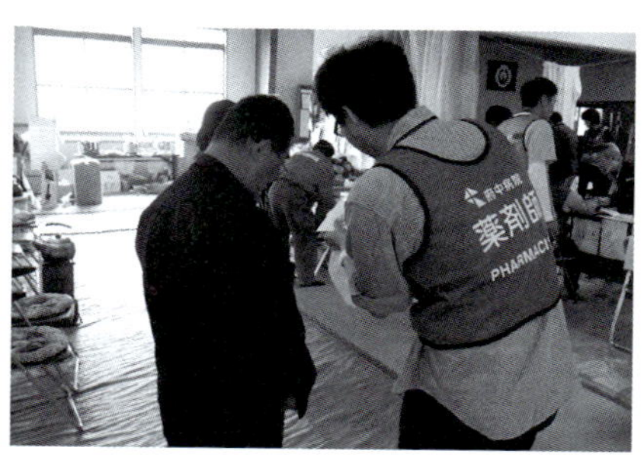

図7 お薬手帳を見せながら指導を行う

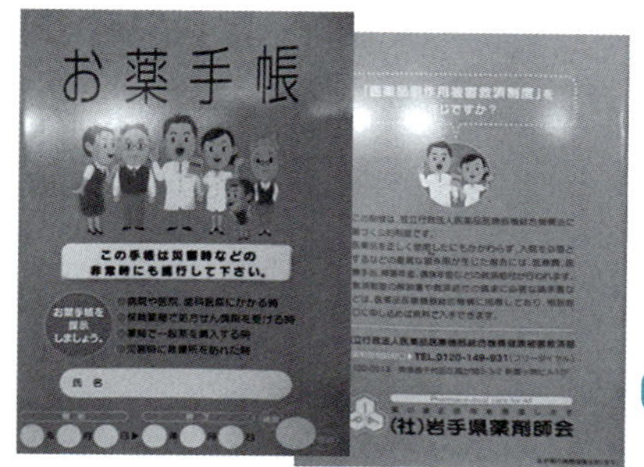

図8 被災地でのお薬手帳の有効性は大きい

【5】お薬手帳の未来に向けて

お薬手帳はA6サイズのノート型が汎用されているが，スマートフォンの急速な普及により電子版お薬手帳用のアプリやシステムの開発および運用が進んでいる。しかし，その電子版お薬手帳はさまざまな仕様のものがあり，これまで互換性がなかったが，保健医療福祉情報システム工業会が電子版お薬手帳データフォーマットを作成し，標準化を図っている。

現在，電子版お薬手帳は患者がそのデータを持参する形式がほとんどであるが，今後は2018 年を目途とする地域医療情報連携ネットワークの普及によりデータセンターにアクセスし，情報を閲覧するような形式へ変更され，一部の情報を電子版お薬手帳に携行するといった利用方法も考えられる（図9）。

また，電子版お薬手帳は電子処方箋との連携で患者自らが服薬等の医療情報を電子的に管理し，健康増進への活用にもつながると期待されている。

電子版お薬手帳の意義

- お薬手帳は、**患者の服用歴を記載し、経時的に管理**するもの。**患者自らの健康管理**に役立つほか、医師・薬剤師が確認することで、**相互作用防止や副作用回避**に資する。
- 紙のお薬手帳に比べた**電子版お薬手帳のメリット**
  ①携帯電話やスマートフォンを活用するため、**携帯性が高く、受診時にも忘れにくい。**
  ②データの**保存容量が大きい**ため、**長期にわたる服用歴の管理**が可能。
  ③服用歴以外に、システム独自に**運動の記録や健診履歴等健康に関する情報も管理**可能。

【スマホ型】
患者が薬剤情報提供書に表示されているＱＲコードを撮影して取り込む

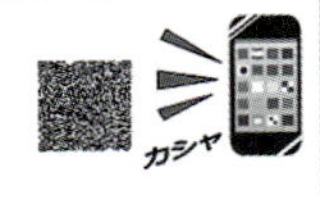

【クラウド型】
患者同意のもと、薬局から直接サーバにデータを保管

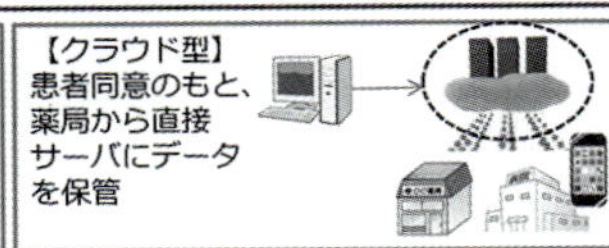

※どの薬局の情報でも記録できるよう、平成24年に保健医療福祉情報システム工業会（JAHIS）が標準データフォーマットを策定

普及のための方策　～バラバラから一つへ～

- **一つのお薬手帳で過去の服用歴を一覧できる仕組み**を構築するとともに、異なるシステムが利用される下でも、**全国の医薬関係者で必要な情報が共有化**できるようにする。
- 医療情報連携ネットワークの普及で、将来、**ネットワーク上の情報の一部を患者が手帳として携行**することも想定。今後を見据え、**データフォーマットの統一化**などの整備を図る。

図9　ICTを活用した服薬情報の一元的・継続的把握

（厚生労働省：「患者のための薬局ビジョン」概要，2015年10月）

長年薬剤の服用を続けている高齢者にとって，処方目的を自分でしっかり把握できていることは難しいかもしれない。医師の処方時や薬剤師の調剤時に，その処方目的や服用による評価判定期間などの付随情報があれば，患者がお薬手帳を持参した時に治療の経過が把握できるため，非常に有効ではないかと考える。

昨今，ポリファーマシーが話題となっているが，単に薬剤が多いということだけが問題ではなく，処方目的や患者の想いをしっかり把握したうえで，医療従事者が患者に丁寧なコミュニケーションをとり，普段から患者自身の健康に関する情報を患者と医療従事者で共有しながら上手にお薬手帳を活用し，処方の最適化に努めていかなければならない。そのような心掛けが震災等の有事の際に，お薬手帳が活躍すると実感している。

お薬手帳は単に薬歴だけを記載するものではなく，処方の歴史やその時の医療従事者と患者の思いがこめられたものであり，ICT技術を取り入れることで普及が進めば，ポリファーマシーの問題の解決につながっていくことと信じている。

参考文献

1) 厚生労働省：患者のための薬局ビジョン～「門前」から「かかりつけ」，そして「地域」へ～，2015年10月23日
2) 厚生労働省：平成25年度厚生労働省保険局医療課委託調査「薬局の機能に係る実態調査」，2013
3) Shoji, M, et al.: Effect on Patient Safety of Brief Interventions Performed by Pharmacists via Drug Profile Books: VISualization of Treatment Assist by pharmacists (VISTA) Project in Japan. Pharmacology & Pharmacy, 7 : 176–183, 2016
4) 小枝伸行：知っ得！　薬剤師業務に活きるIT・アプリ　第5回 電子版お薬手帳．月刊薬事，56（5）：139–142，2014
5) 富士谷昌典　他：お薬手帳の活用に向けて 病院と薬局が連携．調剤と情報，19（1）：16–19，2013
6) 厚生労働省：医療情報システムの安全管理に関するガイドライン 第4.3版，2016年3月

8章

一歩上をいく実践的知識

新薬についてどのように考えていけばよいのか

【1】「新薬」とどう向き合うか？

日進月歩で進む現代医学に着いていくために，われわれ医療従事者は，常に新薬とつきあっていくことが求められている。では，目まぐるしく現われるこの相手とどうつきあえばいいだろうか？　類似薬が出た時に，どうすれば既存薬との違いがわかるだろうか？

答えは極めて単純だ。薬ベースで考えずに，目の前の患者にベストの治療を行うに当たって必要かどうかを判断すればいいのである。

【2】医療従事者の良い判断とは？

では，どのようにわれわれは臨床的な判断をすれば良いのだろうか？　そのための羅針盤として，20年以上にわたって発展してきたEvidence based medicine（EBM）の枠組を用いて考えてみよう[1)]。

EBMの実践に当たっては，“ベストのエビデンス”，“医療者の臨床経験”，“患者の価値観”，“患者の状況“を踏まえて判断することが勧められている。EBMという言葉からは，「ランダム化比較試験じゃないとダメで，とにかく批判的吟味を頑張ってバイアスを指摘する」というイメージがあるかもしれないが，上述の通り，（現時点で）ベストのエビデンスに加えて，「プロとしての医療従事者の経験，患者の価値観や状況に応じて判断をしよう」という至極当然のことを意味している。いわゆる「新薬」については，ベストのエビデンスおよび経験不足の点が，われわれが患者と一緒に考える際の材料を少なくしてしまうということになる。

【3】ベストのエビデンスとは？

それでは，薬のベストのエビデンスとは何だろうか？　答えは，いくつかの「真のアウトカム」に関する「効果量」とその「確信性」[2]である。次の章に進もうと思った読者の方，ここからは数式も英語も出てこないので，アレルギーを起こさず，もう少しおつきあいしてほしい。

【4】真のアウトカムとは何か？

ベストのエビデンスを考えるに当たって，日常臨床での考え方と大きく異なるのは，この概念になる。「アウトカム」は英語なので，日本語にあえて当てはめると「結果」となるが，少しニュアンスがずれる感じだ。辞書には，「健康問題を扱った結果として，健康状態に関して起こったわかる限りすべての変化[3]」と書いてある。

例えば，降圧薬を使った場合のアウトカムにはどんなものがあるだろうか？服薬アドヒアランスが良いこと，診察時の血圧が下がること，自宅血圧が下がること，脳卒中にならないこと，副作用が少ないこと，医療費がかからないこと，寿命が伸びること，などさまざまなアウトカムがありうると思う。

この中で，代理のアウトカムと真のアウトカムに分けると，どれが真のアウトカムになるだろうか？　代理なのか，真なのか，については読者の価値判断となる。例えば，「この薬を飲んだら自宅での血圧が下がります。でも，脳卒中のリスクは変わりません。ぜひ薬を飲みましょう」と言われて，果たして読者のみなさんは薬を飲むだろうか？　おそらく，飲まない人がほとんどだろう。図1に今回挙げたアウトカムの起こる順番を示した。この図から，筆者なら「脳卒中にならず元気に過ごす期間が伸びるのであれば，自分で薬を飲もうかな」という気になる。この場合は，脳卒中よりも右側の四角が真のアウトカムということになる。また，副作用についても，真のアウトカムの中で益と天秤にかけることになるため，注意する必要がある。

新薬のインタビューフォームや，添付文書には必ず承認に当たって根拠と

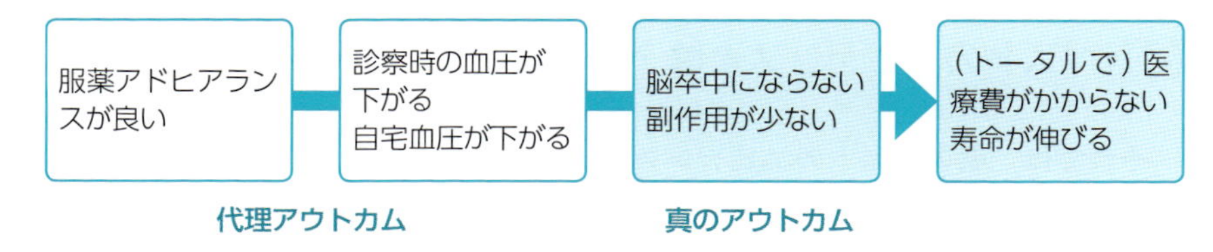

図1 降圧薬のいくつかのアウトカムの関連

なった臨床試験の一番真のアウトカムに近いデータが記載されている。膨大なインタビューフォームの中で，臨床効果について読むべきなのは，真のアウトカムについてのみである。これは通常，インタビューフォームの中では，治療に関する項目のところに，ランダム化比較試験のデータとして書かれている。

そのため，新薬の場合，既存の治療と比べて，どのような真のアウトカムを得ることができるか，確認しよう。

【5】効果量とは何か？

これは簡単で，文字通り効果の大きさを意味する。例えば，1万人が飲んだら1人脳卒中になることを予防できる薬と10人が飲んだら1人脳卒中になることを予防できる薬を比べたら，読者だったらどちらを飲みたいと思うだろうか？　これを表すのがインタビューフォームや添付文書にある臨床試験のデータで，リスク比やハザード比といった言葉で表される。比は1から離れているほど効果量の差が大きいと考えよう。よく使われるp値は効果量と試験に登録された患者人数の両方を反映した数値になるので，p値だけで判断はできない。必ず隣にある効果量を参考にするようにしよう。

【6】確信性とは何か？

これは，効果量の数字がどの程度確からしいか，ということだ。紙幅も限られているので批判的吟味の詳細には立ち入らないが，少なくとも近年治験として実施された研究の質は，ICH-GCP（International Conference on Harmonisation-Good Clinical Practice）という国際的に決められた厳格なルール（厚生労働省令なので罰則あり）に基づいて行われているため，概ね問題ないと判断してよいかと思う。日本にはこれとは別に「臨床試験」と呼ばれる人を対象とする医学系研究に関する倫理指針（ガイドラインなのでほぼ罰則なし）に基づく研究があり，こちらは問題になったバルサルタンの事例のように，玉石混交であることが知られている。

【7】新薬の臨床経験って？

新薬が発売されるとなると，薬剤情報の説明会が開かれて，その薬の基礎研究や治験を行った医師や製薬企業の営業からの情報提供があるかと思う。もちろん，情報が少ないわけだから，そういった情報も参考にすることにはなるが，利益相反（Conflict of interest，COI）には注意が必要だ。実際に，スポンサーバイアスとして，研究のデザインから結果の報告にまで，資金の拠出源が（公的資金であっても！）影響することが知られている[4)]。また，つい最近では，弁当を食べることで，医師の処方活動がゆがむという研究もあった[5)]。ましてや，記録が残りにくく，他者からのフィードバックのない講演会での発表内容が歪まないことは考えにくいと思われる。

ここまでをまとめると，図2のようになる。

インタビューフォーム，添付文書

- 一定のルールに基いて作られているので質は担保されている
- 読むべきポイントは，真のアウトカム（益と副作用）の効果量

製薬企業からの宣伝

- 話としては重要だが，ゆがんでいる可能性に注意

図2 新薬に出合った時の情報源

【8】実際はどうなの？

ここからは，1例として，2015年12月に発売された慢性閉塞性肺疾患に対する治療薬である「スピオルトレスピマット」のインタビューフォーム〔2015年12月改訂（第3版）〕を読んでみよう[6)]。読者自身も，ぜひ手元で参照しつつ読んでみてほしい。

投与してはいけない患者についての記載については，禁忌や慎重投与を踏まえるのは大前提なので，飛ばすこととする。次に「V. 治療に関する項目」の「3. 臨床成績」の「(2) 臨床効果」によると，アウトカムは，投与24週後の$FEV_1AUC_{0\text{-}3h}$，トラフ FEV_1，St. George's Respiratory Questionnaire (SGRQ) による生活の質の3つが評価されているようだ。皆さんはこの中で真のアウトカムはどれだと思うだろうか？　正解は，SGRQである（図3）。

では，その効果量はどうだろうか？　「統計学的に有意な差が示された」はp値のことなので，関係ない。この場合，③生活の質（QOL）に関する成績（併合データ［TONAD1 + 2］にある以下の記載が重要だ。

> 投与24週でのSGRQ総スコアは，（中略），本剤とオロダテロール 5μgの差は－1.693 (p = 0.0022)，本剤とチオトロピウム 5μgの差は－1.233 (p = 0.0252)（中略）本剤のレスポンダー割合[注)]は57.5％で，オロダテロール 5μg（44.8%，オッズ比 1.6703，［p＜0.0001］）及びチオトロピウム 5μg（48.7％，オッズ比 1.4261［p = 0.0001］）と比較して統計学的に

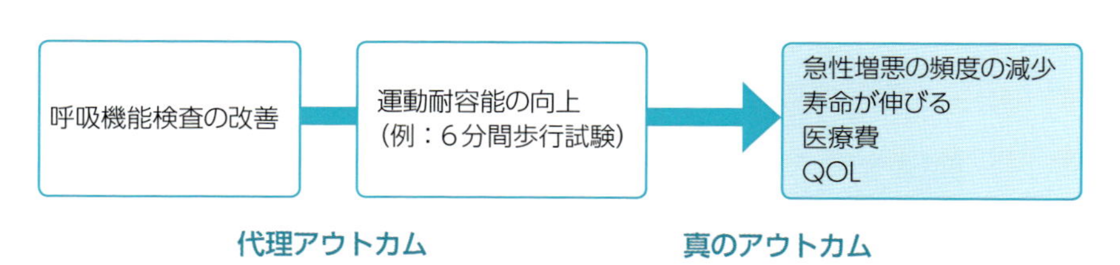

図3　慢性閉塞性肺疾患患者でのアウトカムの関連

有意に優れていた。

注）投与24週のSGRQ総スコアがベースラインと比較して臨床的に意味のある最小の差である4以上の改善があった患者の割合

上記からQOL尺度には，臨床的に意味のある差というものが存在するので，全体で平均を取ってみると，臨床的に意味のある差はなかったが，約10%の人たちで，単剤と比較すると意味のある差が出たということがわかる。つまり，10人に投与すると1人は臨床的に意味のあるQOLの差が出るが，全員で差が出るわけではないということになる。これが益のアウトカムだ。

それでは，害のアウトカムである副作用はどうだろうか？　「Ⅷ．安全性（使用上の注意等）に関する項目」の「8．副作用」を見てみよう。

口渇が最も多く，ほかにも「(3) その他の副作用」としていろいろな記載がある。既存の治療薬と比べて大きな差はなさそうだが，治験のデータのみだと，特にまれで重篤な副作用についてはわかっていないことには注意が必要だ。

読者の臨床経験だと，チオトロピウムの吸入薬を使っている患者に接したことはあるだろうから，その人たちと同じような感じで副作用のモニタリングができそうだ，ということがわかると思う。

【9】同種薬との違いは？

ここまでは，新薬に出会った時にとりあえず目を通すべきインタビューフォームについて解説した。最後に，皆さんが気になるであろう，同種薬との違いを考えてみる。スピオルトには，ウルティブロ，アノーロという同クラス（LABA/LAMA配合剤）の薬剤が存在している。

スピオルトとウルティブロとアノーロを使った場合を比較して，真のアウトカムが改善するか？　という問いを立てた時，理想的な答えを求めようとするならば，3剤を介入，対照とするランダム化比較試験が必要である。しかし，通常はこのようなランダム化比較試験は組まれない。なぜならば，薬効に大きな差がないことが予想されるため，大きなサンプルサイズ，ひいては莫大な予算が必要となるわりに，市場を寡占するメリットが乏しい（医薬品の特許は出願から20年しか保護されないため，薬価収載されてから5～10年程度で特許切れ）ためである。

なので，手元にあるデータのみでその臨床判断をする必要がある。ひとまず，ウルティブロ[8]，アノーロ[9]のインタビューフォームを読んでみよう。すると，予想通り合剤との比較は存在しない。

ここで，各試験のトラフFEV1を直接比較したくなるが，それはできない。なぜならば，1つの試験内での各群の重症度を含めた背景因子は，ランダム化という手順を踏むことで出そろっているが，別の試験との比較になると，それが一致しないためである。

では，どうやってアウトカムの違いを検証するかであるが，間接比較になることを承知のうえで，数字を並べてみる，キットの違いで患者との相性を探る，薬価を元に考える，といった方法くらいしかない。

紙幅の都合もあるので，これ以上詳細には立ち入らないが，各自考えてみてほしい。

既存薬を使用している場合に，それをやめてまで新薬に変更すべきかどうか，考える際には，上述のように明確に既存薬よりも優れたアウトカムが証明されていない場合は，変更する積極的な理由はない。特に副作用については承認直後にはわかっていないことも多いため，既存薬を続けた方が安全な場合が多い。

【10】結局どうするの？

ここまでで，ベストのエビデンスを踏まえた，真のアウトカムはわかった。それでは，新薬の処方に薬剤師としてどう関わればいいのだろうか？　繰り返しになるが，臨床判断は“ベストのエビデンス”，“医療者の臨床経験”，“患者の価値観”，“患者の状況“に基いて行われるものだった。

限られた医師の診察時間だとつかみきれない，患者の価値観や状況，そして真の益のアウトカムに見合っていない副作用が起こっていることがわかった時，読者の皆さんだったらどうするか？　診察室にて一報をお待ちしている。

参考文献

1) Sharon E, et al.: Evidence–Based Medicine: How to Practice and Teach It. 4th ed. Churchill Livingstone, 2010
2) Guyatt G, et al.: Users' Guides to the Medical Literature: A Manual for Evidence–Based Clinical Practice. 3rd ed. McGraw–Hill Professional, 2014
3) Porta M : A Dictionary of Epidemiology. 5th ed. Oxford University Press; 2008
4) Lexchin J : Sponsorship bias in clinical research. Int J Risk Saf Med, 24 (4) : 233–242, 2012
5) DeJong C, et al.: Pharmaceutical Industry–Sponsored Meals and Physician Prescribing Patterns for Medicare Beneficiaries. JAMA Intern Med, Jun 20, 2016, Online First
6) スピオルトレスピマット28吸入 医薬品インタビューフォーム，2015年12月改訂（第3版）
7) 中央社会保険医療協議会費用対効果評価専門部会（http://www.mhlw.go.jp/stf/shingi/shingi–chuo.html?tid=128159）
8) ウルティブロ吸入用カプセル　医薬品インタビューフォーム，2016年7月（改訂第7版）
9) アノーロエリプタ　医薬品インタビューフォーム，2015年10月改訂（第3版）

適応にはない・添付文書には書いていない重要な処方（適応外処方）

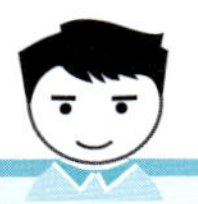

症例

薬剤師Aは今月から薬局で働き始めたばかりの新人薬剤師。そこへ患者が来局された。患者は生来健康な35歳男性。登山が趣味であり，今回ヒマラヤ山脈に登る予定があったため，高山病の予防として，アセタゾラミド（ダイアモックス）の処方を希望し近医からの処方箋を持って，薬局にやってきた。

薬剤師Aはアセタゾラミドの処方を担当したことがなかったため，添付文書を確認したところ，効能欄に高山病の記載がなかった。適応にないため担当医が間違った処方をしていると考えた。ただ，患者から「これまでも処方してもらっている」とも言われた。薬剤師Aは何が正しいのかわからなくなってしまった。そこへ先輩薬剤師Bが現れ，適応外処方に関して指導をしてくれた。

【1】適応外処方

適応外処方とは医薬品を承認されていない効果・効能もしくは，用量・用法で使用することを指す。医療者からすれば治療の選択肢が増えるわけだが，注意点も多い。実際の注意点としては以下の点などが挙げられる。

- 安全性や有効性が不明確な薬剤使用をすることになる
- 保険診療との併用が場合によっては認められないことになる
- 薬剤副作用に対しての救済制度対象外になりうる

これらの注意点があることに留意しながら，適応外処方が行われなければならない。

1 適応外処方をする・処方箋を受ける場合に知っておかなければならないこと

どのような効果・効能があるかを知りたい場合，まずは添付文書を見るのが一般的ではないだろうか。医師も薬剤師も初めての処方薬を出す時にまず参考にするのは添付文書であろう。筆者もそうであるし，添付文書はもちろん重要である。ただ添付文書がすべてでもなければ，守らなくてもよいというものでもない。添付文書とは，「医療用医薬品の投与を受ける患者の安全を確保し，適正使用を図るために必要な情報を医師，歯科医師および薬剤師などの医療関係者に提供する目的で，医薬品の製造販売業者が医薬品医療機器法に基づいて作成し医薬品に添付する文書」であり，医薬品医療機器法第52条に基づき制定されている公的文書である。

また，医療の分野は日進月歩であり，添付文書が改訂されることもある。またそこに記載がなく，さらに厚生労働省が適応上は使用を認めていなくても，海外での使用経験が豊富に存在する場合，それらの薬剤は上記のように適応外処方として処方されうるし，場合によっては保険診療と併用して処方が認められる場合がある。

しかし，薬剤師の立場としては基本的に，医師に対して疑義照会したうえ，処方箋備考欄（または処方欄余白），調剤録，薬歴に「処方医に確認した」などの記載をしなければならない。そうでなければ，責任の所在が薬局側にも発生しかねない。

2 適応外処方は銃である

やや，雑記となってしまったため，ここで例え話をしたい。

適応外処方とは，一言で言うと狩猟に使う銃である。銃（適応外処方）は強力な武器である。ただし，狩猟者（医療者）が銃（処方）を使うには資格（医師免許，薬剤師免許）が必要である。うまく使っている場合，もしくは結果がよいものである時は何も問題視されない。しかし，間違って人を撃ってしまったり，わざと人を撃ってしまったりする（副作用が生じたりする）と，狩猟者は当然罪に問われる。そして場合によっては，狩猟での銃の使用自体が制度として禁止になったり，周囲からの銃そのものへの反感が強くなる（その適応外処方は二度と承認されなかったり，処方自体が販売中止になったり，さらにその処方に適応がある疾患罹患者がイメージから薬を拒否するなどが起こる）。

つまり，自分が行ったもしくは処方箋に応じた適応外処方が，今後のその薬剤の運命，ひいては患者の運命を決めうることについて，責任を持って適応外処方をする必要がある（なお，筆者は銃自体を良いものとは思っていないことは追記しておく）。

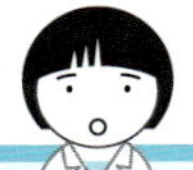

症例（続き①）

どうやら適応外処方という対応がなされているということは，薬剤師Aには理解できた。アセタゾラミドを患者に手渡し，薬剤師Aはほっとしていたが，一緒に腰痛に対してアセトアミノフェンが処方されていたことに気づいた。この場合，保険診療と適応外処方を同時に行ってよいのかわからず，再度薬剤師Aは困ってしまった。そこで再び薬剤師Bの指導が始まった。

【2】55年通知

適応外処方といわれているのに，保険診療と同時に行ってよい場面や適応外処方自体が保険請求できる場面は実際にはある。旧厚生省の昭和55年通知により，

- 国内で承認され，再審査期間が終了したもの
- 学術上根拠と作用に基づくもの

に当てはまる適応外処方は医師の裁量権として認められ，保険診療を認められてきた流れがわが国にはある。そのうえで保険請求できるかは，個々の都道

府県（実際は支払い機関）ごとに審査されることになる。

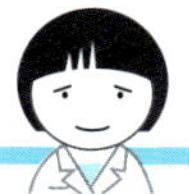

症例（続き②）

患者が，薬局から出て行った後で薬剤師Aは，薬剤師を続けるうえですべての適応外処方を記憶しないといけないのかと途方に暮れてしまった。また，臨床現場でよく使われる適応外処方が，場合や都道府県である時は認められ，ある時は認められないというのでは，不公平が生じるのではないかと感じた。見かねた薬剤師Bがアドバイスを始めた。

【3】保険請求可能になりうる処方リストと公知申請

上記の55年通知には問題が残ってしまっている。それは個々の事例によって，ある時は保険診療として認められるのに，ある時は認められないという事例が存在することである。

これに対しては，根本的な解決というわけではないが，55年通知に基づき，全国共通に原則的には保険請求が可能な処方（処置・検査等も含む）事例が「社会保険診療報酬支払基金」のホームページ（http://www.ssk.or.jp/）でも公開されており，ある一定数の適応外処方に対して保険診療が行われるかのコンセンサスはある程度はできている[1)]。

根本的な解決には，国内・国外で学術的に効果があるとされている薬剤効果・効能を認め，拡大していくことが必要である。ただ，医薬品の適応を取得するのは簡単ではない。適応取得には，臨床試験を行うなど膨大な費用と労力がかかる。そこで「公知申請」というものがある。これは，1999年に始まった制度であり，「日本では未承認薬・未承認適応薬でも，欧米4カ国のいずれかの国で承認を受けており，科学的根拠が十分であると判断されれば，臨床試験の全部または一部を新たに実施することなく承認申請が行える」というものである。

これが認められれば，臨床試験等が行われていなくても，薬剤の適応範囲内とされ，適応外処方であって保険診療請求可能となり，また添付文書の改訂時に効果・効能が追加記載されることになる（以前は，公知申請のために厚生労働省で事前評価された後，保険適応されるのに約9カ月間を要していたが，現在は事前評価で認められた時点から保険適応されるようになっている）。

公知申請されている薬剤リストは，厚生労働省ホームページ上の「公知申請に係る事前評価が終了した適応外薬の保険適用について」（http://www.mhlw.go.jp/bunya/iryouhoken/topics/110202-01.html）のページに適宜更新されて記載されている[2]。

公知申請されていない適応外処方も含め，実際の場でよく処方されている適応外処方・公知申請された処方に関しては，覚えておく方がもちろんよい。1例としては，せん妄に対してのクエチアピン（セロクエル）やニューキノロン使用時の下痢対策に耐性乳酸菌（ビオフェルミンR錠）などであろう。ただ，到底記憶することはできない量の処方例があるため，情報アクセスの方法を持っておくのがよいと考える。情報源の例としては，本文中に記載した

- 社会保険診療報酬支払基金のホームページ
- 厚生労働省ホームページ上の「公知申請に係る事前評価が終了した適応外薬の保険適用について」

以上に加えて

- 治療薬ハンドブック2016（じほう）[3]
- 薬剤師の業務支援ソフトのホームページ[4]

などが挙げられる。

また，精神科領域・腫瘍領域の処方が適応外処方であることが他領域と比して多いことは知っておくとよい。

注意点として，ここで挙げたホームページなどを参考に処方された場合でもすべて保険適応と認められるかは，現時点では審査を受けてみないと確定はできないのは前述の通りである。

症例（続き③）

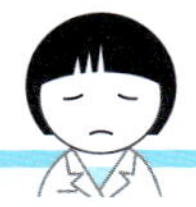

薬剤師Bの指導を受けた薬剤師Aは今回のアセタゾラミドは適応外処方であることを理解し，そのうえで処方医に疑義照会を行い，「適応外処方であること」の確認を取ろうとした。しかし，処方医に電話をすると「外来中にそのようなことでわざわざ電話をかけてこないでくれ！」と怒鳴られてしまった。

再び薬剤師Aは途方に暮れることになってしまった。

【4】疑義照会

疑義照会をする際に注意することに関しては，本書ですでに述べられているためそちらも参考にしてほしい。

疑義照会のポイントは，多くの医師が基本的に適応外処方であることを理解して処方を行っているということをあらかじめ念頭に置いておくことである。その点を意識しておけば，

「○○○の量は添付文書上，もっと少ないのですが？」

「患者さんが今回説明を受けた疾患名は，○○○の適応疾患ではないようなのですが？」

という聞き方ではなく，

「適応外処方として処方されているとは思ってはいるのですが，念のために確認です」というような前置きが自然にできるのではないだろうか。

門前薬局などでは意識して見ていれば，病院ごとに各医師がどのような処方をすることが多いのかという特徴を把握することは可能であろう。また，できれば日々病院の医師とコミュニケーションを取る方法を模索し，適応外処方に関してお互いの理解を深めたり，よく行う適応外処方に関しての情報を交換することなどを心がけてみてもよいかもしれない。読者が医師の場合も，薬局・薬剤師と上記のような情報交換ができないか検討してみてほしい。

参考文献

1）社会保険診療報酬支払基金ホームページ（http://www.ssk.or.jp/）
2）厚生労働省：公知申請に係る事前評価が終了した適応外薬の保険適用について（http://www.mhlw.go.jp/bunya/iryouhoken/topics/110202-01.html）
3）高久史麿　監，堀正二　他　編：治療薬ハンドブック 2016，じほう，2016
4）薬剤師の業務支援ソフト（http://www2s.biglobe.ne.jp/~yakujou/）

不適切な組み合わせ・相互作用とその気づき方

【1】はじめに

薬剤において相互作用を理解することは非常に重要ではあるが，同時に非常に困難でもある。なぜなら薬剤はどんどん増えており，さまざまな有害事象が報告されているからである。すべての相互作用を理解することは，不可能といっても過言ではない。

よって，本稿では次の3点を目標に展開する。

①よくある不適切な組み合わせを知る

②臨床的によく相互作用が問題となる薬剤を知る

③薬剤の組み合わせについて調べることができる

そして，臨床医の目線からいかに気づくかを自験例として紹介したい。

【2】よくある不適切な組み合わせとそのメカニズム

薬物相互作用のメカニズムは，大きく2つに分けることができる。薬物動態学的相互作用(pharmacokinetic：PK)と薬物力学的相互作用(pharmacodynamics：PD)の2つである。PKは薬剤同士が，①薬物吸収過程，②薬物代謝過程，③薬物分布過程，④薬物排泄過程の過程で血中濃度が変動することにより，毒性の発現あるいは効果減弱が起こることである。PDは薬物の濃度に影響はしないが作用部位において何らかの相互作用が起こり，作用あるいは副作用の増強や減弱が起こるものである(図1)[1]。臨床的に問題となるのはPKの方が多い。

そのおのおののメカニズムとその代表例を表1に列挙する[2]。

薬物動態学的相互作用
(pharmacokinetic: PK)

A. 薬物動態学的相互作用

併用時（薬物作用の増強）
副作用発現濃度
単独時
薬物濃度
併用時
(薬物作用の減弱)
時間

例1：イトラコナゾールの併用によるトリアゾラムの代謝阻害による血中濃度増大

例2：金属カチオン含有制酸剤の併用によるニューキノロン系抗菌薬の吸収低下による血中濃度低下

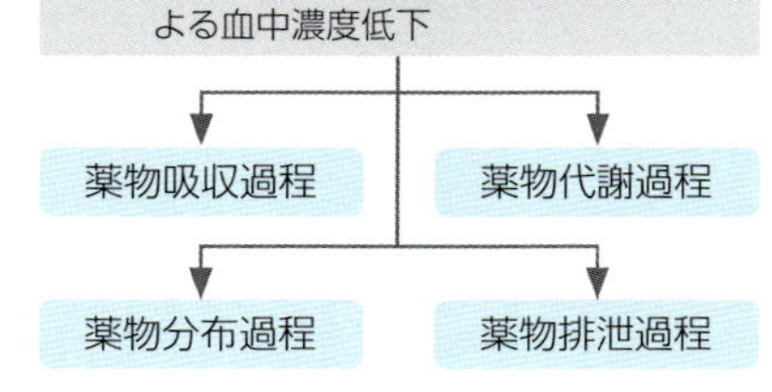

薬物力学的相互作用
(pharmacodynamics: PD)

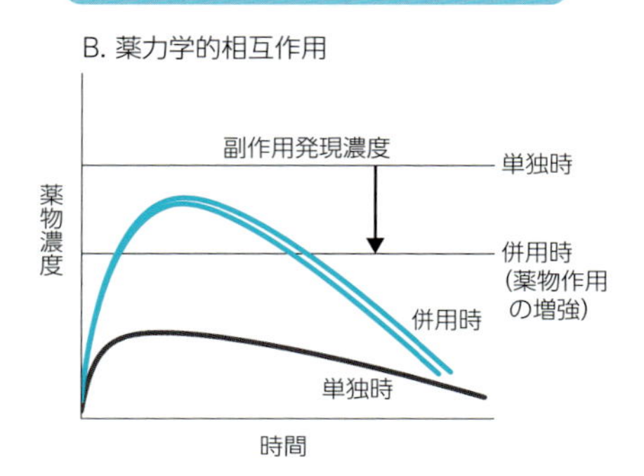

例3：トリアゾラムとエチゾラムの併用による中枢抑制作用の増強

図1 薬物相互作用のメカニズム

〔鈴木洋史　監，大野能之　他　編：これからの薬物相互作用マネジメント～臨床を変えるPISCSの基本と実践～，じほう，2014をもとに作成〕

【3】臨床的によく相互作用が問題となる薬剤

上記の薬剤を網羅的に理解することは困難ではないかと思う。組み合わせで覚えるというよりは，特定の「相互作用をよく引き起こす薬剤」を把握することで日常診療に役立てていることが多い。こういった薬剤も非常に多いため，今回は外来診療などでもよく用いられるような薬剤に限定して紹介する。

筆者の私見ではあるが，WHOの提唱するエッセンシャルドラッグの分類リ

表1 相互作用のメカニズムと代表的な組み合わせ

	相互作用のメカニズム	代表的な組み合わせ
薬物吸収過程	消化管運動変化	アセトアミノフェン+メトクロプラミド
	金属キレート形成	ニューキノロン+金属カチオン
	吸着剤の吸収阻害	クレメジン+ゾニサミド
	CYPの代謝阻害	イトラコナゾール+フェロジピン
	薬物トランスポーターの阻害	クラリスロマイシン+ジゴキシン
	薬物トランスポーターの誘導	リファンピシン+ジゴキシン
	消化管内pHの変化	制酸薬+アゾール系抗真菌薬
薬物代謝過程	CYPの代謝阻害	シンバスタチン+イトラコナゾール
	CYPの代謝誘導	テオフィリン+フェニトイン
	抱合阻害	プロベネシド+ジドブジン
	Dihydropyrimidine dehydrogenase阻害	ソリブジン+5-フルオロウラシル
薬物分布過程	血漿蛋白結合	アスピリン+テノキシカム
薬物排泄過程	再吸収促進	炭酸リチウム+クロロチアジアジド
	薬物トランスポーターの阻害	メトトレキサート+プロベネシド

〔藤秀人　他：薬物間相互作用総論—蓄積される最新情報—. 臨床薬理, 38 (1)：3-7, 2007をもとに作成〕

スト[3]より以下の薬剤などが重要と考える（表2）。

【4】薬剤の組み合わせについて調べる方法

読者には，ぜひTED talk（ネットを通じて行われている動画アーカイブの無料配信プロジェクト）で登場したスタンフォード大学教授のラス・オルトマンがプレゼンテーションした「薬を併用したときに何が起きるか？」というビデオ[9]を見ていただきたい。ここでも紹介されているが，1つの薬剤の副作用は

表2 相互作用に要注意のエッセンシャルドラッグ

鎮痛薬・NSAIDs・DMARDs		
麻薬	オキシコドン	CYP3A4や2D6が代謝に関与しており，アゾール系抗真菌薬やグレープフルーツジュースで血中濃度上昇が報告されている[4, 5]
抗リウマチ薬	メトトレキセート	NSAIDsとの併用で腎排泄が阻害される可能性があり，種々の抗生剤との併用においても濃度上昇や重篤な副作用が報告されている[6]
抗けいれん薬・抗てんかん薬		
抗てんかん薬	フェニトイン・フェノバルビタール・カルバマゼピン・バルプロ酸など	CYPやUDP－グルクロノシルトランスフェラーゼの強力な誘導体であり，多数の薬剤と影響がある。
抗感染症薬		
抗真菌薬	トリアゾール系	CYP3A4阻害効果が強く，多くの薬剤の体内動態に影響を与える
血液および造血器系に作用する薬		
凝固線溶系薬	ワルファリン	さまざまな薬剤との相互作用が報告されている。CYP2C9を誘導・阻害する薬剤（表3）は特に注意が必要[8]。また抗菌薬との併用でVit K代謝に影響が出ることも多い
	新規経口抗凝固薬	ダビガトランはP－糖蛋白阻害薬との併用は注意が必要 禁忌：イトラコナゾール 注意：アミロダロン，タクロリムス，シクロスポリンなど
心血管系に作用する薬		
抗不整脈薬	ジゴキシン	P－糖蛋白阻害薬で血中濃度が上昇しやすい
脂質異常症治療薬	スタチン	スタチンの多くはCYP3A4で代謝されることが多く，アゾール系抗真菌薬・シクロスポリンとの併用が一部スタチンで禁忌・注意となっている
消化器系に作用する薬		
潰瘍治療薬	プロトンポンプ阻害薬	消化管内pHを低下させるため，吸収阻害されることがある（詳細はp.151参照）
精神科領域の薬	ベンゾジアゼピン非ベンゾジアゼピン系	トリアゾラム，ゾピクロン，ブロチゾラムなどはCYP3A4で代謝を受けることが多く，アゾール系抗真菌薬やマクロライド系抗菌薬などにより血中濃度上昇することが報告されている[7]
呼吸器系に作用する薬	テオフィリン	CYP1A2などのCYPの影響で血中濃度の上昇を起こすことがある

表3 CYP2C9の阻害薬と誘導薬

CYP2C9の阻害薬	CYP2C9の誘導薬
フルオロウラシル系抗腫瘍薬 アゾール系抗真菌薬：ミコナゾール，フルコナゾール サルファ剤：スルファフェナゾール 抗不整脈薬：アミオダロン 高尿酸血腫治療薬：ブコローム，ベンズブロマロン	リファマイシン系抗酸菌薬：リファンピシン 抗てんかん薬：フェノバルビタール，フェニトイン，カルバマゼピン 制吐薬：アプレピタント

〔杉山雄一　他：薬物動態の変化に伴う薬物相互作用．PharmaTribune，2015年4月号（Web公開2015年12月15日，https://ptweb.jp/article/drug-interactions/drug-drug-interactions/）をもとに作成〕

詳しく調べられているが，併用した時の影響は調べられていない。今も思ってもないような組み合わせで新たな合併症が見つかっている。上記のように，よくある組み合わせであったり，多数の相互作用が報告されている薬剤であった場合，相互作用の存在に気づくことはそこまで難しくないが，それ以外の場合は非常に困難である。その場合，どうすればよいのか。明確な答えはおそらく存在しないと思うが，その手助けとなりうるツールを表4に紹介する。

【5】臨床医からの目線

薬物相互作用に気づく方法は，上記のように網羅的に相互作用を理解する，「相互作用をよく引き起こす薬剤」を把握する，といった方法が主流であると思う。しかし，それらでもわからない相互作用は数多く存在する。その場合，筆者としては以下の3点からアプローチを行う。

❶ 本人・家族に気になる薬がないかを聞いてみる

実際に正しくないこともよくあるが，この方法によって意外に患者から多くの情報を提供されることがある。

❷ お薬手帳を確認する

時系列で他院の薬剤の情報を知るのに良い方法である。お薬手帳がなければ他院に薬剤歴を問い合わせるしかない。時系列を確認したうえで，副作用と思

表4 手助けとなるツール一覧

添付文書	国内の医薬品添付文書	医薬品医療機器総合機構（PMDA）のウェブサイト[10]から最新の添付文書を入手できる。相互作用の網羅性には限界があり，アップデートも各販売元に任されている。
	海外の添付文書	米国の添付文書には相互作用のカテゴリー化がされており，メカニズムも詳細に記載されている[11]。
ウェブサイト（国内）	医薬品リスク管理計画	2013年からPMDAが導入した医薬品に対する開発から市販後まで一貫したリスク管理を行う。「重要な特定されたリスク」だけでなく，「重要な潜在的なリスク」といった添付文書に記載されないような情報もアップデートされる[12]。
ウェブサイト（海外）	Uptodate Medscape WebMD	いずれも英語圏でよく使用されている医療系ウェブサイトが提供する薬物相互作用をチェックするページがある。わが国のみで流通している薬剤は検索できない。
アプリ（国内）	うっかりお薬チェッカ相互作用	株式会社システムヨシイが提供しているアプリ。相互作用を発見する仕組みの記載はないが，わが国で流通している薬剤を多く検索できる。
アプリ（海外）	Epocrates	海外でよく使用されている医療系アプリ。わが国のみで流通している薬剤は検索できない。

われる症状が出現した時期と照会することによって原因検索を行うことができることもある。

❸ 可能な限り減薬して様子をみる

何が原因であったかはわからないが，必要十分な薬剤だけを提供し，有害な相互作用が出現していなければ，原因薬剤がわからなくてもよいと考える。

しかし，このような方法は有害事象があって初めて臨床医が考えるアプローチである。効果の減弱などは患者も臨床医もおよそ気づかない可能性が高い。上記のような臨床医からの目線と，薬剤師によるPISCSなどのシステム[1]を駆使した多方向的なアプローチが必要と考える。

参考文献

1) 鈴木洋史　監，大野能之　他　編：これからの薬物相互作用マネジメント～臨床を変える PISCS の基本と実践～，じほう，2014
2) 藤秀人　他：薬物間相互作用総論―蓄積される最新情報―．臨床薬理，38（1）：3-7，2007
3) WHO Model List of Essential Medicines 19th List（April 2015）（http://www.who.int/medicines/publications/essentialmedicines/EML_2015_FINAL_amended_NOV2015.pdf?ua=1）（2016/6/1 アクセス）
4) Hagelberg NM, et al.：Voriconazole drastically increases exposure to oral oxycodone. Eur J Clin Pharmacol, 65（3）：263-271, 2009
5) Nieminen TH, et al.：Grapefruit juice enhances the exposure to oral oxycodone. Basic Clin Pharmacol Toxicol, 107（4）：782-788, 2010
6) Levêque D, et al.：Pharmacokinetic drug-drug interactions with methotrexate in oncology. Expert Rev Clin Pharmacol, 4（6）：743-750, 2011
7) Varhe A, et al.：Oral triazolam is potentially hazardous to patients receiving systemic antimycotics ketoconazole or itraconazole. Clin Pharmacol Ther, 56（6 Pt 1）：601-607, 1994
8) 杉山雄一　他：薬物動態の変化に伴う薬物相互作用．PharmaTribune, 2015 年 4 月号（Web 公開 2015 年 12 月 15 日）（https://ptweb.jp/article/drug-interactions/drug-drug-interactions/）（2016/6/1 アクセス）
9) TED　ラス・オルトマン：薬を併用したときに何が起きるか？（https://www.ted.com/talks/russ_altman_what_really_happens_when_you_mix_medications?language=ja）（2016/6/1 アクセス）
10) 医薬品医療機器総合機構ホームページ（https://www.pmda.go.jp/）（2016/6/1 アクセス）
11) U.S. Food and Drug Administration：Drugs@FDA（https://www.accessdata.fda.gov/scripts/cder/drugsatfda/）（2016/6/1 アクセス）
12) 医薬品リスク管理計画（https://www.pmda.go.jp/safety/info-services/drugs/items-information/rmp/0002.html）

Prescribing Cascade「処方の連鎖」の見つけ方
～処方が引き起こす負の連鎖を断ち切る～

【1】“Prescribing Cascade”とは

“Prescribing Cascade”とは，薬剤有害反応による症状が新たな医学的プロブレムと誤認され，その治療として他の薬剤が処方されることを指す[1)]。わが国では「処方カスケード」,「処方のカスケード」という訳が散見されるが，本稿では薬剤処方と薬剤有害反応が引き起こす「処方の連鎖」と訳すことにする。

当然，処方の連鎖はポリファーマシーの引き金になるが，その認識さえあれば容易に介入することができるので，高齢者医療に関わる全医療者は処方の連鎖を理解し認識しなければならない。また薬剤師は，定期外来ごとに処方の数や種類が増えていく患者に遭遇した場合に，「処方の連鎖が生じていないか」という目で処方箋や患者の「お薬手帳」のチェックを心がけるようにしたい。

症例 1

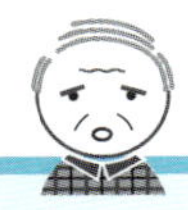

認知症のある80歳男性のAさんが，半年前から「めまい」があり，繰り返す転倒を主訴に外来を受診した。

1年前までは，高血圧と軽度認知症などでかかりつけ医を定期受診し，薬剤を処方されていた（図1）。当院受診1年前から，下肢の浮腫を認めるようになった。かかりつけ医からラシックス（フロセミド；ループ利尿薬）を処方された。しかし，浮腫は全く軽快せず残存した。それから3カ月後に受診した時，頻尿症状を訴えたため，かかりつけ医は前立腺肥大の症状としてハルナール（タムスロシン；αブロッ

お薬手帳（1年前）		お薬手帳（初診時）
●アダラート（ニフェジピン） ●アリセプト（ドネペジル） ●ガスター（ファモチジン） ●マグラックス（酸化マグネシウム） ●ガスモチン（モサプリド） ●マイスリー（ゾルピデム）	▶	●アダラート（ニフェジピン） ●アリセプト（ドネペジル） ●ガスター（ファモチジン） ●マグラックス（酸化マグネシウム） ●ガスモチン（モサプリド） ●マイスリー（ゾルピデム） ●ラシックス（フロセミド） ●ハルナール（タムスロシン） ●メリスロン（ベタヒスチン）

図1 お薬手帳の比較

カー）を処方した。その前後から浮動性のめまい感があり，時折転倒することが多くなった。次の受診の際に，かかりつけ医はめまいに対してメリスロン（ベタヒスチン）を処方したが，めまい感は改善せず，徐々に転倒を頻回に繰り返すようになってきた。もともと元気に家の周りを散歩することもできていたＡさんの日常生活レベル（ADL）は日増しに低下し，トイレまでの歩行も困難な状態になっていた。家族は心配して，当科外来を受診した。

診察の結果，臥位で血圧が125/80mmHgであるが，立位２分後には102/60mmHgと血圧が20mmHg以上低下することがわかった。Ａさんの訴える「めまい」は起立性低血圧の症状であった。起立性低血圧を起こす原因として，消化管出血や脱水症などによる血管内ボリュームの低下，パーキンソン病や糖尿病などの神経疾患による自律神経障害が挙げられる。それに加えて高齢者の場合に考えなければならない原因は薬剤である。医師は，Ａさんのお薬手帳を見返して，起立性低血圧を生じさせる薬剤がないか調べてみたところ，ハルナールとラシックスを内服していることがわかった。ハルナールはαブロッカーであり，血管拡張作用があるため起立性低血圧を来す。また，ラシックスは利尿薬のため血管内ボリュームが低下し起立性低血圧を来す。これらの薬剤によって起立性低血圧を来し，めまい感を生じて転倒を繰りかえしていると判断した。

医師は，「めまい」の原因は，起立性低血圧であることを本人と家族に伝え，それらの薬剤を休薬してみることを提案し，了承を得た。2週間後の再診で，Aさんは「めまいはしなくなったよ」とうれしそうに医師に告げた。「でもね，私の一番の悩みはね，1年前から続いているこの足のむくみなんですよ」

もともと浮腫に対してラシックスが加えられ，そこから始まった処方の連鎖によってAさんのADLは低下していた。では，浮腫の原因は何か。医師はもう一度お薬手帳を見返してみて，カルシウム拮抗薬が使用されていることに気がついた。カルシウム拮抗薬の薬剤有害反応によって浮腫が生じたと判断し，医師はAさんの了承を得てカルシウム拮抗薬からアンジオテンシンⅡ受容体拮抗薬に変更したところ，その後浮腫は軽快した。

さらに，ベンゾジアゼピン系睡眠薬の使用もめまい感の一因であった可能性があり，今後生じうる処方の連鎖の原因薬になる可能性を考えて，ロゼレム（ラメルテオン）に変更し，ガスター（ファモチジン）やガスモチン（モサプリド）は3年前にアリセプト（ドネペジル）が開始された時に生じた嘔気，食欲不振に対して処方され，そのままに処方され続けていた薬剤と判明したため中止した。その後不眠はなく，食欲不振や嘔気症状の再燃もなかった。最終的にAさんのお薬手帳は表1のようにすっきりしたものとなった。

表1 お薬手帳（現在）

お薬手帳（現在）
●ブロプレス（カンデサルタン）
●アリセプト（ドネペジル）
●マグラックス（酸化マグネシウム）
●ロゼレム（ラメルテオン）

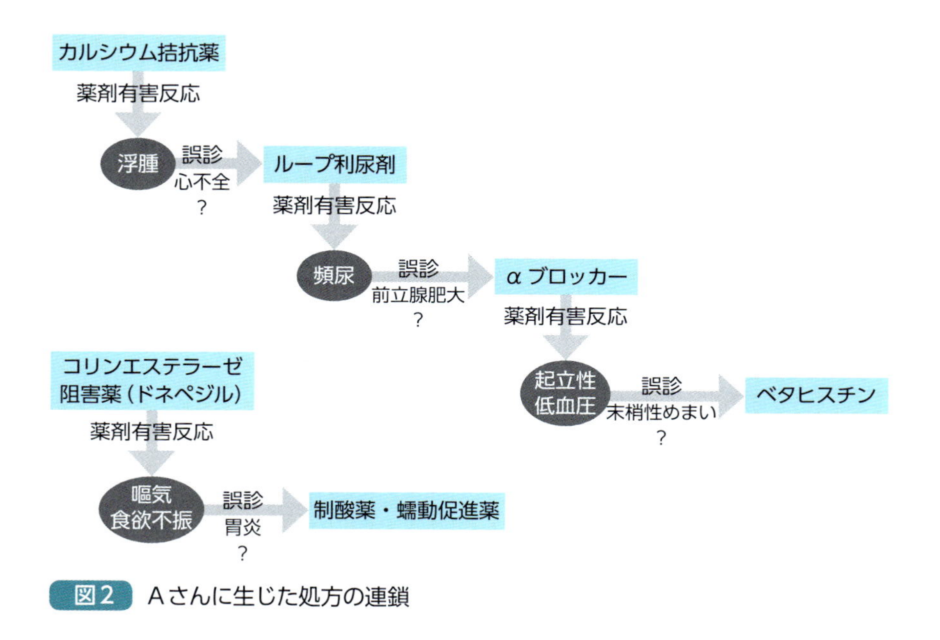

図2 Aさんに生じた処方の連鎖

以上の例のように，薬剤処方とその副作用に対する新たな処方…という負の連鎖が，虚弱高齢者の日常生活動作をますます悪化させることとなった。これがいわゆる処方の連鎖の典型例である。負の連鎖の始まりはカルシウム拮抗薬による浮腫であった。これを心不全による浮腫と誤認したことにより利尿薬が開始され，利尿薬による頻尿を前立腺肥大による頻尿と誤認したことによりαブロッカーが開始され，αブロッカーによる起立性低血圧を末梢性めまいと誤認してメリスロンが処方されたのであった。さらには，アリセプトからの処方の連鎖でガスモチン，ガスターが処方されたままになっていた（図2）。

【2】「処方の連鎖」に陥りやすい処方とその副作用

1990年代から処方の連鎖に関するエビデンスが集積されてきた。例えば抗精神病薬が処方されている高齢患者は，処方されていない患者に比べて，抗パー

表2 代表的な処方の連鎖

薬剤		薬剤有害反応		新たに処方される薬剤
メトクロプラミド 向精神薬	→	錐体外路症状	→	レボドパ/カルビドパ
NSAIDs	→	高血圧	→	降圧薬
コリンエステラーゼ阻害薬	→	尿失禁	→	抗コリン薬
サイアザイド系利尿薬	→	高尿酸血症 痛風	→	高尿酸血症治療薬
ACE阻害薬	→	咳嗽	→	鎮咳薬，抗菌薬
エリスロマイシン	→	不整脈	→	抗不整脈薬
抗痙攣薬	→	皮疹	→	ステロイド軟膏
ジゴキシン，テオフィリン， 経口ステロイド薬，抗菌薬	→	嘔気	→	メトクロプラミド

〔Kalisch LM, et al.: The Prescribing Cascade. Australian Prescriber, 34 (6) : 162–166, 2011を参考に作成〕

キンソン病薬の処方される可能性が有意に高く（調整オッズ比5.4；95％信頼区間，4.8–6.1），またNSAIDsが処方されている高齢患者には降圧薬を処方される可能性が有意に高い（調整オッズ比1.66；1.54–1.80）という報告がなされている[2, 3]。またこれらの薬剤有害反応は用量依存性であり，向精神薬やNSAIDsの用量が増加するにつれて，それぞれ抗パーキンソン病薬，降圧薬が処方される可能性も高くなることが知られている。特に知られている処方の連鎖を表2に示した[4]。

【3】「処方の連鎖」に陥りやすい患者とは

高齢になるほど症状が薬剤有害反応によるものであると認識されず，新たな疾患であると誤認されやすい[1]。また，薬剤有害反応が生じやすい患者であれば，なおさら処方の連鎖の犠牲者となってしまう。多剤薬剤使用，女性，ハイリスク薬剤使用（心血管に作用する薬剤，NSAIDs，抗凝固薬，抗菌薬，抗コリン薬，ベンゾジアゼピン系睡眠薬，向精神薬）の高齢者は要注意である。

【4】やむを得ない処方の連鎖

ポリファーマシーは必要悪であり，適切なポリファーマシーと問題のあるポリファーマシーがあるといわれている[5)]。「処方の連鎖」によって生じるポリファーマシーの大部分は問題のあるポリファーマシーであり，上記のケースはその典型であった。しかし一方で，適切な処方であるがやむを得ず処方の連鎖になってしまうケースもある。例えば，膠原病や血管炎などでステロイド剤を使用する場合である。ステロイド剤による薬物有害反応として消化管潰瘍やカリニ肺炎などの感染症，骨粗鬆症などが存在する。そのため，それぞれの予防薬としてプロトンポンプ阻害薬やST合剤，ビスホスホネート製剤が使用される。また，ステロイド糖尿病を併発すると，糖尿病治療薬が追加されることもある。ステロイド剤は治療にとって不可欠な薬剤であり中止することはできないので，この場合はやむを得ない処方の連鎖といわざるをえない。その他，疼痛緩和に対して麻薬性鎮痛剤を使用する場合も薬物有害反応に対して多種の薬剤が使用されるが中止は困難なため，「やむを得ない処方の連鎖」が生じる。

【5】処方の連鎖を断ち切る方策

■ 処方の連鎖に対する認識

新たな症状の出現した時，薬剤有害反応の可能性ではないのかということを常に考える必要がある。高齢者診療で症状の原因疾患を考える場合，鑑別診断の2番目には常に薬剤性を挙げるように心がける。

■ 少量からの薬剤使用

高齢者の薬剤有害反応の多くは，上記の通り用量依存性であるので，少ない量から使用開始することにより，新たな処方による薬剤有害反応を防ぐことができる。

■ 患者への丁寧な薬剤情報提供

新たな薬剤が処方された時，その処方によって引き起こされる可能性のある薬剤有害反応をわかりやすく丁寧に説明する。これによって，新たな症状が生じた時患者自身がその症状を薬剤有害反応かもしれないと自覚して，処方の連鎖を未然に防ぐことができる。

■ 常に患者の訴えに耳を傾ける

患者が薬剤有害反応に気づいても医療者に報告せずに薬剤をやめていることも多く，そのために医療者は処方の連鎖に気がつかない可能性がある。患者が医療者に報告するかどうかは，医療者が常に患者の訴えに耳を傾ける態度を示しているかにかかっている。良好な医療者・患者関係を保つことが，処方の連鎖を断ち切る方策の1つとなる。

■ 円滑な医薬連携

薬剤師が，処方の連鎖の可能性を認識した場合，疑義照会を通して新たな処方の中止もしくは減量の提案を医師に行い，処方の連鎖を断ち切る必要がある。疑義照会が有効に活用され，薬剤師の意見が医師の薬剤療法に反映されるためには，常日頃から地域の診療所・病院の医師とコミュニケーションをとり，いつでも円滑でスムーズな連携がとれるような環境を整えておくことが非常に重要である。

【6】まとめ

処方の連鎖は，認識さえあれば，防ぐことのできるポリファーマシーの1つである。高齢者医療に携わる全医療者は，処方の連鎖を認識し，リスクの高い患者に注意を払い，患者との良好なコミュニケーションと円滑な医薬連携を通じて，処方の連鎖を断ち切るように心がけたい。

参考文献

1) Rochon PA, et al.: Optimising drug treatment for elderly people: the prescribing cascade. BMJ, 315（7115）: 1096–1099, 1997
2) Avorn J, et al.: Neuroleptic drug exposure and treatment of parkinsonism in the elderly: a case–control study. Am J Med, 99（1）: 48–54, 1995
3) Gurwitz JH, et al.: Initiation of antihypertensive treatment during nonsteroidal anti–inflammatory drug therapy. JAMA, 272（10）: 781–786, 1994
4) Kalisch LM, et al.: The Prescribing Cascade. Australian Prescriber, 34（6）: 162–166, 2011
5) Wise J : Polypharmacy: a necessary evil. BMJ, 347: f7033, 2013

不適切な抗菌薬

【1】不適切な抗菌薬同士の併用

抗菌薬の選択は原則として1剤であり，特に β－ラクタム系から選択することが望ましい。これは β－ラクタム系抗菌薬が最も使用経験が豊富であり安全性に優れるためである。しかし，ときに抗菌薬を併用しなければならないことがある。それは，

①カバーすべき病原微生物が1剤ではカバーできない場合

②シナジー効果を期待して

③耐性出現の抑制のため

以上のいずれかに大別される。①は例えば，市中肺炎の症例で非定型肺炎（マイコプラズマ，クラミドフィラ，レジオネラ）もカバーしなければならない場合などである。このような場合，β－ラクタム系のセフトリアキソンに加えて，マクロライド系のアジスロマイシンなどを併用する。②は例えば，腸球菌による感染性心内膜炎におけるペニシリン系とアミノグリコシド系の併用である。これら2剤を併用することにより，相乗効果が生まれるとされている。③は結核やHIVの治療の際の多剤併用療法の理由となっている。1剤だけでは容易に耐性菌や耐性ウイルスが出現してしまうため，多剤併用することによって耐性出現を抑制するのである。

以上のような理由から，原則としてこれらの目的以外の抗菌薬併用は不適切といえる。筆者が初期研修医の時には「ユナダラ（ユナシンとダラシン：アンピシリン・スルバクタムとクリンダマイシンの併用）」や「チエダラ（チエナムとダラシン：イミペネム・シラスタチンとクリンダマイシンの併用）」などの抗菌薬併用をすることが「通（つう）」とされており，誤嚥性肺炎などに多用され

ていた。当時の医師は「よし，ユナダラでいくか」，「ここはチエダラしかない！」といきがって抗菌薬をオーダーし，看護師にモテようと必死だったのである。これらの抗菌薬併用は誤嚥性肺炎の原因となるグラム陽性菌と嫌気性菌のどちらも二重にカバーしているが，単剤で治療可能であり，全く意味のない併用といえる。

ちなみに，近年では耐性菌に対する抗菌薬併用がトレンドであり，多剤耐性グラム陰性桿菌感染症に対するブレイクポイント・チェッカーボードプレートを用いた2剤併用[1]や，カルバペネマーゼ産生グラム陰性桿菌感染症に対するカルバペネムに他剤を併用する併用療法[2]など，一見すると不適切に見える適切な併用療法もあり，安易に「その併用，調子こいてるんじゃないですか？」とたしなめるのは危険である。

【2】不適切な抗菌薬と他の薬剤との併用

抗菌薬は他の薬剤と併用する際に相互作用のあるものが多い。例えば，リファンピシンは相互作用の王様である。Cytochrome P450 CYP3Aの酵素を誘導することによって，多くの薬物代謝を亢進させる。例を挙げると，ステロイドとリファンピシンを併用するとステロイドの血中濃度は半減するとされている[3]。他にもワーファリン，経口避妊薬，シクロスポリン，イトラコナゾール，ジゴキシン，抗HIV薬のプロテアーゼ阻害薬など多数の薬剤と併用することで相互作用が起こる。これらの相互作用を知ったうえで薬剤投与量を調整し併用することは禁忌ではないが，使用には注意を要する。同様に，アゾール系の抗真菌薬も相互作用のある薬剤が多い。

これ以外にも，カルバペネム系とバルプロ酸を併用することによりバルプロ酸の血中濃度が低下してんかんを誘発すること[4]などが知られている。

わが国でも処方されることの多いニューキノロン系も，他剤との併用に注意が必要である。例えば，NSAIDsとの併用によって痙攣を誘発することがあることは有名である[5]。それ以外にも，テオフィリンと併用するとテオフィリンの血中濃度が上昇することがある[6]。さらにキノロン自体にQT延長を起こす作用があり，他のQT延長を起こしうる薬剤との併用は禁忌である[7]。

【3】不適切な抗菌薬使用

これまでは他の薬剤との併用が不適切な場合について述べてきた。しかし，実際の臨床現場では「本来抗菌薬を使用すべきでない場面で漫然と抗菌薬が処方されている」という不適切な抗菌薬処方の方が圧倒的に多いのである。例えば，ウイルス感染症。かぜに対するセフカペンピボキシル，RSウイルス感染症に対するフロモキセフ，無症候性細菌尿に対するレボフロキサシン……。これらは無効であるばかりか，副作用を起こし有害になりうる治療であり，またコストもかかり，さらには耐性菌の増加にもつながりうる。

細菌感染症であっても，必ずしも抗菌薬は必要ではない。感染症の治療の原則はドレナージであるが，例えば細菌性腸炎は下痢を起こすことで自然に体外へと排出されドレナージされている。このような感染症では，原則として抗菌薬は不要である。

他にも抗菌薬がいらない場面はたくさんあり，そのような状況を正しく認識することが重要である（表1）。

これとは別に，他により適切な抗菌薬があるにもかかわらず，不適切な抗菌

表1 抗菌薬の不要な感染症，なくても自然に治癒する感染症

①ウイルス感染症全般	• 感冒 • RSウイルス感染症 • インフルエンザ
②原則として抗菌薬不要な感染症	• 細菌性気管支炎 • 細菌性腸炎（免疫不全者や重症例を除く） • 急性副鼻腔炎
③抗菌薬を投与しなくても治癒する細菌感染症	• 膀胱炎 • マイコプラズマ気管支炎・肺炎
④そもそも感染症ではない病態	• 無症候性細菌尿

薬が選択されている場面もしばしば見受けられる。例えば，市中での尿路感染症に対するエンピリック治療としてレボフロキサシンなどのキノロン系が選択されていることが非常に多い。しかし，市中の尿路感染症の原因微生物の約8割が大腸菌であること[8]，そしてわが国における大腸菌のキノロン系の感受性（約3割が耐性）[9]を考えると，尿路感染症に対するキノロン系の投与は決して良い選択ではない。適切な抗菌薬の選択には，このように正しい疫学を知っておくことも重要である。

【4】不適切な抗菌薬

最後は抗菌薬そのものが不適切な場合である。ここでは医療界において使うべき場面がそれほど多くは見当たらないであろう抗菌薬についていくつかご紹介したい。

1 経口第3世代セフェム

経口第3世代セフェムは外来で最も多く処方されている抗菌薬の1つであるが，ほとんどの場合が不適切使用である。その理由として，外来で第3世代セフェムを経口で処方しないといけない場面はほとんどないこと，経口第3世代セフェムはほとんど消化管で吸収されずだいたいうんこになること（このため，経口第3世代セフェムの処方を俗に「DU（DIATAI UNKO）処方」と呼ぶ[10]），などが挙げられる。その割にいっちょまえにCDI（*Clostridium difficile*感染症）を起こすことがあるし，血液培養は偽陰性になることもある。多くの場合，経口第3世代セフェムを処方することによるメリットよりもデメリットが上回るのである。

2 経口カルバペネム

経口カルバペネム……。こんな抗菌薬は少なくとも医療界では不要である。カルバペネム系抗菌薬は本来切り札として使用されるべきものであり，外来で治療可能な症例であればそもそもカルバペネムの適応ではない。すなわち，「経口カルバペネム」という存在そのものが「清楚系AV女優」のような矛盾を抱えている抗菌薬なのである[11]。カルバペネムを使用しないといけないような症例は入院のうえ，経静脈的に抗菌薬を投与すべきである。しいて経口カルバペネムを使用しなければいけない場面があるとすれば，ESBL産生菌感染症などカルバペネム以外の選択肢がない症例で内服にスイッチする場合などが挙げられるが，多くの場合は他の経口抗菌薬でも代替可能である。

3 セフォペラゾン/スルバクタム

もうこれもジェネリックが出ているから言ってしまってよいだろう。セフォペラゾン/スルバクタムは胆囊炎をはじめとした腹腔内抗菌薬に使われることの多い抗菌薬であるが，セフォペラゾンとスルバクタムの配合比の設定が不適切なために本来の有効成分であるセフォペラゾンが十分量に投与されず，十分な治療効果が見込めない抗菌薬である。例えば，セフォペラゾン/スルバクタムを1g，1日2回投与してもセフォペラゾンは1日に1gしか投与されていないことになる。「胆道移行性が良い」という売り文句も，どこに効果があるのか不明である。それよりは，同じスルバクタム配合薬であるアンピシリン/スルバクタムを十分量投与した方が腸内細菌科と嫌気性菌が関与することの多い胆囊炎には適切であるといえる。

まだまだ不要と思われる抗菌薬はあるが，選択するのは医師であり，不要な抗菌薬の糾弾よりも医師の抗菌薬の適正使用を推進することがより重要であることを最後に強調しておきたい。

参考文献

1) Tateda K, et al.: 'Break-point Checkerboard Plate' for screening of appropriate antibiotic combinations against multidrug-resistant Pseudomonas aeruginosa. Scand J Infect Dis, 38（4）：268-272, 2006
2) Kaye KS, et al.: Infections Caused by Resistant Gram-Negative Bacteria: Epidemiology and Management. Pharmacotherapy, 35（10）：949-962, 2015
3) Baciewicz AM, et al.: Update on rifampin and rifabutin drug interactions. Am J Med Sci, 335（2）：126-136, 2008

4) Wu CC, et al.: The effect of different carbapenem antibiotics (ertapenem, imipenem/cilastatin and meropenem) on serum valproic acid concentrations. Ther Drug Monit. 2016 Jun 15. [Epub ahead of print]
5) Kim J, et al.: Quantitative comparison of the convulsive activity of combinations of twelve fluoroquinolones with five nonsteroidal antiinflammatory agents. Drug Metab Pharmacokinet, 24 (2) : 167-174, 2009
6) Robson RA : The effects of quinolones on xanthine pharmacokinetics. Am J Med, 92 (4A) : 22S-25S, 1992
7) Ball P : Quinolone-induced QT interval prolongation: a not-so-unexpected class effect. J Antimicrob Chemother, 45 (5) : 557-559, 2000
8) Czaja CA, et al.: Population-based epidemiologic analysis of acute pyelonephritis. Clin Infect Dis, 45 (3) : 273-280, 2007
9) Ishikawa K, et al.: Japanese nationwide surveillance in 2011 of antibacterial susceptibility patterns of clinical isolates from complicated urinary tract infection cases. J Infect Chemother, 21 (9) : 623-633, 2015
10) 忽那賢志：忽那賢志の「感染症相談室」「だいたいウンコになる」抗菌薬にご用心！. 日経メディカルＡナーシング，2015年12月14日 (http://medical.nikkeibp.co.jp/leaf/mem/pub/anursing/kutsuna/201512/545029.html)
11) 忽那賢志：使ってはいけない！抗菌薬，なくてもよいのではないか？という抗菌薬―「処方を憎んでクスリを憎まず」．総合診療，26 (6)：478-480，2016

ステロイド投与患者においての注意点

【1】はじめに

副腎皮質ステロイド剤（以下，ステロイド）は使わないで済んだらその方がよい，というのは医療界全体の共通認識であるといってよいだろう（特に全身投与において）。だが，ステロイドが治療の第1選択になる疾患も多くあり，また臨床においては第1選択ではなくともほかの選択肢がない場合や無効の場

表1 ステロイドの副作用

筋骨格系	• 骨粗鬆症・脆弱性骨折 • 筋萎縮*	• 骨壊死*
代謝，ホルモン	• 高血糖，糖尿病 • 体重増加 • 浮腫†	• 脂質異常 • 性ホルモン産生の低下 • 医原性Cushing症候群
心血管系	• 心血管イベントの増加* • 高血圧*	• 動脈硬化
消化器	• 上部消化管潰瘍‡	
眼科領域	• 白内障	• 緑内障*
〈皮膚，審美的要素〉	• 座瘡 • 紫斑 • 多毛	• 皮膚萎縮 • 創傷治癒遅延 • 脱毛
その他	• 感染症リスクの増加	• ステロイド精神病*

*：主にステロイド使用が高用量の際に問題となる副作用
†：使用するステロイド薬の鉱質コルチコイド作用の程度により変化するとされている
‡：後述にあるように，ステロイド薬単剤でリスクとなるかは議論が分かれている

〔Da Silva JA, et al.: Safety of low dose glucocorticoid treatment in rheumatoid arthritis: published evidence and prospective trial data. Ann Rheum Dis, 65 (3) : 285-293, 2006 を参考に作成〕

合には有用性を実感する場面も多く，実際にはステロイドの持つ副作用を考えながら，患者に応じた適切なリスク評価と減量，中止のタイミングを図っているのが実状である（表1）。

しかしながら，限られた外来の時間内でこのような多彩な副作用リスクを持つステロイドに対し，適切なアセスメントを行うためには医師のみでは限界がある。そこに，薬剤師をはじめとしたコメディカルスタッフからのバックアップがあることがどんなに頼もしいことか，と筆者は日々感じている。

そこで今回は症例を通じて，よく見かける疾患に対しステロイド薬の内服が選択される場面での注意点や適切な投与について具体例から考えてみる。また，薬剤師の皆さんに向け，処方医師へのフィードバックも具体的に挙げてみたので参考になれば幸いである（なお，以下で述べられる「ステロイド」とは，種類を問わず一般的なステロイドの内服を想起している）。

【2】症例で考える「適切性」，「リスクとベネフィット」

症例 ❶

かかりつけ薬局で働くあなたに今回患者より相談があった。

70歳の女性。A整形外科にて1年前に関節リウマチと診断，プレドニゾロン（PSL）10mg/日＋ロキソニン定期内服で治療開始となり，その後メトトレキサート（MTX）を導入。MTXは著効し，半年前からMTX 8mg/週＋PSL 5mg/日で処方は変わらずであった。時々運動時の痛みはあり，ロキソニン頓用で使用するよう処方されている。

「先生には言えないんだけど，ステロイドをずっと飲むといろいろ悪いことがあると最近テレビでやっていて，不安になったんです。大丈夫でしょうか？」

リウマチのコントロールは良好だと本人は聞いており，腎障害や肺病変の指摘は今のところないと本人は言っている。

この症例で介入できる点を挙げてみたいと思うが，前述のdeprescribing cascadeを意識して考えるには，処方の「適切性」と「リスクとベネフィット」を把握していないとうまく介入点を見つけられないことがわかる。

そこで，まず以下の3つの点について考えてみる。

1 この患者の関節リウマチの治療は適切か？

担当薬局の薬剤師が普段医師の治療の妥当性について評価する，というのはなかなかないかもしれないが，薬剤の適切，不適切投与を評価するうえでは避けて通れない。よって，まずこの患者の関節リウマチの治療が適切かどうか検証してみる。

現在，日本リウマチ学会，米国リウマチ学会，ヨーロッパリウマチ学会のいずれでもMTXは関節リウマチの“アンカードラッグ”としての地位を確立しており，重度の腎機能障害，肝機能障害，肺病変があるなどの懸念事項や禁忌がなければ，すべての症例で推奨されている[2〜4]。本症例では関節リウマチの治療としてMTXを使用していることは，とても“適切な治療”といえる。副作用軽減のために葉酸を内服させることも多いが，一般にMTXの用量が8mg/週以上の内服となる場合や肝機能障害が疑われる例以外では必須ではない[4]。

一方で，半年前から発症当初の関節の腫れや痛みをとるために導入したと思われるステロイドが減量されず維持処方されている点がひっかかるのである。

そこで，次の疑問点に移る。

2 関節リウマチにおいて，少量のステロイド内服治療は推奨されるのか？

世界的に最も広く認知されている米国リウマチ学会とヨーロッパリウマチ学会の関節リウマチの治療ガイドラインを見てみると，

「抗リウマチ薬を使用中に関節炎をコントロールできない場合には短期間のステロイド使用を考慮するが，できるだけ少量にとどめ短期間での使用が望ましい」[1)]

「少量のステロイドは発症早期（6カ月以内）の初期治療として（他の抗リウマチ薬との併用を前提として）考慮してもよいが，臨床的に改善が見られた場合はできるだけ早く減量，中止を検討するべき」[3)]

とある。実際このガイドライン通り，ほとんどの関節リウマチを診療している医師もステロイドは使用するのであればできるだけ早期に少量のみ使用し，早々に切り上げたいと思って治療している（はずである）。

3 では，この症例ではなぜステロイドを減量できていないのか？

もしも，患者の疾患が十分にコントロールできていないのであれば，もしかすると処方医はMTX増量や他の抗リウマチ薬の併用を躊躇しているのかもしれない。実は，MTXは1999年にわが国で治療薬と承認されてから長年にわたり8mg/週以下の使用に制限されていた[5)]。この用量は欧米に比較し明らかに低用量であり，MTXの有効性は用量依存的であることから，欧米では最大25mg/週まで認められているにもかかわらず，わが国ではなかなか高用量投与が承認されなかった。2011年になり，ようやく16mg/週までの増量が認められ多くの患者がこの恩恵を受けているが，筆者のもとへ紹介される患者の中には副作用は特に出ていなくとも十分量のMTXが投与されていない患者もおり，この増量認可の周知徹底はされていないのかもしれないと考えている。また，副作用への強い懸念から増量を躊躇されていた症例も存在する。このような場合，「MTXの高用量投与が2011年からは承認され保険適応となっており，肝機能，腎機能，呼吸器症状など注意しながらであれば安全に増量できること」を情報提供することで，ほかの消炎鎮痛薬やステロイド薬の減量ができるかもしれない。

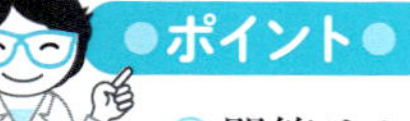

●ポイント●

- 関節リウマチの治療の際にステロイドは併用薬としてよく用いられるが，ほかの抗リウマチ薬をうまく使いながらできるだけ減量するべきという見解が一般的である。
- この症例においてはMTXの薬剤情報提供を行うことでPSL減量ができるかもしれない。

◉介入するためには，患者の関節リウマチのコントロールやPSLを減量できない理由があるのかを確認する必要がある。

以上を踏まえて，考えうる以下の4通りに対しての具体的な介入を考える。

関節リウマチのコントロールが良好な場合

❶ ステロイドを減量できない理由が特にない場合

ステロイド減量が推奨される状況であり，患者も希望していることをさりげなく情報提供する（注：上手に医師に伝える方法については第5章を参照いただきたい）。

❷ ステロイドを減量できない理由がある場合

- 過去に減らしてコントロールが悪くなったことがあるから，という理由であれば担当医にMTXが増量できない理由など聴いたうえで，増量できない理由がなければ，前述の情報提供（と増量の提案）を行う。
- 患者側の減量への「不安」がメインなのであれば，ステロイドの長期投与がどのような健康被害のリスク増加となるのかという患者への情報提供をしてよいか担当医の同意を得て，患者へ説明，次回医師と相談してもらうよう伝える。

関節リウマチのコントロールが不良でステロイド減量ができない場合

前述のMTXやほかのDMARDsの薬剤情報提供を担当医が望めば行う（ただしこの場合の多くは専門医に紹介されると思われる）。

注意点：ステロイドの急速減量に伴う急性副腎不全に注意！

最後に，あなたのアドバイスの甲斐あってステロイドを減量することになった場合の急速な減量や中止には注意したい。ステロイドの急激な休薬や怠薬は重篤な副腎不全を起こす危険性があり，このことはほとんどの医師，薬剤師には周知の事実だが，少量のステロイドを使用する疾患の場合にそのリスクを低く見積もられがちなところがある。個人的にはプレドニゾロン換算で5mg/日以上を内服している方，さらに少量でも2週間以上の内服をしている方には，副腎不全の症状を説明したうえで少量ずつ漸減する計画を提案している。

症例 ❷

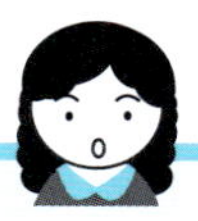

35歳の女性

近くのB内科クリニックで全身性エリテマトーデスと診断され，関節痛と皮疹に対しPSL 15mg/日を開始したところ改善。その後，徐々にPSLは減量され7mg/日まで減量されたが，その後は担当医から「これ以上減らすと再発する懸念が強いため減量できない」と言われたという。

今回，処方薬を取りに来られた際に「2カ月前からどうも胃の調子が少し悪くて…先生は忙しそうだからあんまり言えないし，気にしすぎかなと思ってるんですけど…」。よくよく聞いてみると，A整形外科で慢性腰痛に対しロキソニン＋ムコスタ（レバミピド）を頓用処方されているが，1日に1回は内服しているという。内科の先生には話しておらず，自身で購入した市販の胃薬を内服しているようだが，B内科クリニックからは胃粘膜保護薬や消化性潰瘍の治療・予防薬は処方されていない。

ステロイドの長期投与に伴う副作用は前述のように多岐にわたるため，ここでは特にこの症例で問題となりそうな消化性潰瘍の発症リスクと骨粗鬆症・脆弱性骨折の発症リスクについて検討してみよう。

4 消化性潰瘍

ステロイド内服は単独で消化性潰瘍の発症リスクを上昇させるのか，についてはさまざまな結果が出ており明確な結論は出ていないが，非ステロイド性消炎鎮痛薬（NSAIDs）と併用した場合は明らかにそのリスクを上昇させることがわかっている(どちらも飲んでない人と比べ12倍以上!)[9]。

では,数ある消化性潰瘍治療薬の中でどの薬剤が最も予防効果が高いのか?ご存知の方が大半だろうが,プロトンポンプ阻害薬(PPI)が最も汎用されており,またその有効性も確立しているため基本的には第1選択薬となる[6]。PPI以外の薬剤では,ミソプロストール(サイトテック)も有用だが,妊婦には禁忌の薬剤であり下痢などの副作用がときに問題となる(ただし,下痢については用量依存性があるようで減量により改善できるかもしれない[7])。H_2受容体拮抗薬についてはっきりとした効果を実証した研究は少なく,システマティックレビューをみても明らかにPPIと比較し予防効果は劣り,ミソプロストールとも有意な差は見い出せていない[6, 8]。

また,予防薬を追加しない場合,どうしてもNSAIDsが必要な症例の場合はCOX2阻害薬への切り替えも有効である[9]。

では,この症例でも使用されているレバミピド(ムコスタ)は果たして消化性潰瘍を予防する効果があるのか? 結果から言うと信頼性の高い研究はなく,その有効性については前述の薬剤たちに比較するとはるかに"怪しく"なってしまう。わが国でレバミピドの消化性潰瘍の予防効果について報告した研究がいくつかあるが,いずれも定期内服での予防効果を検証した研究ばかりで頓用での予防効果を示したものはない。本症例のように,はっきりと消化器症状を訴える患者には不適切な投与の可能性が高い。

5 骨粗鬆症・脆弱性骨折

ステロイドと骨粗鬆症・脆弱性骨折との関連を示した報告は多数あるが,ステロイド骨粗鬆症の進行の予防にはどのくらいステロイドを減量すればよいのか,という決まった見解はいまだない。だが,ステロイドは骨密度だけでなく「骨質」を低下させるともいわれており,現状では「少なければ少ない(ゼロに近づける)ほどよい」ということは共通認識だと筆者は考えている。2000年に英国で行われた観察研究では,ステロイド投与群全体で脆弱性骨折の発症リスクは増加しており,大腿骨頸部骨折の発症リスクでみると2.5~7.5mgの内服群で177%の相対リスク増加,7.5mg以上の内服群では227%の相対リスク増加(つまり2倍以上骨折しやすいということ)を認めている[10]。

では，ステロイドがどうしても減量・中止が難しい場合，骨粗鬆症・脆弱性骨折の発症リスクをどのように評価し薬物介入を考えたらよいか？　2014年に改訂された日本骨代謝学会のガイドライン[11]では，スコア化によるリスクの層別化と治療介入の対象が非常に明確になっているため，医師以外のコメディカルスタッフにも理解しやすい内容となっている。例えばこの症例の場合は，3カ月以上ステロイドを使用する予定と考えて，既存骨折がないと仮定すると，年齢＜50歳(0点)，ステロイド投与量5～7.5mg(1点)＝計1点であり，骨密度で異常(％YAM＜70％)がなければ治療薬の絶対適応とはならない，といった具合である(どのような治療介入が望ましいかについては紙幅の都合もあり，本書では割愛させていただく)。

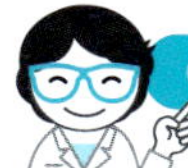

ポイント

消化性潰瘍に関して

- ステロイド単独で消化性潰瘍の発症リスクになるかは見解が分かれているが，NSAIDsとの併用ではその発症リスクはかなり高くなる。
- 予防薬として第1選択はPPIである。ミソプロストールも予防効果は確認されているが，消化器症状などの副作用も多い。H_2受容体拮抗薬やレバミピドの予防効果については，上記薬剤に比較すると確立されていない。
- ほかのNSAIDsに比較し，COX2阻害薬の方が消化器系の副作用は少ない。

骨粗鬆症に関して

- ステロイド投与により骨粗鬆症・脆弱性の発症リスクは上昇する(その投与量に問わず)ことが明らかになっている。

◉わが国の骨粗鬆症のガイドライン（2014年改訂版）はスコアをつけることでリスクの程度と治療が推奨されるかどうかがわかり，医師以外のコメディカルスタッフにも理解しやすい。

以上から次のような介入が考えられる。

- 患者より消化器症状の訴えがあったことを報告し，
- 「PPIやH_2 blockerにも潜在的なポリファーマシーの要素はあるが，ムコスタ頓用からの切り替えを考慮してもよい状況だと考えているがどうだろうか？」と伺ってみる。
- （ステロイド継続予定について伺ってから）副作用についての患者指導を薬剤師より行ってよいか確認する。

【3】おわりに

「このような情報提供や疑義照会は薬剤師の越権行為では」と思われる方もおられるかもしれないが，筆者はそうは思わない。

冒頭でも述べたようにステロイドはさまざまな疾患に対し用いられるが，中でも関節リウマチを含む膠原病に対し使用される場合は長期に必要となることも多く，副作用が問題になりやすい。だが，膠原病の診療を行う医師は決して多くなく，そのような医師は上記のような方を大量に抱えていることも多いため，どうしても「痒いところに手が届かない」ことも多い（筆者もその1人であり日々反省している）。そこに薬剤師のバックアップがあればどれだけ助かるだろうか。薬剤師の忙しい業務の中で上記のような細やかな配慮を行うのも相当な負担だと思われるが，1人でもよいので上記のような提案をしていただけたなら，担当医師はきっとあなたのアドバイスに感謝することだろう。

参考文献

1) Da Silva JA, et al.: Safety of low dose glucocorticoid treatment in rheumatoid arthritis: published evidence and prospective trial data. Ann Rheum Dis, 65（3）: 285–293, 2006
2) Singh JA, et al.: 2015 American College of Rheumatology Guideline for the Treatment of Rheumatoid Arthritis. Arthritis Rheumatol, 68（1）: 1–26, 2016
3) Smolen JS, et al.: EULAR recommendations for the management of rheumatoid arthritis with synthetic and biological disease–modifying antirheumatic drugs: 2013 update. Ann Rheum Dis, 73（3）: 492–509, 2014
4) 日本リウマチ学会 MTX 診療ガイドライン策定小委員会　編：関節リウマチ治療におけるメトトレキサート（MTX）診療ガイドライン 2011 年版，羊土社，2011
5) 越智隆弘　他　編：関節リウマチの診療マニュアル（改訂版）診断のマニュアルと EBM に基づく治療ガイドライン 2004 年度版，日本リウマチ財団，2004
6) Hooper L, et al.: The effectiveness of five strategies for the prevention of gastrointestinal toxicity induced by non–steroidal anti–inflammatory drugs: systematic review. BMJ, 329（7472）: 948, 2004
7) Raskin JB, et al.: Misoprostol dosage in the prevention of nonsteroidal anti–inflammatory drug–induced gastric and duodenal ulcers: a comparison of three regimens. Ann Intern Med, 123（5）: 344–350, 1995
8) Rostom A, et al.: Prevention of NSAID–induced gastroduodenal ulcers (Review). Cochrane Database Syst Rev. 2002;（4）:CD002296
9) Garcia Rodriguez LA, et al.: The risk of upper gastrointestinal complications associated with nonsteroidal anti–inflammatory drugs, glucocorticoids, acetaminophen, and combinations of these agents. Arthritis Res, 3（2）: 98–101, 2001
10) Van Staa TP, et al.: Use of oral corticosteroids and risk of fractures. J Bone Miner Res, 15（6）: 993–1000, 2000
11) 日本骨代謝学会 ステロイド性骨粗鬆症の管理と治療ガイドライン改訂委員会　編：ステロイド性骨粗鬆症の管理と治療ガイドライン 2014 年改訂版，大阪大学出版会，2014

消炎鎮痛薬の不適切使用

医療機関には毎日さまざまな愁訴の患者が来るが，「（カラダのどこかが）痛い」は最も多い愁訴の1つであり，必然的に消炎鎮痛薬〔なかでも代表格の非ステロイド性消炎鎮痛薬（NSAIDs）〕の処方量は多くなる。NSAIDsのリスク（腎障害，心血管障害のリスク増加，上部消化管潰瘍のリスク増加）などは医療関係者の間ではもはや「常識」と言ってよいほど広く知られている。だが処方頻度が高いゆえに，そのリスクは承知していても副作用対策が不十分であったり，適正使用に対するアセスメントが甘くなりがちな薬剤であることも事実だろう。

そんな「必要悪」ともいえる消炎鎮痛薬（今回は処方頻度もダントツのNSAIDs）についての適切な使用について，具体例を挙げて再考してみたい。

症例 ❶

右膝の変形性関節症でA整形外科に通院中の78歳女性。

ロキソプロフェン，オメプラゾールの定期内服を通院開始して以来ずっと続けているが，今日は発熱でB内科医院を受診し，尿路感染の診断で新たにレボフロキサシン（クラビット）500mg1日1回が1週間分処方された。

この症例では以下の2つを考えてみる。

【1】変形性関節症（OA）に対して，NSAIDsの継続投与は妥当か？　代替手段はないか？

日本を含め国際的に変形性関節症（OA）の研究を行っているOARSIから

2014年刊行されたガイドライン[1]を見ると，COX非選択性NSAIDsの使用に関しては「腎障害，心血管イベント，上部消化管障害へのリスクは高くNSAIDs使用はできるだけ控え，短期間にとどめることが望ましい」とされており，2012年のBeers criteria[2]では特に75歳以上での使用を避けるべきとしている（推奨度strong）。

では，ほかの手段としてはどのようなものがあるのだろうか？　ここでは，前述のOARSIガイドラインで提示されている治療法の中で，われわれが提案できそうなものを非薬物療法と薬物療法に分けて表1に表してみた。

表1　変形性関節症の治療として推奨されている非薬物療法/薬物療法

非薬物療法	
温泉療法	いくつか有効性を示した研究論文はあるが，大規模な検証はまだされていない。
運動療法	身体機能の向上のほかに痛みの軽減効果も期待できる。エアロビ，有酸素運動など。
セルフマネジメント 患者教育	リスクは低い。病気の本質の理解，ゴール設定，運動療法などの指導などを含む。
体重の減量	20週で5%の体重減量が非常に有効だったそう。
薬物療法	
外用薬 (NSAIDs，カプサイシン)	一時的には効果があるかもしれない。副作用のリスクは低い（接触性皮膚炎，光線過敏症に注意）。
アセトアミノフェン	米国リウマチ学会のOAガイドライン[3]でも第1選択薬として推奨されている。肝障害には注意。
オピオイド（内服）	特にトラマドールに関して有効性は認められるが，副作用の観点から推奨度は高くない。
その他	
コンドロイチン	有効性を示した論文もあるが，有効性は定かでない。
グルコサミン	上記と同様。有効性は定かではない。

〔McAlindon TE, et al.: OARSI guidelines for the non-surgical management of knee osteoarthritis. Osteoarthritis Cartilage, 22 (3) : 363-388, 2014をもとに作成〕

ポリファーマシーな状態を少しでも改善するためには，患者の状態に合わせた上記のような非薬物療法の提案，推奨やほかの代替手段を積極的に講じるべきだと筆者は考えている。一方，薬物療法で本症例に対する選択肢として，疼痛は比較的強くないのであればアセトアミノフェンへの切り替えの提案を，疼痛は強いが長期投与に伴うNSAIDsのリスクが高いと判断される場合には，トラマドールへの切り替えも考慮してもよいと思われる（無論これらの薬剤にもリスクは伴うため，継続的なモニタリングは必要である）。どうしてもNSAIDsが必要である場合，上部消化管潰瘍のハイリスク患者にはCOX2阻害薬への切り替えも考えてもよいかもしれない（ただし，心血管障害，腎障害のリスクは別に考慮すべきである）。

【2】NSAIDsとキノロン系抗菌薬の併用は問題ないか？

NSAIDsはさまざまな相互作用を生じるリスクのある薬剤だが，今回はキノロン系抗菌薬との相互作用による中枢神経障害（特に痙攣）リスクに焦点をあてて検証してみる。キノロン系抗菌薬の痙攣は中枢神経系の抑制性神経伝達物質のγ-アミノ酪酸（GABA）受容体への結合を阻害することから生じるとされており，濃度依存性があることやそのGABA結合阻害効果には薬剤間に差があることも報告されている[4]。このような潜在的な中枢神経障害リスクのあるキノロン系抗菌薬にNSAIDsを併用すると痙攣のリスクが増強する可能性も指摘されており，添付文書上も「併用禁忌」，または「併用注意」となっているが，薬剤によってその表示は異なる。今回の症例でも，使用されているレボフロキサシンの添付文書では「併用注意」にとどまっており禁忌とはなっていない。また，動物実験での検証結果では，薬剤間の差はあるもののNSAIDsとの併用によって痙攣をはじめとした重篤なリスクの増加は認めなかったものもある[5]。

しかし，キノロン系抗菌薬とNSAIDsの併用が原因と思われる中枢神経障害の症例報告も複数あり，どうしても必要でない場合はNSAIDs併用は避けるべきだと筆者は考えている。また，多くの場合このような抗菌薬を使用する期間は一時的であり，その間にほかの代替薬による消炎・鎮痛を行うことは可能なことも多い。

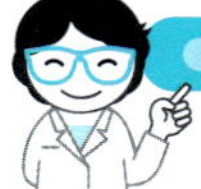

ポイント

- 変形性関節症の治療に対しては，非薬物療法も含めて幅広い選択肢がある。それらをうまく組み合わせることでNSAIDsの使用頻度は減らせるかもしれない。
- NSAIDsとニューキノロン系抗菌薬の併用による中枢神経障害のリスク増加は，明確には判明していない。原則として避けるべきだが，慎重に注意しつつ併用は可能である（ただし，どうしてもNSAIDsが必要という場面は少ない）。

以上を踏まえて，次の3項目が実現可能な具体的な介入方法として考えられるだろう。

①かかりつけ薬局でこのような患者が数多くいる場合には，医師に相談して許可が出ればOAに関しての患者指導用パンフレット配布などを薬局でも行う。

②腎障害，上部消化管潰瘍，心血管イベントのハイリスク患者に関しては患者指導を行い，外用薬への変更希望やほかの代替薬の希望があれば主治医に確認する。

③キノロン系抗菌薬との併用に伴う中枢神経障害発症のリスクについて一度主治医に確認したうえで，一時的にNSAIDs以外の鎮痛薬への変更が可能そうであれば他の代替薬の提案を行う（例：一時的なアセトアミノフェンへの切り替え）。

症例 ❷

陳旧性脳梗塞，慢性腎不全で内科通院中の80歳男性。

普段は降圧薬とアスピリンを内服している。趣味は庭仕事で，時折使いすぎたせいで肩が痛むため近医整形外科でロキソプロフェンを頓服用にもらっており，「ただ，最近はもう１つの趣味のゲートボールも熱心やるようになって，肩の痛みがひどくなることが多くなってさ。(ロキソプロフェンを) ほぼ毎日飲むようになってるんだよね」と薬を取りに来た時にあなたに言った。

この症例では次の2点を考えてみる。

【3】NSAIDsは慢性腎不全（CKD）を悪化させるのか？

さまざまなガイドライン，論文や成書の中でNSAIDsの腎機能障害リスクについては記載があり今や知らない方はいないと思うが，実臨床で使用されている場面は意外と多いためここで改めてこの問題について考えてみる。

腎臓は常にその機能を落とさないよう非常に精密な代償機構が働いている。例えば，脱水のような状態においても，腎血流や腎機能を維持できるよう代償機構が働く。この時，大きな役割を果たすのがプロスタグランジン（PGs）であり，普段のPGsの産生量は低いが，有効循環血漿量の減少により腎血行動態が悪化すると血管拡張性PGsの産生が腎で亢進し，腎血流量/GFRが維持されるように代償機構が働く。しかし，NSAIDsはシクロオキシゲナーゼ（COX）阻害によりPGs産生を抑制するため，継続服用していると虚血性の尿細管細胞壊死に陥り，腎機能は低下してしまうといわれている[6)]。

66歳以上で非透析患者を対象とした1万人規模のコホート研究（カナダ）によると，高用量NSAIDs使用者ではeGFR≧15mL/min/1.73m^{2}以上の腎機能の低下が有意に多く〔Odds Ratio（OR）1.26〕，その用量依存性も認められた。

また，この傾向はCOX2阻害薬にも同様に認められた[8]。ここまで見るとNSAIDsの腎障害リスクは決定的と思いたくなるが，NSAIDsの腎障害リスクの上昇に対して否定的な報告もあることから現時点で明確な答えは出ていない。だが，筆者は潜在的なリスクがあると考えているし，日本腎臓医学会をはじめとして多くの学会のガイドラインなどを見ても，同様のスタンスをとっている[7]。

【4】NSAIDsとアスピリン（アセチルサリチル酸）の併用は大丈夫か？

この点において問題は2つあると筆者は考えている。

1つ目は，NSAIDs併用によってアスピリンの血小板凝集抑制作用を打ち消してしまうリスクである。アスピリンはほかのNSAIDsと同様にCOX阻害する薬剤であるが，ほかのNSAIDsと異なり，少量投与によりCOX1阻害作用によってトロンボキサンA_2産生を抑制し血小板凝集抑制効果を発揮する。実際にアスピリン処方を受けている症例のほとんどはこの効果を期待され少量投与されているだろう。

では，同じCOX阻害薬を併用したらどうなるか？　実は動物実験でジクロフェナク，アセトアミノフェン，ケトロラク以外のNSAIDsはアスピリンの抗血小板作用を阻害したことが示された報告[9]があったり，健常人にアスピリンとさまざまなNSAIDsを内服させたところイブプロフェンとともに飲んだ群では血小板凝集抑制効果が抑えられたという報告もある[10]ことから，NSAIDsの定期使用によりアスピリンの抗血小板作用を打ち消すように働いてしまう恐れがある。前述のように，NSAIDsの種類によりその相互作用の程度は異なるようであり，実際に脳梗塞や心筋梗塞後などの予防効果を減弱させるという報告はまだないが，重篤な疾病の2次予防に使われることが多いため，この作用減弱のリスクには大いに注意すべきだと思われる。

2つ目の問題点は，消化管潰瘍発症のリスク上昇である。COX2阻害薬を飲んでいる患者の中でアスピリンを併用している患者が消化性潰瘍による症状を発症する相対リスクは非併用群の3.46倍であり，ほかのNSAIDs服用患者においてもアスピリンを併用していると相対リスクは1.65倍となったという報告もある[11)]ことから，やはり2剤の併用は消化性潰瘍発症リスクを高めると考えるべきである。本症例では，①消化性潰瘍の予防薬投与が行われているのか，②主治医は両者を併用している事実を把握しているのか，をぜひとも確認しておきたい。

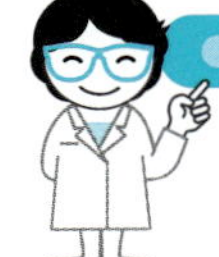

ポイント

- ◉NSAIDsが慢性腎不全を悪化させるかについて結論はまだ出ていないが，その安全性は証明されておらず潜在的リスクはある。
- ◉アスピリンとNSAIDsは相互作用（特に抗血小板作用減弱），消化性潰瘍発症リスクの上昇の観点からできるだけ避けることが望ましい。

以上を踏まえて，次のような具体的な介入が考えられる。

- NSAIDsの多用は患者への腎機能低下をより促進する可能性があるという情報提供を患者に行い，かかりつけ医には実は患者がNSAIDsを定期的に内服していた事実と腎障害悪化のリスクに関しての報告を行う。
- アスピリンとNSAIDsの併用について，この事実を主治医が把握しているのかをまず確認し，抗血小板作用減弱と消化管潰瘍のリスク上昇の観点から推奨されないこと，代替薬への変更が可能かどうか相談する。また，どうしても両者の併用が必要な場合で相応の消化性潰瘍予防を行っていない場合は，対策を考慮してもらう。

上記以外にも，NSAIDsの投与を慎重に行わなければならない場面やそのリスクをもう一度確認する必要がある場面は，日常で多々遭遇する。また，NSAIDsのリスクや注意すべき点はもっとあるが，紙面の関係で今回は割愛させていただいた。

注意すべき点も多方面に及び，また処方量の多い薬剤なだけに把握するのは大変だが，医師，薬剤師をはじめとした医療チーム全体でアセスメントを行っていくために上記の例が参考になればと願っている。

参考文献

1) McAlindon TE, et al.: OARSI guidelines for the non-surgical management of knee osteoarthritis. Osteoarthritis Cartilage, 22（3）: 363-388, 2014
2) American Geriatrics Society 2012 Beers Criteria Update Expert Panel.: American Geriatrics Society Updated Beers Criteria for Potentially Inappropriate Medication Use in Older Adults. J Am Geriatr Soc, 60（4）: 616-631, 2012
3) Hochberg MC, et al.: American College of Rheumatology 2012 recommendations for the use of nonpharmacologic and pharmacologic therapies in osteoarthritis of the hand, hip, and knee. Arthritis Care Res, 64（4）: 465-474, 2012
4) 片山歳也：抗菌薬 Q&A（6）Q7 ニューキノロン薬と酸化マグネシウムや NSAIDs が処方されているけど，どうすればいいの？　薬局, 61（7）: 2704-2706, 2010
5) Kim J, et al.: Quantitative comparison of the convulsive activity of combinations of twelve fluoroquinolones with five nonsteroidal antiinflammatory agents. Drug Metab Pharmacokinet, 24（2）: 167-174, 2009
6) 日本老年医学会　他　編：高齢者の安全な薬物療法ガイドライン 2015，p70-74，メジカルレビュー社，2015
7) 日本腎臓学会　編：エビデンスに基づく CKD 診療ガイドライン 2013，p250-251，東京医学社，2013
8) Gooch K, et al.: NSAID use and progression of chronic kidney disease. Am J Med, 120（3）: 280, e1-7, 2007
9) Saxena A, et al.: Drug/drug interaction of common NSAIDs with antiplatelet effect of aspirin in human platelets. Eur J Pharmacol, 721（1-3）: 215-224, 2013
10) Catella-Lawson F, et al.: Cyclooxygenase inhibitors and the antiplatelet effects of aspirin. N Engl J Med, 345（25）: 1809-1817, 2001
11) Rostom A, et al.: Prevention of NSAID-related upper gastrointestinal toxicity: a meta-analysis of traditional NSAIDs with gastroprotection and COX-2 inhibitors. Drug Healthc Patient Saf, 1: 47-71, 2009

抗認知症薬（主にChE阻害薬，メマンチン）の不適切処方

症例 ❶

83歳男性。

9年前にアルツハイマー病と診断され，以後ドネペジル5mg 1錠，1日1回を服用継続中。自宅で家族が介護を続けているが，現在寝たきり全介助，意思疎通はほぼ不可能で目線が合う程度である。最近，内服時にむせることが増えてきた。在宅訪問薬剤指導の際，家族よりドネペジル継続の意義について相談があった。

【1】抗認知症薬の現状，市場規模

ドネペジル（アリセプト）はエーザイが開発した日本発の薬として知られている。国内では1999年11月に発売され，唯一のアルツハイマー病治療薬として良し悪しは別として絶大な支持を得てきた。世界でもファイザーと共同販促契約を結び，100カ国近くの国に展開。毎年収益を伸ばし続け，ついに2011年，国内年間売上高は1,442億円となり，国内で最も売れた医薬品となった（医薬品市場調査会社IMS調べ）。しかし，同年6月に特許切れを迎え，またガランタミン（レミニール），メマンチン（メマリー），リバスチグミン（リバスタッチパッチ，イクセロンパッチ）が立て続けに同年発売された影響で，先発品としては2013年に650億円で10位に転落し，その後はランク外となっている。それでも，ドネペジル5mg先発品薬価300.6円（1割負担でも901円/月），後発品薬価125.7～158.2円（1割負担でも377～475円/月）とハイコスト薬剤には

変わらない(2016年6月現在)。

このように，抗認知症薬全体として見ると市場規模は拡大し続けているのだが，単に高齢化社会，認知症患者の増加に伴うものだけではない問題を秘めている。構造的な観点からは，多くの生活習慣病治療薬のように，いったん処方を開始したら，現疾患が完治するわけではないため，やめ時がなくなってしまうことが大きい。また，かぜに対する抗菌薬と同じように，その疾患に対してできることはやっているという医療従事者，患者家族の安心感からも安易に処方継続されてしまう(そのようなケースに限って，投薬以外の非薬物療法がおざなりになっていることが多い)。そのため，抗認知症薬は高齢者のポリファーマシーにおいてポピュラーな薬剤であり，処方整理を検討する時に問題になることが多いのだ。このいわゆる「出口戦略」が重要なのだが，実は処方開始する際の「入り口戦略」の問題も見落としてはならない。

【2】抗認知症薬の入り口戦略

例①「以前からドネペジルの処方指示があるけど，この患者さんって本当に認知症なのかな？」

例②「何回か同じ内容を聞き直されるし，前回の薬剤変更のことを全く覚えていないみたいだし，この患者さんって実は認知症なんじゃないかな？」

過大診断，過小診断と逆の意味を持つ2つの例を挙げたが，このような経験をしたことのある読者は多いのではないだろうか。ポリファーマシーの観点からは例①の方が問題になるわけだが，ここにはさらに「認知症診断そのものが間違っている」というパターンと，「認知症診断は間違いないが，ChE阻害薬の効果が期待されるアルツハイマー病やレビー小体型認知症ではない」というパターンとが存在する。筆者のような総合病院総合内科外来のセッティングでは「最近物忘れをよくするようになったから，自分は認知症になったのに違いない」と，不安顔で受診される患者がしばしばいる。ここでいきなり高価な検査に走ったり，患者の不安に負けて抗認知症薬が開始されてしまうことが最も不幸である(しかも，たいてい永続処方される)。患者自身に記憶力低下の自覚があるが，日常生活が問題なく営めていれば加齢による生理現象である良性健忘の可能性が高い。このような患者では背景に不安障害やうつ病，心気症，甲状腺機能低下症などが並存していることもよくある。質問に対して‘わからない’と答えたり，悲観的な表情，無表情，症状の誇張，複数病院の受診，強い不安の訴えなどがある場合，これらを疑うきっかけになる。対して，‘本物の’認知症患者（特にアルツハイマー病）では，わからないこと自体を認めようとはせずに，弁解・つじつま合わせ・とり繕いをし，誤った答えをする。受療行動としても，本人から自発的に受診することはなく，周囲の人間が物忘れを心配して連れてくることが通常のパターンである。

認知症の中の病型分類について，簡単な見分けを表1に挙げた。詳細な診断

表1 認知症の簡単な病型分類

アルツハイマー病	初期からみられる近時記憶障害，記銘力障害が中核症状。約束のすっぽかし，しまった物の場所がわからなくなる，同じことを初めてのように繰り返し話す，新しいことを覚えられないなど。病状進行に伴い，日時場所などの見当識障害が加わり，数年の経過で，失語，失行，失認等の高次機能障害も合併。
血管性認知症	障害部位によって症状が異なるため，症状が不均一（まだら認知症）。病識や判断力は比較的保たれる。脳血管障害が原因のため，突然発症，階段的な増悪。感情失禁や抑うつ合併も特徴的。ただし，画像上で脳梗塞があっても，認知症の主原因は他疾患ということも多々あり。そのためか，ChE阻害薬，メマンチンの有効性が示唆されている（適応外使用）。
レビー小体型認知症（DLB）	認知機能障害の日内変動が激しく，臨場感のある生々しい幻視，パーキンソニズムが重要。薬剤（抗精神病薬）過敏反応は有名。REM睡眠行動異常症，高度の自律神経障害，繰り返す転倒，抑うつ合併も参考にする。
前頭側頭葉変性症	初老期発症が多く若年性認知症の原因として重要。前頭葉の障害→脱抑制→反社会行動，常同行動，食行動の異常（同じものばかり食べる，嗜好の変化，過食）。万引き，性的ハラスメントなどの犯罪行為で発覚することもあり。病状進行に伴い，集中力・自発性低下，他者への無関心，失語などが出現。周りから見ると全く別人格となったように感じられる。

基準は成書を参考にしていただきたいが，最も重要なのは医師の診断は案外アテにならず，患者側の要因も相まって，必要ない患者に抗認知症薬が処方されていることが多いということである。

例②の過小診断の問題については本稿の趣旨とはそれるが，目の前の担当患者がいつのまにか認知症を発症していることを気づいていない医師は多い（筆者も複数経験がある）。それは前述した弁解・つじつま合わせ・とり繕いによることが大きい。患者は医師の前だけでは特にシャキッとするものである。薬剤師として，認知症の可能性を感じた場合に，限られた薬剤指導の時間内でmini mental state examination（MMSE）や改訂長谷川式簡易知能評価スケール（HDS-R）を評価することは不可能に近い。そこで短時間でスクリーニングできるものとして，3項目記憶・遅延再生（桜，猫，電車などを覚えてもらって，後で聞き直す），serial 7s（100から7ずつ引き算をし，79まで答えられるか）が有用だ。それぞれ認知症診断におけるLR 0.06（95% CI 0.02–0.2），LR 0.06（95% CI 0.01–0.2）とされ，正解できれば認知症の可能性はかなり下がる[1]。逆に不正解であれば，さらなる評価が必要となるため，担当医へ助言するとよい。

【3】抗認知症薬の効果

認知症の診断そのものが正しく，かつ病型も抗認知症薬の適応となるアルツハイマー病やレビー小体型認知症であると仮定し，実際に抗認知症薬を使うことでどのくらい効果が見込めるのであろうか。日本神経学会「認知症疾患治療ガイドライン2010」では「アルツハイマー病患者におけるChE阻害薬，メマンチンは有効性を示す科学的根拠があり使用を推奨する（grade A）」と手放しの褒めようである。この表現，grade Aという推奨度はChE阻害薬，メマンチンを使用しないという選択はないともいえるレベルだ。しかし，EFNS（欧州神経学会議）では「期待されるメリットと副作用のデメリットを鑑みて総合的に処方を検討すべき（level A）」とされ，AGA（米国老年医学会）からのChoosing wiselyでも同様の一歩抑えた表現がされている。どちらの表現が適切に現状評価したものであろうか。効果の実態について，表2に主なシステマティックレビューを挙げた。ここではっきりわかるのは，アルツハイマー病患者にChE阻害薬を使用しても，70点満点のテストで約2点，30点満点のテストで約1.5点しか認知機能の差ができないということだ（メマンチンでは100点満点で約3点）。実臨床において，この程度の違いを実感できるかというとなかなか難しい。抗認知症薬は患者によって反応性が異なることは事実であるため，試してみることは無論問題ない。中には平均以上の認知機能改善を示す患者もいるだろう。しかし，逆に全く薬剤に反応しないケースもあるのだ。前述

表2 アルツハイマー病における抗認知症薬の効果の主なシステマティックレビュー

ChE阻害薬全体（ドネペジル，ガランタミン，リバスチグミン）

〔Birks J : Cholinesterase inhibitors for Alzheimer's disease. Cochrane Database Syst Rev, 2006 Jan 25; (1) : CD005593〕

対象：13個のRCT，7,298人
結果：6カ月～1年の時点でADAS-cog scale（70点満点）が2.7点改善

〔Kaduszkiewicz H, et al.: Cholinesterase inhibitors for patients with Alzheimer's disease: systematic review of randomised clinical trials. BMJ, 331 (7512) : 321, 2005〕

対象：22個のRCT
結果：6週間～3年の時点でADAS-cog scaleが1.5～3.9点改善

ドネペジル

〔Birks J : Donepezil for dementia due to Alzheimer's disease. Cochrane Database Syst Rev, 2006 Jan 25; (1) : CD001190〕

対象：24個のRCT，5,796人
結果：5mg/day→24週間の時点でADAS-cog scaleが2点改善
10mg/day→24週間の時点でADAS-cog scaleが2.8点，MMSE（30点満点）が1.4点改善

メマンチン

〔McShane R, et al.: Memantine for dementia. Cochrane Database Syst Rev, 2006 Apr 19; (2) : CD003154〕

対象：3個のRCT，966人
結果：中等度～重度アルツハイマー病において，6カ月の時点で認知機能（100point SIB）が2.97点改善（軽症～中等症ではほぼ有益性なし）

した薬価の問題，後述する副作用のリスクも踏まえて，平均点におけるこのわずかな差に価値を見出すかどうかは医療従事者，患者家族の価値観に委ねられる。少なくとも絶対的に使用を推奨するレベルではないと思われるが，いかがだろうか。

【4】抗認知症薬の副作用

ドネペジルは承認時までの臨床試験において，軽度～中等度アルツハイマー病，高度アルツハイマー病，レビー小体型認知症それぞれで10.5％，44.3％，48.8％の副作用が報告されている（添付文書より）。つまり，認知症が進めば進むほど副作用が出現しやすくなり，そして薬剤過敏性が問題となるレビー小体型認知症では特に顕著である。そのようなこともあって，現場では患者に合わせてドネペジル3mg処方を2週間超えても継続したり，場合によってはさらに少量から処方導入するといった工夫がされてきた。そのことに対し，厚生労働省は2016年5月31日までに，添付文書で定めた規定量未満での少量投与を正式に容認し，周知することを決めた。

ドネペジルを含めたChE阻害薬の最もメジャーな副作用は食欲不振，吐き気，嘔吐，下痢といった消化器症状であり，そのために入院まで至るケースも経験する。これらは特に導入期に多いものであることから，十分注意されていることが多い。次に重要な副作用として，神経症状が挙げられる。このうち，添付文書にも挙げられている興奮，不穏，不眠，易怒性，幻覚，攻撃性，せん妄，妄想，多動には特に注意が必要だ。なぜなら，これらは認知症の周辺症状（BPSD）に属し，中核症状の問題よりもよほど介護者を疲弊させる。つまり，良かれと思って始めたChE阻害薬によって，BPSDが悪化し，結果として介護者が不幸になる可能性があるのだ。さらに厄介なのは，**これらをChE阻害薬の副作用の可能性と考えずに（むしろ，そもそもそのような知識がなく），アルツハイマー病の自然経過と捉える医師がいるということだ**。そうなると，BPSDを抑えるために抗精神病薬がさらに追加投与されるという，最悪な状況になる（いわゆる処方カスケード）。

他の神経症状としては，錐体外路症状も押さえておく必要がある。レビー小体型認知症で起こりやすい（9.5％）。つまり，適応疾患であるレビー小体型認知症にドネペジルを使用して，むしろパーキンソニズムを悪化させてしまうことがあるということだ。パーキンソニズム以外のジスキネジア（口，舌，四肢がピクピク動く），ジストニア（体が左右に傾いたり＝Pisa症候群，四肢や首が捻れて固まる）も出現することがあるので注意したい。

最後に，最も見落とされがちで，かつ重要なものとして心血管系症状を挙げる。コリンを増やす薬剤＝副交感神経優位となることから，特に徐脈性不整脈（洞不全症候群や房室ブロック），QT延長のリスクが増す。その結果，失神のリスクが有意に増加するとされている（LR 1.53，95％CI 1.02–2.3）[2)]。このことはBeers criteria 2015年版でもPIMとして取り上げられている項目である。高齢者の失神は救急現場では日常茶飯事であるが，ChE阻害薬の服用があれば関与を疑ってみることが重要だ。

メマンチンにおける副作用はめまい，ふらつき，便秘，傾眠の頻度が高い。特に腎機能障害がある患者では要注意だ。転倒や骨折への直接的関与ははっきりわかっていないが，リスクはあると考えておいた方が無難だろう。**覚え方としては，ChE阻害薬は“アゲる”薬で，メマンチンは“サゲる”薬である。**アゲ過ぎれば，BPSDの悪化を招き，サゲ過ぎればふらつき，過鎮静を招く。

【5】抗認知症薬の出口戦略

さて，冒頭の症例に戻るが，読者の皆さんなら家族からの相談に対しどのように答えるであろうか。アルツハイマー病に対するドネペジルの臨床試験は当初は軽症から中等症までのものが多かったが，最近のものでは，重症例でもドネペジルの導入によって多少の効果が期待できるとされている[3〜4)]。また，すでにドネペジルが導入されている295人の中等症〜重症アルツハイマー病患者（MMSE 5〜13点）を対象としたランダム化比較試験では，ドネペジルを中止にした群において，継続した群よりもMMSEが1.9点悪化した[5)]。これはあくまで平均であり，患者個人にとって中止にした時にどのような反応を示すかはやってみなければわからない。導入期の話と同じである。重症患者において，30点満点の1.9点がどこまで残りの人生に影響するのかということも一考すべきだ。さらに，前述の通り，副作用も重症になるにつれて出現しやすいことに注意したい。NEJMに掲載された重症認知症の総説では，Global Deterioration Scaleにおけるstage7＝寝たきりレベルの場合，ChE阻害薬やメマンチンのメリットは証明されていないため使用すべきでないとしている[6]。また，重症認知症患者の35％に利益不明確な処方がされ，そのトップがChE阻害薬（36％），次にメマンチン（25％），3番目にスタチン（22％）という報告もある[7]。

「高齢者の安全な薬物療法ガイドライン2015」ではChE阻害薬，メマンチンの終了基準として，①重度で意思疎通が図れない，寝たきりの状態まで身体症状が悪化した患者，②明らかに薬物の効果が認められなくなった場合，③何らかの有害事象を発生した場合，が挙げられている。③の場合に中止することはごく自然でスムーズにいくことが多い。しかし，現時点で特に困っていない症例への介入はそれなりに労力を要する。それでも，本症例は間違いなく①に該当するため，担当医，家族へ薬剤中止の選択肢を提案することは妥当だ。仮に中止後に目に見えて症状が悪化した場合は，また再開すれば済む話である。

これまでに述べたように重症認知症だけでなく，軽症～中等症認知症においても抗認知症薬の効果は限定的なものであり，その事実を情報提供し，価値観を共有しつつ，薬物を継続するか中止するか決めていくしかない。「知っていて」処方継続しているのか，「知らずに」処方継続しているのかでは大違いである。

参考文献

1) Siu AL : Screening for dementia and investigating its causes. Ann Intern Med, 115 (2) : 122-132, 1991
2) Kim DH, et al.: Dementia medications and risk of falls, syncope, and related adverse events: meta-analysis of randomized controlled trials. J Am Geriatr Soc, 59 (6) : 1019-1031, 2011
3) Winblad B, et al.: Donepezil in patients with severe Alzheimer's disease: double-blind, parallel-group, placebo-controlled study. Lancet, 367 (9516) : 1057-1065, 2006

4) Black SE, et al.: Donepezil preserves cognition and global function in patients with severe Alzheimer disease. Neurology, 69（5）：459−469, 2007
5) Howard R, et al.: Donepezil and memantine for moderate−to−severe Alzheimer's disease. N Engl J Med, 366（10）：893−903, 2012
6) Mitchell SL, et al.: Advanced Dementia. N Engl J Med, 372（26）：2533−2540, 2015
7) TJia J, et al.: Use of medications of questionable benefit in advanced dementia. JAMA Intern Med, 174（11）：1763−1771, 2014

緩和領域の不適切処方

【1】はじめに

緩和ケアとは，WHO（2002年）の定義によれば，「生命を脅かす疾患による問題に直面している患者とその家族に対して，痛みやその他の身体的問題，心理社会的問題，スピリチュアルな問題を早期に発見し，的確なアセスメントと対処（治療・処置）を行うことによって，苦しみを予防し，和らげることでQOLを改善するアプローチ」とされている[1)]。最近，がん領域では診断時・抗がん治療開始時からの緩和ケアの有効性を示唆するエビデンスが出たため[2)]，いわゆる「早期からの緩和ケア」に注目が集まり，2012年国のがん対策基本計画にも重点項目として取り上げられている[3)]。一方で，高齢化によるmulti-morbidity（多疾患併存）の時代にあって，終末期がん患者（推定予後1～2カ月程度[4)]）では，がん以外の慢性疾患に対する治療に加え，がんや抗がん治療に伴うさまざまな症状緩和のための薬物療法により，必然的にポリファーマシーになりやすい。

本稿で扱う「緩和領域」の患者とは，抗がん治療を行わず，Best Supportive Care（いわゆるBSC）のみとなった終末期がん患者を指し，その潜在的不適切処方（potentially inappropriate medications：PIMs）に焦点を絞って概説したい。

【2】「緩和領域」におけるPIMsの定義・エビデンス

「緩和領域」がそれ以外の領域と大きく異なるのは以下の点である。

①症状緩和を通じたQOL維持を最大の目標としていることから，これまでPIMsではなかった処方もPIMsに該当するようになる可能性がある
②近い将来，Performance statusやADLが低下し，最終的に内服困難になると予想される
③終末期になるほど，患者や家族の多様な価値観を，より相対的に重視する必要がある

これらを考慮するとき，「緩和領域」におけるPIMsは以下のように定義される。すなわち，「終末期がん患者に対する，症状緩和・QOL維持の視点から潜在的に不適切と考えられ，今後処方見直しの対象となったり，新規に処方することは不適切と考えられる薬剤」となる。そして，多彩な症状・苦痛が出現したり，内服困難になっていくことを見越して，処方整理を週・日単位で行い，その中で患者や家族の想いに耳を傾け，寄り添っていくことが求められる。つまり，同じ終末期ではあっても個々の患者のillness trajectory（病の軌跡）の時期によっては，PIMsはすべて中止するのではなく，そのpotential（潜在的）なリスクを意識し，タイミングを見て中止していく心構えを持っておくことが重要である。

Riechelmannらの後ろ向き研究によれば，PIMsの定義を「QOLや生存期間延長，症状コントロールに短期間でメリットがないか，作用機序が重複している処方」とした場合の終末期がん患者におけるPIMsの割合は22%という報告がある[5)]。そこでのPIMsの内訳は，スタチン（56%），マルチビタミン（30%）という結果であった。ただし，併存疾患としては心血管系疾患（36%），糖尿病（14%）が多いにもかかわらず，これらの薬剤である降圧薬，血糖降下薬をPIMsとはしていない点が問題点として挙げられている。しかしこれらの薬剤を中止した場合のデメリット（血圧上昇による心不全，血糖上昇による非ケトン性高浸透圧症候群や糖尿病性ケトアシドーシスなど）を考慮する時，これらをPIMsとするかどうかについては慎重さが必要であろう。

また，Fedeらによる横断研究では，PIMsの中止基準を独自に定めている

表1 「緩和領域」におけるPIMsの中止基準

薬剤	中止の判断基準
スタチン	• 過去12カ月以内に心血管系イベントを起こしていない
胃粘膜保護薬	• 消化管出血または消化性潰瘍の既往，or • ステロイドとNSAIDsの30日以上の使用
降圧薬	• 90/60mmHg未満で低血圧症状のある場合
血糖降下薬	• 空腹時血糖値＜50mg/dl（4週間以内），or • 空腹時血糖値が正常下限未満でかつ低血糖症状
その他の薬剤	• そもそも医学的に明確な適応がない

〔Fede A, et al. Use of unnecessary medications by patients with advanced cancer: cross-sectional survey. Support Care Cancer 19 (9) : 1313-1318, 2011より引用〕

（表1）[6]。このうち，スタチンについては高いレベルのエビデンスがある。心血管系イベントの1次または2次予防目的に3カ月以上スタチンを使用し，最近心血管系イベントはなく身体機能が低下し，予後1～12カ月と推定される患者（がん患者は49%）を対象にスタチンの継続群に対する中止群の非劣性を検証した試験である[7]。結果は60日以内死亡の割合が中止群24%，継続群20%で非劣性は証明できなかったものの（95%信頼区間 -3.5-10.5%，p=0.36），QOLは有意に改善し，医療費は有意に抑制された。そして，心血管系イベントは中止群7%，継続群6%であった。今後はこういった基準の妥当性の検証が求められると考えられる。

【3】“落としどころ”を見つけることの重要性

薬物による治療は緩和ケアの一部であって，それだけで症状をすべて取り去ることは難しいが，私たち医療者はついつい薬物療法に頼りたくなる。ここで改めて薬物療法の意義に立ち返ってみたい。

一般的に薬物療法の目的は，究極のところ2つの目的に集約される。症状・QOL改善と合併症予防・生命予後改善である（図1）。感冒薬は前者に，高脂血症薬は後者に属する。その他多くの薬剤はこの範囲のどこかに位置すること

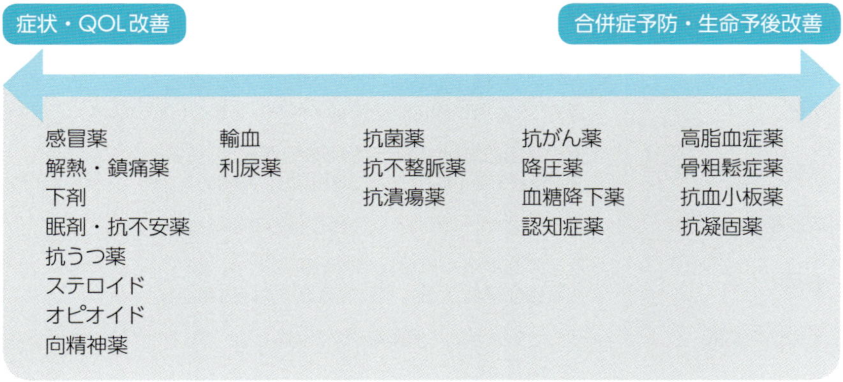

症状・QOL改善 ⟷ 合併症予防・生命予後改善

感冒薬	輸血	抗菌薬	抗がん薬	高脂血症薬
解熱・鎮痛薬	利尿薬	抗不整脈薬	降圧薬	骨粗鬆症薬
下剤		抗潰瘍薬	血糖降下薬	抗血小板薬
眠剤・抗不安薬			認知症薬	抗凝固薬
抗うつ薬				
ステロイド				
オピオイド				
向精神薬				

＊これらの分類はあくまでも私見である

図1 薬剤別の治療目標

になる。後者の要素が強いほど，患者や家族はその効果を実感しにくく，「緩和領域」における薬剤としてはPIMsか今後PIMsになっていくと考えられる薬剤である。

医師は自分の専門領域において，“ベスト”な医療を心がけるあまり，ついついポリファーマシーになってしまう。またそういった背景を意識してか，主治医が代わる際になかなか前任医師の処方を後任医師が中止・変更しづらいものである。また患者の価値観や固定観念が障壁になることもある。

Multi-morbidityの時代において，個々の疾患に100点満点の医療は成立しにくく，患者・家族の価値観，医師を含む医療者の価値観をすり合わせる必要がある（Values-Based Practice：VBP[8)]）（図2）。そして，その中で患者の利益を最大化し，不利益を最小化する不断の努力を行い，“落としどころ”を見つける作業が重要になる。

【4】「緩和領域」のPIMsにどうやって気づくか

「緩和領域」のPIMsには，一般的なPIMsに加え，先に述べたように合併症予防・生命予後改善目的で処方されている薬剤も対象になりうる。また症

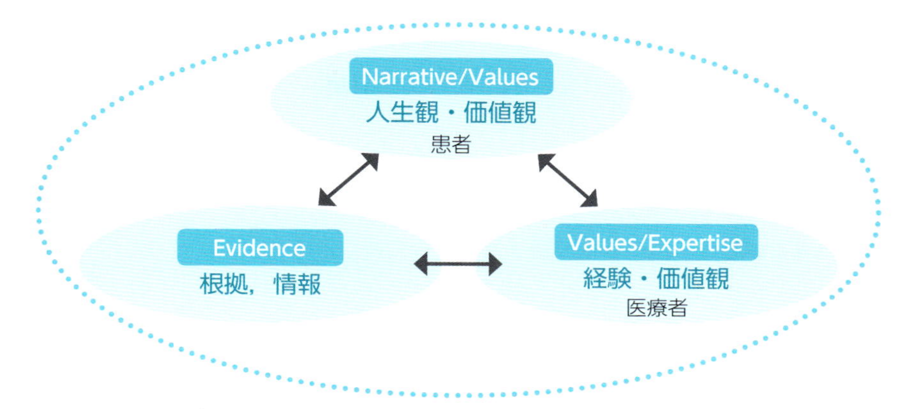

Values–Based Practice, VBPはこれらを統合して行う意思決定

図2 臨床判断の３要素

状・QOL改善の目的で処方されている薬剤も本当にその目的を達成しているのかを評価する必要がある。したがって，高齢者のPIMsとして開発された，Beers criteria[9)]やSTOP/START criteria[10)]に当てはめるだけでなく，個々の薬剤の処方理由を1つ1つ明確にしていく地道な作業が必要である。またがん終末期にはさまざまな症状が出現する。多くはがんそのものや抗がん治療の副作用による症状と考えられるが，薬剤による有害事象の可能性も忘れてはならない。以下に具体的な手順を考えてみる。

①患者の既往歴，全身状態を含めた現在の症状，今後の予後予測を把握する
②サプリメント，漢方薬を含むすべての薬剤をリストアップする
③個々の薬剤の服用理由を確認する
④図1，表1に当てはめて，PIMsかどうかを判断する
⑤症状や検査異常の中に，薬剤の副作用の可能性がないかを確認する（多いのは尿閉，便秘，浮腫，嘔気，眠気，電解質異常などである）
⑥prescribing cascadeや重複処方がないかを確認する

⑦PIMsのうち，副作用の観点から中止すべき優先順位をつける
⑧現時点ではPIMsではないが，病状の進行に伴いPIMsとなる薬剤をリストアップする。
⑨症状・QOL改善目的で処方されている薬剤が本当に有効かどうかを判断する
＊これを日～週の単位で繰り返し行っていく。

これらの作業は薬剤師単独では困難であり，可能な限り主治医や緩和ケアチームと相談のうえ，判断することが求められる。そうすれば主治医がPIMsに気づく可能性も出てくる。

【5】薬剤師がPIMsに気づいたら

医師への疑義照会は薬剤師法に定められた薬剤師の義務であるが，それを知らない医師は多い。したがって，PIMsの指摘や処方提案も含めて薬剤師からの照会がスムーズに行くためには，ふだんから適切な関係を医師と構築しておく必要がある。

1 何を言うかではなく，誰が言うかが重要

コミュニケーションが良好な関係であれば，薬剤師からの照会に対し，医師もスムーズに対応するであろうが，コミュニケーションが希薄な場合はそうはいかず，権威勾配から正論が通らないことも多い。一般的に相手が納得するためには，その内容の正当性はもちろんであるが，それ以上に誰が言うかが重要である。

2 緩和ケアチームを介在する

終末期がん患者には，緩和ケアチームが関わっている場合が多く，チーム内には医師，薬剤師を含む多数の職種が在籍している。チーム内の医師，薬剤師を介して主治医にアドバイスするのも有効である。

3 PIMsの指摘と処方提案のコツ

PIMsの指摘は論理的に進めていく方が主治医は納得しやすいと考える。患者の治療目標を共有しながら，個々の薬剤の処方理由を確認し，それが持つ問題点（副作用，多剤内服の苦痛，医療費）とのバランスで採否を判断することになる。

一方，近年薬剤師に求められる能力として処方提案が挙げられる。服薬指導や緩和ケアチーム回診時などに，さまざまな症状に対する処方提案を考える機会も増加するであろう。その際，ポリファーマシーの観点から，何かの処方提案をする時には，代わりに中止する薬剤もリストアップすることが重要である。つまり，単に処方が増えないように，足し算だけでなく引き算のできる薬剤師が求められるようになると考えられる。

【6】おわりに

近年，薬剤師の職能領域の拡大は目覚ましい。服薬指導，抗がん薬ミキシング，代行処方，処方提案に加え，このポリファーマシー領域への積極的な関与は薬剤師のアイデンティティ確立に大きな役割を果たすと考えられる。特に終末期がん患者のPIMsは，他の緩和領域のポリファーマシーと比べて期間も限られており，その効果も測定しやすいことからエビデンスも出しやすく，早期に確立する可能性がある。ポリファーマシー対策を通じて，薬剤師と医師との関係が，権威勾配に従った一方向の非対称な関係ではなく，ともにより良い医療を提供するための真のパートナーとなる日も遠くないことを期待している。

参考文献

1) 日本ホスピス緩和ケア協会　http://www.hpcj.org/what/definition.html
2) Temel JS, et al.: Early Palliative Care for Patients with Metastatic Non–Small–Cell Lung Cancer. N Engl J Med，363（8）：733–742，2010
3) がん対策推進基本計画（緩和ケア関連部分抜粋）　http://www.mhlw.go.jp/stf/shingi/2r98520000035g3x-att/2r98520000035ga7.pdf
4) 終末期癌患者に対する輸液治療のガイドライン第1版，日本緩和医療学会，2006年. https://www.jspm.ne.jp/guidelines/glhyd/glhyd01.pdf

5) Riechelmann RP, et al. : Futile medication use in terminally ill cancer patients. Support Care Cancer 17 (6) : 745–748, 2009
6) Fede A, et al. Use of unnecessary medications by patients with advanced cancer: cross–sectional survey. Support Care Cancer 19 (9) :1313–1318, 2011
7) Kutner JS, et al. Safety and benefit of discontinuing statin therapy in the setting of advanced, life–limiting illness: a randomized clinical trial. JAMA Intern Med, 175 (5) : 691–700, 2015
8) 大西弘高，尾藤誠司監訳：価値に基づく医療VBP実践のための10のプロセス，メディカル・サイエンス・インターナショナル，2016
9) American Geriatrics Society 2015 Updated Beers Criteria for Potentially Inappropriate Medication Use in Older Adults. By the American Geriatrics Society 2015 Beers Criteria Update Expert Panel. J Am Geriatr Soc, 63 (11) : 2227–2246, 2015
10) Gallagher P, et al. : STOPP (Screening Tool of Older Person's Prescriptions) and START (Screening Tool to Alert doctors to Right Treatment). Consensus validation. Int J Clin Pharmacol Ther, 46 (2) : 72–83, 2008

アンダーユーズ

症例

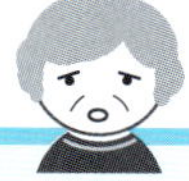

77歳女性。もともと2型糖尿病・高血圧・慢性心不全・心房細動・出血性胃潰瘍の既往があり，あなたの勤務する診療所に定期的に通院している。最近の自宅血圧は130～140/80～90mmHg前後で安定し，血糖コントロールもHbA1c 7.1％とまずまずだった。4年前に呼吸困難と下腿浮腫を主訴に近隣の救急病院を受診した際に，慢性心不全と心房細動を指摘され入院したが，その後入院はない。5年前に出血性胃潰瘍は罹患したが，内科治療で治癒し，ピロリ菌が陽性だったため除菌療法を行い除菌が確認されている。

現在の内服薬は以下の通り。

●処方内容

- アマリール 1mg
- ラシックス 20mg
- アダラートCR 20mg
- パリエット 10mg
- ハーフジゴキシン 0.25mg　　1錠分1　朝食後
- グルコバイ 50mg　　3錠分3　朝昼夕食前
- ワソラン 40mg　　3錠分3　朝昼夕食後

前任者の転勤の関係で，この患者は来月からあなたの外来に定期通院することになった。処方内容を見て，何か気になるところはないだろうか？

この方は基礎疾患としての慢性疾患が少なくとも4つはあり，さらに出血性胃潰瘍の既往がある多疾患併存（Multimorbidity）の状態である。内服薬も7種類でいわゆるポリファーマシーの状態になっている。「だいぶ薬が多いなあ…」と気になるところだが，ちょっと待ってみよう。なんと，この方は心房細動があるのに，抗凝固療法が行われていない状況なのだ。こんなに薬をたくさん飲んでいるのに，抗凝固薬は処方されていなかったのである。念のために抗凝固薬の適応を確認すると，CHA_2DS_2-vascスコアで5点であり，脳梗塞の発症率は年間6.7％程度とリスクが非常に高い状況にあることもわかる。この方に抗凝固薬を処方しなくてよいのだろうか？

【1】はじめに

高齢者のポリファーマシーを考える時に，過剰処方を考えることはもちろん重要だが，同時に「アンダーユーズ（underuse）」と呼ばれる過小処方にも注意する必要がある。一見すると全く逆に思えるポリファーマシーとアンダーユーズ。「Janus face」などと呼ばれたりもしていて[1]，実は密接な関係がある。ちなみに，「ヤヌス（Janus）」はローマ神話の2つの顔を持った神様が名前の由来である。「多いのに少ない」という矛盾が確かに存在するといえるだろう。

本稿では，この一見矛盾したアンダーユーズについて一緒に考えていきたいと思う。

【2】アンダーユーズとは？

アンダーユーズは，「本来処方されていなくてはならない薬が処方されていない状態」と言い替えられるかもしれない。それでは，どのくらいよくあることなのだろうか？

虚弱高齢者の薬物ケアの質を評価した観察研究では，372人の高齢者の処方薬データを解析すると，50％の患者がアンダーユーズの状態だったと報告している[2]。また，別の退役軍人病院の横断研究でもポリファーマシー状態の患者

197人のうち，アンダーユーズの割合は64％だったと報告されており，どちらも思った以上に頻度が多いことがわかる[3)]。また，上記の研究を別の視点で見ると，5種類以上内服している高齢者では，少なくとも1種類のアンダーユーズがあることもわかり，ポリファーマシーの状態であることがアンダーユーズのリスクになることがわかる。最近の研究でもポリファーマシー群（5種類以上）と非ポリファーマシー群（5種類未満）では，アンダーユーズの頻度が43％ vs 13.5％だったという報告もあり，処方数が増えるとアンダーユーズが増える傾向にあるのもまた事実のようだ[4)]。一方，処方数が極端に少ないとそれもまたアンダーユーズのリスクになるという報告[5)]もあり，薬の数によらず，アンダーユーズがないかどうかを考えることが重要だということになりそうである。

【3】アンダーユーズに関連する因子は？ そもそも何をもって「アンダー」か？

アンダーユーズとポリファーマシーが関連することはわかってきた。薬の数以外の因子はないのかいくつか見ていこう。

1 アンダーユーズが起きやすい疾患

アンダーユーズが起きやすい慢性疾患について，これまでいくつか報告がなされている。頻度が多い疾患としては，慢性心不全・心房細動・脂質異常症・骨粗鬆症・慢性閉塞性肺疾患・うつ病・悪性腫瘍などでアンダーユーズが多いといわれている。例えば，収縮能の低下した慢性心不全（Heart Failure with reduced Ejection Fraction：HF-REF）に対するβ遮断薬の有用性が多く報告されおり，多くの診療ガイドラインで推奨されているが，それにもかかわらず，実際には処方がされていなかったり，用量が不適切に少ないことがしばしば見受けられる[6)]。また，英国のプライマリケアからの報告[7)]によると，β遮断薬の内服を開始したとしても半分以上が3年以内にはやめてしまうという衝撃的なデータもある。

2 診療ガイドライン通りの処方

では，診療ガイドライン通りに処方したらよいのだろうか？　多くの場合，アンダーユーズの根拠は，診療ガイドラインによる推奨だ。もちろん，診療ガイドラインの質の問題はあるが，多くの診療ガイドラインによる推奨は適切であることが多いといえるだろう。ただし，今回紹介したようなmultimorbidityの患者ではどうだろうか？　そのまま診療ガイドライン通りに当てはめて，「アンダーユーズ」と言ってしまってよいかは非常に悩ましいところだ。Multimorbidityは，「1人の患者に2つ以上の慢性疾患が同時に存在すること」を指している[8)]が，年齢が増えるほど罹患疾患数は増えていき，65歳以上の65%，85歳以上の82%の患者がmultimorbidityだったという報告[9)]もある。

多くの診療ガイドラインが単一疾患に対しての推奨を行っており，multimorbidityを考慮した推奨を出していないのが現状である。そのため，ガイドライン通りに処方すると，multimorbidityがある患者ほど，多くの内服薬が推奨されることになる。こうなるとアンダーユーズは減るかもしれないが，ポリファーマシーになってしまうかもしれない。このあたりがまさにジレンマである。

【4】アンダーユーズを見つけるツール

アンダーユーズは問題だが，アンダーユーズを減らそうとして診療ガイドライン通りに処方すると，今度は処方薬が増えてポリファーマシーになってしまう，そういった構図が見えてきたと思う。結局バランスが重要なのだと思われる。

アンダーユーズを見つけるツールとして作られたのが，欧州から出ている『STOPP/START criteria』である。2015年に改訂され，現在第2版が出ている。

表1として，START criteriaの全容を掲載する。

さて，このリストを見てどうだろうか？「そうだよなあ」と思う反面，「これは不要なんじゃないの？」という考えを持つ読者もいるかもしれない。実は，アンダーユーズを減らすことがどの程度患者予後に関連するかは，まだまだわからない部分がある。

表1 START (Screening Tool to Alert to Right Treatment) criteria version 2

Section A：心血管系	1. 慢性心房細動患者に対するビタミンK拮抗薬または直接トロンビン阻害薬，Xa因子阻害薬 2. 慢性心房細動患者でビタミンK拮抗薬または直接トロンビン阻害薬，Xa因子阻害薬が禁忌の場合に，アスピリン 75～160mg/日 3. 冠動脈疾患または脳血管疾患，末梢動脈疾患がある患者に対する抗血小板薬(アスピリン・クロピドグレル・プラスグレル・チカグレロール) 4. 重度の高血圧(収縮期血圧＞160mmHg，拡張期血圧＞90mmHg)患者に対する降圧薬，ただし糖尿病患者では収縮期血圧＞140mmHg，拡張期血圧＞90mmHgで降圧薬 5. 冠動脈疾患または脳血管疾患，末梢動脈疾患がある患者で，なおかつ85歳以上もしくは終末期患者ではない場合にスタチン 6. 収縮能が低下した心不全もしくは冠動脈疾患に対するACE阻害薬 7. 虚血性心疾患に対する β 遮断薬 8. 収縮能が低下した心不全に対する β 遮断薬〔ビソプロロール(メインテート，ビソノテープ)，ネビボロール(日本未発売)，メトプロロール(セロケン)，カルベジロール(アーチスト)〕
Section B：呼吸器系	1. 軽症から中等症の喘息またはCOPDに対する β_2 刺激薬または抗ムスカリン作用の気管支拡張薬〔イプラトロピウム(アトロベント)，チオトロピウム(スピリーバ)〕 2. 中等度～重症喘息またはCOPD患者で予測FEV1.0＜50%で繰り返し経口ステロイドを必要とするような増悪を経験した患者で定期的な吸入ステロイド 3. 慢性呼吸不全患者への在宅酸素療法(pO_2＜60mmHgまたはSaO_2＜89%)
Section C：中枢神経系と眼科	1. 機能障害のあるパーキンソン病に対してL-dopa製剤やドパミンアゴニスト 2. 持続的に大うつ病症状がある患者に対して三環系抗うつ薬以外の抗うつ薬 3. 軽症から中等症のアルツハイマー型認知症に対するアセチルコリンエステラーゼ阻害薬〔ドネペジル(アリセプト)，リバスチグミン(イクセロン，リバスタッチ)，ガランタミン(レミニール)やLewy小体型認知症に対するリバスチグミン(イクセロン，リバスタッチ)〕 4. 開放隅角緑内障に対するプロスタグランジン・プロスタミド・β 遮断薬の点眼薬 5. 日常生活に支障が出るような持続的な重度の不安障害に対するSSRI〔禁忌ならSNRIかプレガバリン(リリカ)〕

(次頁に続く)

Section C：中枢神経系と眼科	6. 鉄欠乏や重度の腎不全が除外されたむずむず脚症候群に対するドパミンアゴニスト〔ロピニロール（レキップ），プラミペキソール（ビ・シフロール），ロチゴチン（ニュープロ）〕
Section D：消化器系	1. 重症の逆流性食道炎や拡張が必要な消化管狭窄に対するPPI 2. 便秘既往のある結腸憩室に対する繊維サプリメント
Section E：筋骨格系	1. 活動性および障害があるリウマチ疾患に対するDMARDs 2. 長期全身性ステロイド内服患者にビスホスホネートとビタミンDとカルシウム製剤 3. 骨粗鬆症や過去の脆弱性骨折や骨密度低下（Tスコア＜－2.5）患者に対してビタミン 4. 骨粗鬆症や過去の脆弱性骨折や骨密度低下（Tスコア＜－2.5）患者に対して，薬理学的・臨床的に禁忌がない場合に骨代謝薬〔ビスホスホネート，ラネル酸ストロンチウム（本邦未発売），テリパラチド（フォルテオ，テリボン），デノスマブ（ランマーク）〕 5. 骨密度低下（Tスコア＞－1.05，＜－2.5）で転倒歴ありもしくは外出しない患者に対してビタミンDサプリメント 6. 再発性の痛風既往がある患者へのキサンチンオキシダーゼ阻害薬〔アロプリノール（ザイロリック），フェブキソスタット（フェブリク）〕 7. メソトレキサート内服中患者に対する葉酸
Section F：内分泌系	1. 糖尿病で腎障害（顕性蛋白尿，微量アルブミン様尿：30mg/日以上，血液検査異常）を合併している患者でのACE阻害薬またはARB（ACE阻害薬が使用できない場合）
Section G：泌尿器系	1. 症候性かつ手術適応ではない前立腺症状に対するα_1受容体阻害薬 2. 症候性かつ手術適応ではない前立腺症状に対する5αレダクターゼ阻害薬 3. 症候性の萎縮性膣炎に対する経膣エストロゲン軟膏またはエストロゲン付加ペッサリー
Section H：麻薬系	1. アセトアミノフェン・NSAIDs・弱オピオイドでコントロールが不十分な中等度から重症の痛みに対する強オピオイド投与 2. オピオイドを定期内服している患者の緩下剤
Section I：ワクチン	1. 毎年季節性インフルエンザワクチン接種 2. 国ごとのガイドラインに従い65歳以上の高齢者に対して少なくとも1回の肺炎球菌ワクチン接種

〔O'Mahony D, et al.: STOPP/START criteria for potentially inappropriate prescribing in older people: version 2. Age Ageing, 44 (2) : 213–218, 2015〕

このようなクライテリアをExplicit criteria（明示的なクライテリア）と呼び，非常にわかりやすいアンダーユーズの指標になるが，一方で画一的過ぎて個人の状況や背景に配慮していない点に注意が必要である。最終的にそれを処方するか否かは個別に，その患者の状況に応じて検討したいところだ。

【5】症例に戻って

「抗凝固薬のアンダーユーズや！」と勢い込んで患者と話をしたところ，「以前，胃潰瘍になった時に血を吐いて入院したのがとても大変で…周りの方にもすごく心配されちゃったから，出血が怖いのよね。そんな話をしたら，先生が『じゃあ，血液さらさらの薬は飲まないでおきましょう』っておっしゃって…」。また，前任の先生にメールで確認したところ，「最近フラフラして転ぶことも増えていて，ちょっと心配だったから処方してなかったんだよ」とのことだった。

出血予測スコアであるHAS-BLEDスコアを見ると，年間の出血合併症の発症率が約3.74％程度となった。この情報と脳梗塞発症のデータをもとにもう一度患者と相談し，患者は迷ってはいたが，最終的には抗凝固薬を内服することとなった。アンダーユーズにはれっきとした理由があることもある。まずは，患者，そして周囲の医療者の話をよく聞いてみることが重要だ。

実際に抗凝固薬を開始するのは，本当に正しいことなのだろうか？ 「よくわからない」というのが正直なところかもしれない。もちろん統計学的には，脳卒中リスクが出血リスクを上回るのかもしれないが，究極でいえば抗凝固薬を処方しなくても年間93％の患者は脳梗塞にはならないし，一定の確率で出血を起こす患者もいるだろう。

さらにこの患者の心不全の状況によっては，β遮断薬の適応も考える必要があるかもしれない。原因が虚血であればスタチン・抗血小板薬・RAS系阻害薬も必要になるだろう。そして，それぞれの内服薬の開始についても同様にリスク・ベネフィットを考えていく必要がある。もう一度病歴を確認し，必要があれば前医や処方医療機関に診療情報を確認することも重要なステップである。

【6】まとめ

アンダーユーズを見つけることは確かに重要だが，その薬が処方されなかった経緯なども考慮して対応していかないと，今まで関わっていた医療者や患者本人との間で無用なトラブルを生むことがあるので注意が必要だ。

さらには，このアンダーユーズの薬を開始することが果たして本当に正しいかは正直なところはっきりしない部分も多い。処方についてのリスク・ベネフィット，そして患者や家族との情報共有を行う中で，1人ひとりに合わせて一緒に処方を考えてくことができたらよいと感じている。

● 参考文献

1) Kirsten K, et al.: The Janus face of polypharmacy–overuse versus underuse of medication. Norsk Epidemiologi, 18 (2) : 147–152, 2008
2) Higashi T, et al.: The quality of pharmacologic care for vulnerable older patients. Ann Intern Med, 140 (9) : 714–720, 2004
3) Steinman MA, et al.: Polypharmacy and prescribing quality in older people. J Am Geriatr Soc, 54 (10) : 1516–1523, 2006
4) Kuijpers MA, et al.: Relationship between polypharmacy and underprescribing. Br J Clin Pharmacol, 65 (1) : 130–133, 2008
5) Meid AD, et al.: Longitudinal evaluation of medication underuse in older outpatients and its association with quality of life. Eur J Clin Pharmacol, 72 (7) : 877–885, 2016
6) Komajda M, et al.; The Study Group of Diagnosis of the Working Group on Heart Failure of the European Society of Cardiology : The EuroHeart Failure Survey programme–a survey on the quality of care among patients with heart failure in Europe. Part 2: treatment. Eur Heart J, 24 (5) : 464–474, 2003
7) Kalra PR, et al.: Discontinuation of beta–blockers in cardiovascular disease: UK primary care cohort study. Int J Cardiol, 167 (6) : 2695–2699, 2013
8) Wallace E,et al.: Managing patients with multimorbidity in primary care. BMJ, 350: h176, 2015
9) Barnett K, et al.: Epidemiology of multimorbidity and implications for health care, research, and medical education: a cross–sectional study. Lancet, 380 (9836) : 37–43, 2012
10) O'Mahony D, et al.: STOPP/START criteria for potentially inappropriate prescribing in older people: version 2. Age Ageing, 44 (2) : 213–218, 2015

ポリファーマシー解消のための ジェネリック医薬品の適正使用

【1】はじめに

超高齢社会を迎えた日本では，複数の慢性疾患を合併し，他科受診・併用薬も増えることによるポリファーマシーが問題となっている。ポリファーマシーでは，①医療費・薬剤費の増大(患者負担および国の財政圧迫)，②薬の副作用のリスク増加，③薬の相互作用・重複のリスク増加，④飲み間違い，⑤薬の服用方法，内容が理解しきれない，⑥残薬の増加などの問題が生じてくることも多い。さらに患者の高齢化とともに，認知症の発症や嚥下，日常生活能力(ADL)が低下し，要介護度が重度になるほど，在宅でのポリファーマシーの服薬管理は困難となる。

特に，①の医療費・薬剤費の増大は，日本の国民皆保険制度を維持するうえで深刻な問題となり，医療費抑制の観点からは，ジェネリック医薬品(GE)の使用促進策が進められている。政府の「骨太の方針2015」では，2018～2020年度末までのなるべく早い時期に80%以上とする新たな目標が示された。GEの使用は，ポリファーマシーによる医療費・薬剤費の高騰の問題解決につながるほかに，製剤的に工夫されたGEの開発により，高齢者に嚥下しやすい，つまみやすい，一包化しても吸湿しにくい，味が改良されているなど，高齢者のアドヒアランスを改善する付加価値のあるGEも登場している。

一方で，ジェネリック(一般名)処方とGEの商品名，先発医薬品の商品名での処方記載が存在し，成分の重複に気づきにくいため，GEの使用はポリファーマシーの新たなリスクともなってしまう。すなわち，GEの使用によるポリファーマシーの要因とGEの使用・変更により改善するポリファーマシーがある。

本稿では，ポリファーマシー解消のためのGEの適正使用はどうあるべきかを解説する。

【2】GE使用によるポリファーマシーの例と解消策

日本の医薬分業率は70%に達したものの，病院ごとに違う門前薬局で併用薬をチェックされずに調剤を受けてしまうと，GEと先発医薬品の重複に気づかず，ポリファーマシーや残薬などの問題が生じることがある。

事例❶　GEと先発医薬品の重複が残薬・ポリファーマシーとなった例

糖尿病代謝内科，腎臓内科，循環器科，眼科，泌尿器科の５科に通院し，計11種類を処方箋ごとに，バラバラの薬局で調剤を受け，GEと先発医薬品が混ざった状態（カルブロックとアゼルニジピン「JG」，バイアスピリンとアスピリン腸溶錠「JG」など）で，重複に気づかず，残薬多数（6～90錠）。血圧不安定，血糖コントロールも高血糖（509mg/dL）～低血糖（41mg/dL）の差が激しく，重症低血糖で救急車で入院。

● 要因

- かかりつけ薬局とお薬手帳を持たずに，バラバラの薬局で調剤を受け，重複に気づかず，残薬も整理されなかった。
- 透析直前で腎不全状態（SCr 6.62mg/dL，BUN 85mg/dL，K 4.3mEq）であり，腎排泄の低下による有害作用の可能性。

● ポリファーマシー解消策とGE

退院カンファレンスに参加し，医療機関と薬局で情報共有し，退院後の薬の一元管理を行った（図1）。

薬剤師による在宅訪問により，自宅にある残薬を確認したところ，GEと先

- 糖尿病代謝内科・腎臓内科等５科に通院し，計11種類を処方箋ごとに調剤を受け，残薬多数（60～90錠）
- 薬剤師が在宅訪問に介入することで，多数あった残薬を一元管理・一包化調剤・服薬カレンダーにセットしてお渡し

➡ 残薬ゼロ，飲み忘れなしと改善

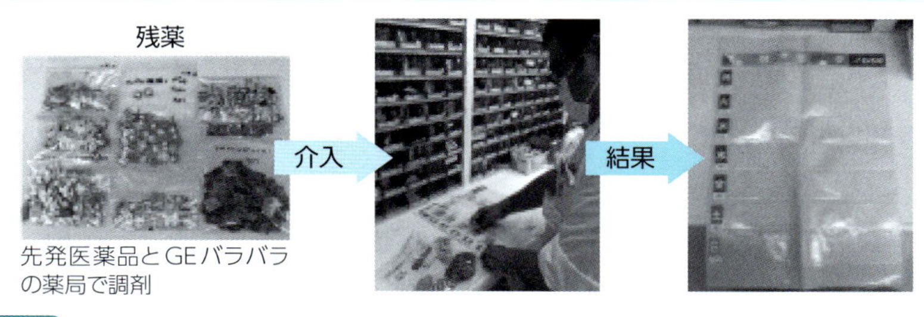

図1 GEと先発医薬品の重複が残薬・ポリファーマシーとなった例

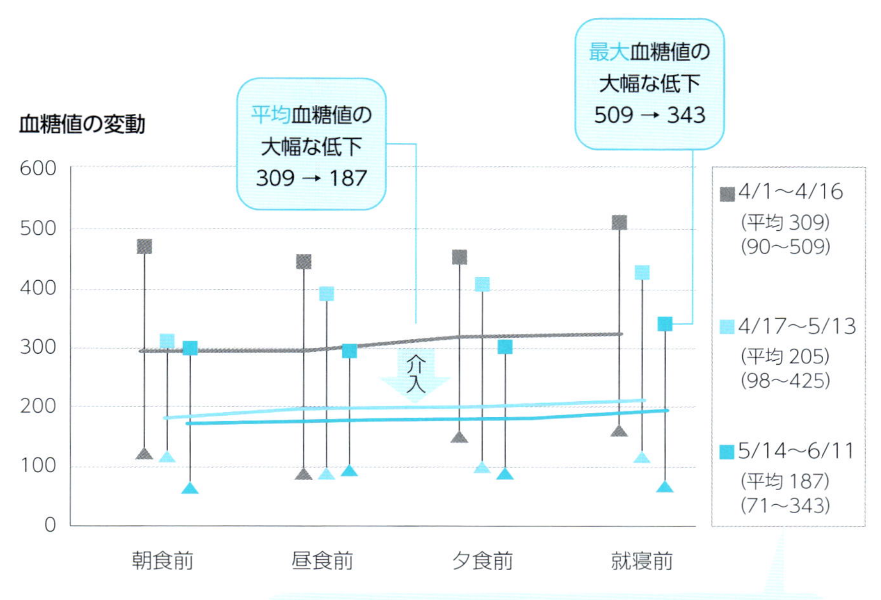

図2 在宅での血糖コントロール

発医薬品の混在，重複に気づいた。一元管理，一包化調剤し，残薬の整理，重複のチェック・削減を行ったことで，飲み忘れゼロとなり，アドヒアランス，血圧，血糖コントロール改善・安定。透析前にもかかわらず，病態悪化せず維持できている（図2）。

かかりつけ薬剤師・薬局の利用，在宅での訪問薬剤師管理指導により，自宅での服薬・管理状況を把握して，ポリファーマシーの要因となっている服薬状況を判断し，ポリファーマシー解消のための医療連携・協議（退院カンファレンス，担当者会議など）をとることが大切である。

【3】ポリファーマシーを解消するGEの適正使用

1 GEの適正使用の経緯と成果

当薬局のGE導入のきっかけは，2002年の老人保健制度の改定の際，患者自己負担の増加により，1人の患者から「薬の種類が増え，医療費の負担が増えてしまい，経済的に通院の継続も薬代の支払いも難しい」と相談を受けたことからである。ポリファーマシーによる患者負担の増大は，患者の通院治療の中断による服薬アドヒアランスの低下をもたらし，ひいては合併症や病気の重症化から将来的な医療費増大にもつながりかねない。医療の質を守りながら患者のポリファーマシー，薬剤コストを減らすツールの1つとして，GEの適正使用を検討する必要性を感じた。こうした経緯から，当薬局では2002年から全国に先駆けて，ポリファーマシーによる医療費・薬剤費増大に悩む患者に，メリットのあるGEを選択・評価し，医療機関との情報の連携を図って，情報提供活動を行ってきた。その結果，現在のGEの数量ベースは82％と，欧米並みのGE使用数量に到達している。

事例 ❷ GE変更により，患者負担金の減少・治療継続・ポリファーマシーを予防した例

患者負担金の増大により治療継続が困難な相談があった。15年間来局している糖尿病患者の場合，患者一部負担金額が1万550円となり，「薬の負担金が大きい」との相談があった。

● 要因

慢性疾患の糖尿病，高血圧，脂質異常症などの慢性疾患では，薬剤費の一部負担金が大きく，経済的に困難になることが，服薬の中断，疾病の悪化につながる可能性が大きい。

● GE変更とポリファーマシー予防

2002年からプラバスタチンなどのGE新規発売ごとに品質情報を提供し，5種類の内服薬中，変更可能な4種類がGEへの変更となった。15年前のHbA1c 7.4%から現在6%程度の良好な血糖コントロールを維持しており，GE変更後も有効性は保たれ，副作用も見られなかった。また，患者一部負担金額が10,550円から3,360円と3分の1の金額に減少し，患者から喜ばれ，アドヒアランスも良好に改善され，罹患年数が経過しても病状が進まず，それによりポリファーマシーの予防につながるGEの長期使用の有用性がみられた。

GEの相談を受けた事例を通じて，患者のためのGEの選択基準としては，導入当初の2002年から次の5つのポイントを考えて，評価している。

2 ポリファーマシー対策のGE選択・評価の留意点

1. 経済的効果：薬価差益は考えず，年間で患者薬剤費削減効果の大きいものを選択
2. 品質評価：溶出試験，生物学的同等性試験，外観の識別性，簡易懸濁法可否，嚥下しやすさ，無包装状態の安定性，味，服用感，つまみやすさ情報など

3. 製薬会社でのGE情報提供体制：問い合わせ時の品質情報対応，副作用発現時の対応，適応症の違い，などホームページの製剤情報の提供など
4. 安定供給，小包装，複数規格整備の有無
5. GEの有効性・安全性・経済性の長期使用後評価：服薬指導時の薬歴管理，使用後評価

GEの最大のメリットは，薬剤費コストが減少できることである。中立な立

表1 GE変更症例　ジェネリック医薬品長期使用有効性の検討

	初診 1999.5	1999.9	2000.9	2001.9
体重	59	59.1	56	
最高血圧	150	144	152	
最低血圧	80	77	89	
HbA1c	7.4	6.9	6.3	6.5
総コレステロール		291		210
医療負担額	17,740	22,030	19,720	29,160
患者負担額	6,790	8,260	7,600	10,550
SU剤（グリベンクラミド→グリメピリド）	オイグルコン	オイグルコン	オイグルコン	アマリール
α-GI（ボグリボース）				ベイスン
ビグアナイド系血糖降下薬（メトホルミン）		メルビン	→休薬	
HMG-CoA阻害薬（プラバチスタンNa）	メバロチン	メバロチン	メバロチン	メバロチン
β遮断薬（塩酸ベタキソロール）	ケルロング	ケルロング	ケルロング	ケルロング
持続性Ca拮抗薬（ベシル酸アムロジピン）	ノルバスク	ノルバスク	ノルバスク	ノルバスク

場で薬学的観点からGEを評価し，費用対効果の高いGEを選び，患者への情報提供を行うことが大切である。薬剤費軽減効果のないGEもあるので，数量ベースを高めようとむやみにGEに切り替えることは，患者にメリットがないばかりか，聞き慣れない薬剤名称が増えることで，重複投与のリスクや処方ミス，調剤ミスにもつながりかねない。

導入当初は，GEメーカーからの品質評価の提供はあまりされなかったため，入手するのに膨大な調査時間が必要だった。しかし，1997年に後発医薬品の

	2003.1	2003.9	2004.9	2005.9	2006.9	2007.9	2007.12（現在）
	53.5			51.7		50.5	51.1
	147	143		151	150	161	154
	73	74		81	81	87	80
	6.5	6.5	6.3	6.8	7	6.1	6.1
							207
	28,040	22,210	20,510	19,160	12,440	13,000	13,000
	10,510	6,660	6,150	5,750	3,730	3,900	3,900
	アマリール	アマリール	アマリール	アマリール	アマリール	アマリール	アマリール
	ベイスン	ベイスン	ベイスンOD	ボグリダーゼ	ボグリボース	ボグリボース	ボグリボース
						メデット	メデット
	メバロチン	リダックM	リダックM	リダックM	リダックM	リダックM	リダックM
	ケルロング	ケルロング	ケルロング	ケルロング	アロング	アロング	アロング

〔篠原久仁子：ジェネリック医薬品―選択の基準 患者の不安を解消し，服薬上の問題を解決．調剤と情報，19（13）：18，2013〕

新ガイドラインができ，それ以降に承認されたGEには，溶出試験に加えて，生物学的同等性試験が必須として実施されることになったため，近年のGEは品質的な信頼度が増し，有効性，安全性も保障されている。さらに先発医薬品の特許が切れるまでの10数年の間で薬の製剤技術が進歩した分，先発医薬品にはない新剤形で口腔内の崩壊性および品質の安定性に優れたGE製剤なども登場してきている。またIT化が進み，各GE製薬会社のホームページの充実，日本ジェネリック製薬協会などの情報データベースの構築，厚生労働省および独立行政法人医薬品医療機器総合機構（PMDA）の情報などから，容易にGEの品質比較情報や学会や論文での後発医薬品の問題点の情報も得られるようになり，流通も安定供給されるなど，使用環境が整ってきている。

【4】高齢者向けに工夫されたGE製剤

高齢者では，フレイル，サルコペニアなどが問題となり，握力の低下やADLの低下などで，薬を取り出すことが困難となることも多い。GEの中には，酸化マグネシウムの散剤から錠剤の変更のほか，高齢者が嚥下しやすい，錠剤を取り出しやすい，つまみやすい剤形に工夫されているものがある。

事例❸ 嚥下困難な患者へのGE検討によりポリファーマシーが改善できた事例

胃がん，糖尿病の男性患者，83歳，嚥下困難なため薬が服用しにくく，経管投与の際に薬が詰まる事例。胃がんで胃を3分の1切除する手術後，理由は不明だが食べ物が嚥下しにくいことがわかり，栄養も薬剤も鼻からの経管投与となった。入院中，便秘のため持参薬の酸化マグネシウムの散剤も他の薬と一緒に簡易懸濁法で溶かして投与を受けていたが，チューブの閉塞で便秘が悪化し，薬がさらに増量となった。

要因

退院後薬剤師の在宅訪問時に，酸化マグネシウムが8Fの細いチューブを閉塞させている原因となっている可能性が考えられた。

ポリファーマシー解消策とGE

一般的に経管投与や嚥下困難があると，処方箋では粉砕の指示や散剤の指示，在宅の介護現場では，ヘルパーが薬をすりつぶして，ご飯にふりかけのようにかけて飲ませていることもある。酸化マグネシウム散のように，むしろ散剤の剤形が経管チューブを閉塞し，GEの錠剤の方が水に懸濁しやすく，安全に投与できる場合がある（簡易懸濁法）。実際，医師・患者にGEのマグミット錠への変更を提案し，経管チューブを閉塞させずに服用することができた。その後，嚥下の訪問リハビリを受けながら，すべての薬を簡易懸濁法で溶かした後，ストローで飲み込めるようになった。「一番おいしいものは，何ですか？」という質問に，「のどを通るものがおいしいと，チューブで食事をするようになってわかった。口から誤嚥せずに飲める薬を薬剤師さんに選んでもらったおかげ。溶けやすい薬に変更してもらい，安心して飲めるようになった」と喜ばれた。このGEの選択は，先発医薬品にないジェネリックの工夫もあると読売新聞の「医療ルネサンス」で取り上げられた。

簡易懸濁法は，鼻からチューブを入れる経鼻経管栄養法や胃瘻，腸瘻を造設した患者に適する経管投与法である。GE製剤の方が簡易懸濁法で懸濁し，安全に投与できる製剤がある。

❶ 服用錠剤数を減らすことができるGE

オノンカプセル112.5mgの1回2錠服用の先発医薬品に対して，プランルカスト錠225「EK」では，1粒に2錠分配合されており，価格が半額以下であるため，服用錠数と薬剤費を半額に削減でき，ポリファーマシー対策になりえる。

❷ 嚥下しやすい，つまみやすいGE剤形

GEの湿性錠：GEの錠剤にある多数の細孔が，水を含むと速やかに水に浸透

し，崩壊するが，普通錠と変わらない硬度を持つ。高齢者でもつまみやすい大きさが研究されている。

（例）メバロチン錠（先発医薬品）⇒プラバスタチンNa錠「EE」など

❸ 苦味をマスキングし，崩壊しやすいGE剤形

以前，在宅訪問時に，全盲の患者が，服用すると苦味のある錠剤だけを吐き出して，それが残薬となって服薬アドヒアランス不良の要因となり，血圧上昇となっていた。このような例では，苦味をマスキングするGEの製剤的工夫が服薬支援につながる。

（例）ファモチジンD剤「サワイ」：苦味を抑えられたOD錠（図3）

苦味を抑え、味も新たな製剤へ

H2受容体拮抗剤

ファモチジンD錠10mg/20mg「サワイ」

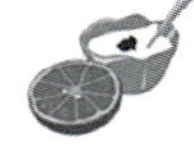

沢井製薬で最初に開発した口腔内崩壊錠です。2006年、メントール味で発売しましたが、より患者さんが服用しやすいようオレンジヨーグルト様風味の製品として、2010年に改良しました。
同時に、口腔内での溶解時間を短縮、錠剤の強度も増加し、より良い製品として生まれかわりました。

この製品では特許を取得しています。特許情報を見る

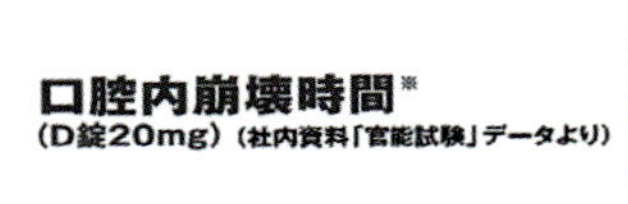

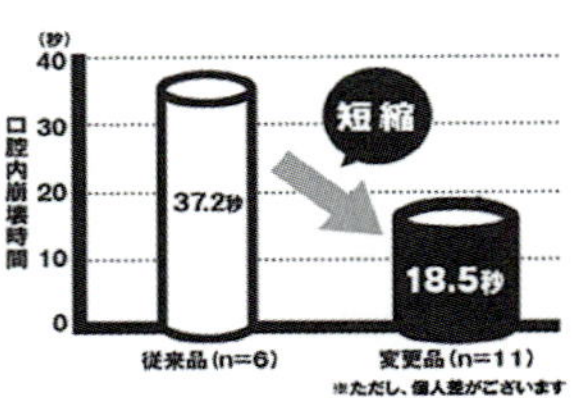

新しいファモチジンD錠（変更品）は当社従来品に比べて**硬度が向上！**

硬度(D錠20mg) 保存条件	イニシャル	温度(40℃ 3ヵ月)	湿度(25℃75%RH3ヵ月)	光(総照射量 60万lx・hr)	室温(25℃60%RH3ヵ月)
変更品	3.2kg	3.8kg	2.8kg	3.0kg	3.2kg
従来品	5.1kg	3.1kg	0.3kg	1.3kg	—

（社内資料「無包装下の安定性試験」データより）

図3 ファモチジンD錠10mg/20mg「サワイ」

〔沢井製薬ホームページ（http://med.sawai.co.jp/sawaigeneric/product.html）〕

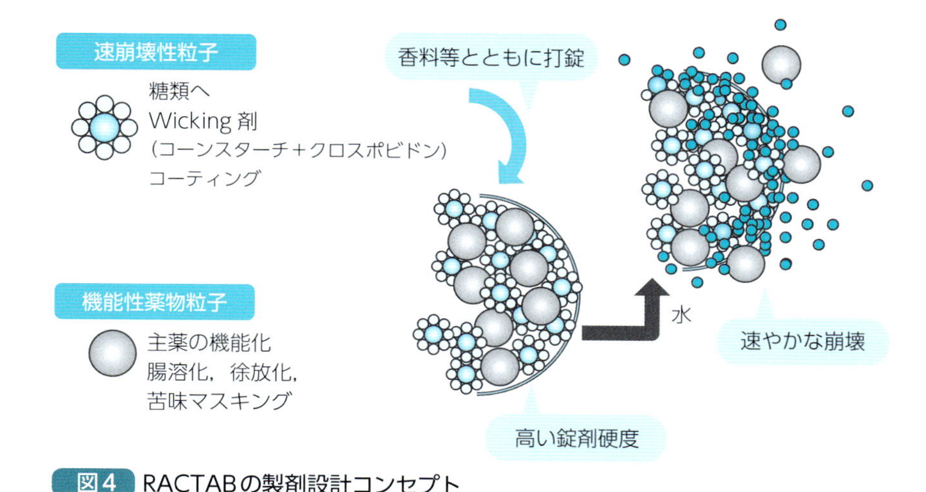

図4 RACTABの製剤設計コンセプト

（東和薬品資料：第28回インターフェックスジャパン，2015年7月3日）

RACTAB製剤（東和）：苦味をマスキングする機能性薬物粒子と速崩壊性粒子を合体（図4）

❹ 識別しやすく，調剤ミス，重複を防ぐGE剤形

高齢者では，視力が低下し，薬の区別がしにくい場合も見られる。以下のGEでは，錠剤にインクジェットなどでGE名が印字され，入院時も役立つ剤形である。薬のGS1データバーコードが表記され，調剤鑑査システムで調剤ミスを防ぐ工夫もなされ，患者自身も識別しやすいデザインなどが工夫されている。

在宅で療養する高齢者では，嚥下能力が低下し，口から食べ物や薬をうまく飲み込むことが困難な事例にしばしば遭遇する。高齢者は，歯の喪失による咀嚼機能の低下や嚥下反射の衰え，さらに最近では，高齢者のサルコペニア（加齢性筋肉減少症）による筋力低下も嚥下障害の一因といわれる。在宅における薬の問題解決に際し，嚥下しやすさ，簡易懸濁法の適応可否，薬の識別性，一包化調剤時での安定性，味などがしばしば問題となって，服用できずに残薬となり，結果的に効果が発揮できずに追加処方が必要なポリファーマシーとなることがある。

薬剤師が実際に服薬現場に参加することで，患者の実際の服用状況に合った，服用剤形，GEの選択へとつなげることができる。その際，薬学的視点でのGE選択眼が患者の服薬支援とポリファーマシー解消に役立つものと考えられる。

参考文献

1) 篠原久仁子：ジェネリック医薬品―選択の基準 患者の不安を解消し，服薬上の問題を解決．調剤と情報，19（13）：16–20，2013
2) 篠原久仁子　他：糖尿病外来患者の残薬要因に応じた服薬指導の介入効果の検討．くすりと糖尿病，3（2）：163–170，2014
3) 日本薬剤師会　監，じほう　編：在宅医療Q&A 平成27年版，p74–164，じほう，2015
4) 秋下雅弘　編著：高齢者のポリファーマシー，p206–226，南山堂，2016

OTC医薬品（一般用医薬品），サプリメントの考え方

症例

関節リウマチでメトトレキサート（MTX）内服中の79歳男性。

前夜に急性尿閉で救急搬送された。膀胱内に1Lも尿が溜まっており，腎後性腎不全の状況で緊急入院となった。ERで対応した研修医は問診時，「お薬は何を飲まれていますか？」と問い，MTX，フォリアミンを含めた病院処方薬の返答あり。急性尿閉に至った直接原因ははっきりしないままであった。

担当となった病棟薬剤師が翌日患者に「病院でもらうお薬以外にも，何か使われているものはありますか？　漢方薬やサプリメントも含めてです」と改めて問い直すと，実は2日前からドラッグストアで購入した総合感冒薬を内服していたことが判明。また，かなり以前から，マルチビタミンのサプリメントを服用しており，葉酸が含まれているが，そのことに気づいておらず，主治医にも申告していないとのことであった。

【1】OTC医薬品とサプリメントの現状，市場規模

OTC医薬品の市場規模は2014年度時点で1兆666億円であり，ここ10年間は横ばいから若干の縮小傾向が続いている。対して，健康食品・サプリメントの市場規模は2015年度時点で1兆5,785億円で，対前年444億円（2.9％）の増加となった（いずれも株式会社インテージ調べ）。現在の日本は超高齢化社会

を迎え，2013年度の国民医療費が前年度より2.2%増えて，ついに40兆円を突破した(40兆610億円)。今後も自己負担額変更などの抜本的な対策が打ち出されない限り，2025年度に向けて過去最高額を更新し続けるのは間違いない。このような現状を踏まえて，国としては完全自費負担であるOTC医薬品による自己治療，保健機能食品による健康増進，いわゆるセルフメディケーションを促進することで，病院受診を減少し，健康寿命を延ばすことに活路を見出そうとしている。2002年5月にはNPO法人セルフメディケーション推進協議会が発足し，同政策を広く呼びかけている。

OTC医薬品の販売促進対策として，スイッチOTCの範囲拡大が挙げられる。また，近年の大きな動きとして，2014年6月から要指導医薬品を除くすべてのOTC医薬品がインターネット上で販売できるようになった。スイッチOTCの中には内服NSAIDsやH_2ブロッカー，ブチルスコポラミンのような鎮痙薬，アミノフィリンやテオフィリン含有製剤など，臨床医の立場ではドキッとさせられる薬剤が含まれている。しかし，これらの政策により，病院を受診する必要なく，インターネットによって購入する場所や時間の制約もなく，容易にOTC医薬品を入手できるようになった。

サプリメントにおいては，2001年に保健機能食品の制度ができる以前は，錠剤やカプセル錠の製品は制限されてきた。しかし，現在では多くの製品が錠剤やカプセル錠で作られ，それにより消費者にとって医薬品との区別が難しくなっている。サプリメントの実態調査では，サプリメントを使用する目的として11%が「病状の改善」を挙げており〔消費者の「健康食品」の利用に関する実態調査(アンケート調査)，内閣府消費者委員会，2012年〕，あくまで食品であるサプリメントに対して，病気治療を期待していることがうかがえる。

また，この業界内での近年の大きな動きとして，2015年4月から食品表示法が施行され，食品の機能性表示(＝機能性表示食品)ができるようになった(図1)。これを取得した製品は「おなかの調子を整えます」，「脂肪の吸収を穏やかにします」などの文言をパッケージにつけることができる。従来の特定保健用食品(いわゆるトクホ)は消費者庁への申請から有効性の審査が行われ，販売許可が下りるまでに2年程度かかり，企業の臨床試験に多額の資金が必要となるこ

● 食品の機能性表示制度

変更前(～2015年3月31日)

医薬品(医薬部外品を含む)	食品		
	保健機能食品		一般食品
・医療用医薬品 ・一般用医薬品	特定保健用食品(トクホ) ・保健の機能表示が可能な食品 ・国が審査を行い，食品ごとに消費者庁長官が許可	栄養機能食品 ・栄養機能の表示が可能な食品 ・基準量を含む食品であれば，届出不要	・いわゆる健康食品(栄養補助食品，健康補助食品，栄養調整食品) ・機能性表示は不可

変更後(2015年4月1日～)

医薬品(医薬部外品を含む)	食品			
	保健機能食品			一般食品
・医療用医薬品 ・一般用医薬品	特定保健用食品(トクホ) 変更なし	栄養機能食品 一部変更 ・3成分(n-3系脂肪酸，ビタミンK・カリウム)追加 ・容器包装された生鮮食品もOK	機能性表示食品 ・事業者の責任により，一定の要件に基づき機能性表示が可能な食品 ・販売前に消費者庁へ届出が必要	変更なし

図1 医薬品と食品の分類

とからも，商品化が限られていた。しかし，機能性表示食品は企業が販売の60日前までに科学的根拠を示した研究論文などを添えて消費者庁に届け出れば，科学的根拠の妥当性のチェックなしに認定される。これは企業にとっては非常に「おいしい話」であり，施行から1年が過ぎ，届け出はすでに300品目を超え，最近テレビCMでも盛んに見かけるようになっている。

このようにトクホと比べても，信頼性は劣ると考えられる機能性表示食品だが，消費者に両者のニュアンスの違いは伝わっているだろうか。機能性表示食

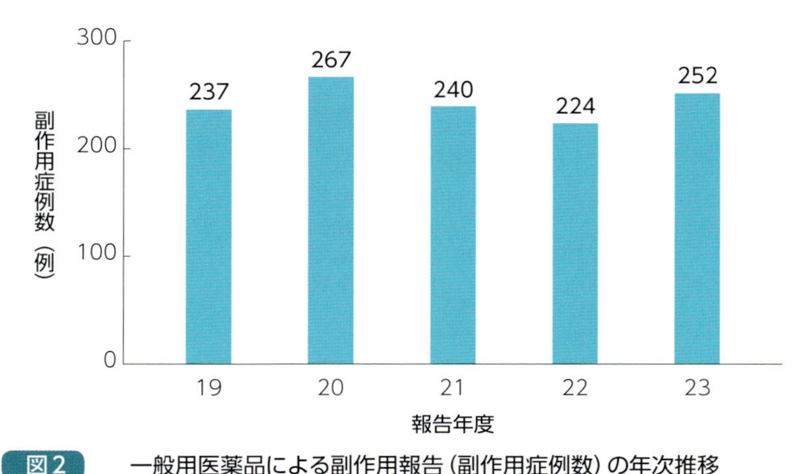

図2　一般用医薬品による副作用報告（副作用症例数）の年次推移

〔厚生労働省医薬食品局：医薬品・医療機器等安全性情報No.293, p.4, 2012（http://www1.mhlw.go.jp/kinkyu/iyaku_j/iyaku_j/anzenseijyouhou/293.pdf）〕

品はトクホのような個別審査を受けていない旨を表示しなければならないが，理解できている消費者は少ないのではないだろうか。

【2】OTC医薬品，サプリメントの副作用

このような国の医療費抑制政策のため，今後もこれらの市場の規制緩和が進む可能性があるが，消費者の利便性とリスクは表裏一体である。われわれ，医師，薬剤師の立場としては，常に副作用，有害事象の可能性について念頭におく必要がある。

厚生労働省による「医薬品・医療機器等安全性情報No.293」によると，2007～2011年度の5年間でのOTC医薬品による副作用報告が合計1,220例，毎年250例前後報告されている（図2）。薬効分類別では総合感冒薬（404例），解熱鎮痛消炎剤（243例），漢方薬（132例）の順番となっており，臨床現場での実感と合致している。死亡例も24例報告されており，やはり同じ順番だ。それぞれの薬剤で問題となる症状について分析した報告によると，総合感冒薬，

解熱鎮痛消炎剤では皮膚障害（要するに薬疹），漢方薬では肝胆道系障害の頻度が最多である[1)]。ただし，注意しなければならないのは，これらはあくまで製薬企業から自主報告されたものということである。薬疹や肝障害は見た目や数値ではっきり表れるものであり，報告対象となりやすい。しかし，眠気やふらつきのように，本人の自覚症状のみに基づくものは通常報告されにくい。

筆者個人の臨床経験と各種ガイドライン〔高齢者の安全な薬物療法ガイドライン2015，STOPP（Screening Tool of Older Persons' Prescriptions）criteria，Beers criteria〕に基づいて，絶対に押さえておいてほしいOTC医薬品の配合成分を以下に示す。

■ 抗ヒスタミン薬（H_1 ブロッカー）

総合感冒薬，鼻炎治療薬，乗り物酔い薬など広く含まれているが，高齢者には特に注意が必要だ。眠気，ふらつきからの転倒や認知機能低下，せん妄の誘発がある。さらに，冒頭の症状のように尿閉を惹起し，便秘も悪化する。個人的にも苦い経験が多い薬剤であり，ガイドラインでも可能な限り高齢者には使用を控えるとされている。若者の場合でも車の運転の問題がある。代替案としては，総合感冒薬は原則抗ヒスタミン薬含有でないものとするのが最も確実だ。そもそも，感冒に対する抗ヒスタミン薬の効果はたかが知れている（18個のRCTのシステマティックレビューでは投与後1～2日間のみわずかな症状改善があるが，3日目以降では有意差なし）[2)]。

鼻炎治療薬（特にアレルギー性鼻炎）を求められた時には，点鼻薬を選択しておけば安全性は比較的高い。どうしてもの場合は，せめて上記副作用リスクを減らした第2世代抗ヒスタミン薬としたい。

■ アリルイソプロピルアセチル尿素，ブロムワレリル尿素

解熱鎮痛薬に配合されている傾眠鎮静成分である。バルビツール酸系に似た化学構造を持っており，睡眠薬として使用された過去がある。ブロムワレリル尿素はかつては自殺目的に使用されたことがあり（急性ブロム中毒），両者とも依存性が高い薬剤であるため，総合感冒薬には使用できないことになっている。

にもかかわらず，いまだ解熱鎮痛薬に用いることが認められていることは理解に苦しむ。しかも，傾眠鎮静の副作用を補うために，無水カフェインが含有されていることが多い。心機能が低下した高齢者には，カフェインの心負荷作用の懸念も含めて原則避けるべき薬剤である。

NSAIDs（内服薬）

この薬剤も個人的に数々の苦い記憶を思い起こさせる。消化性潰瘍・出血やアスピリン喘息についてはいうまでもないが，高齢者では腎機能障害，心不全のリスクを上げることも大変重要だ。心不全入院歴のある患者へのNSAIDs投与で心不全再入院がHR 1.16–1.35，死亡がHR 1.11–2.08と有意に増加する[3]。腎機能障害，心不全の副作用について，あまり意識していない医師が実は多い（特に内科系以外）。急性腎障害からみると，NSAIDsは代表的な原因薬剤にもかかわらずである。

他の派生的な症状として，NSAIDsは薬剤性浮腫を引き起こす。カルシウム拮抗薬による薬剤性浮腫と同様に見過ごされていることが多い。医師はむくみごとき大したことはないとタカをくくるが，患者は気にしている。

解熱鎮痛薬として26年ぶりのスイッチOTCとして有名になったロキソニンSは，プロドラッグのため胃に負担が少ないことを売りにしている。しかし，前述のガイドラインでは“すべてのNSAIDs”について可能な限り使用を控えるよう推奨されている。非選択性NSAIDs間の使い分けには臨床的にあまり意味がない。腎機能や心機能の詳細な評価が困難なOTC医薬品販売の環境では，短期間としても高齢者へのNSAIDsの販売は避けるのが無難と筆者は考えている。代替案としては，アセトアミノフェンが挙げられる。アセトアミノフェンはきちんと高用量を投与すれば，NSAIDsに近い鎮痛効果を期待できる。しかし，残念ながらOTC医薬品内のアセトアミノフェンは1回300mgと大変少量だ。この用量では解熱剤としては使えても，鎮痛薬としての効果があまり期待できない。そのため，AAC処方（アセトアミノフェン＋アスピリン＋カフェイン）やACE処方（アセトアミノフェン＋カフェイン＋エテンザミド）として鎮痛効果を高めている医薬品が多く，結果的にNSAIDsが関与してしまう現状がある。

■ 漢方薬

「自然の生薬だから体に負担がない」と思っている消費者は多い。前述した肝胆道系障害以外に現場で経験することが多い副作用は，何といっても甘草による偽性アルドステロン症だ。低カリウム血症からの不整脈は致死的になりうる。医療用漢方製剤の実に7割が甘草を含有しており，それぞれの含有量は少量であったとしても，“漢方好き”な患者は2剤，3剤と併用している場合があり，結果として多量摂取となる。さらに，フロセミドのようなカリウムを低下させる薬剤を別に併用しているといよいよ危ない。「甘草＝漢方薬」というイメージが定着しているが，実は漢方薬以外のOTC医薬品，特に総合感冒薬，滋養強壮薬，胃腸薬など実に多くの薬剤にブレンドされているため注意が必要だ。

他には附子や麻黄による心負荷作用，黄芩による間質性肺炎，山梔子（さんしし）長期内服による腸間膜静脈硬化症（静脈硬化性大腸炎）が注意すべき副作用としてガイドラインにも取り上げられている。山梔子の件は，更年期障害→加味逍遙散長期内服というキーワードとともに近年トピックとなっている事柄であるので頭に入れておきたい。

次にサプリメントの副作用についてだが，OTC医薬品以上にさまざまな品質の原材料が複数ブレンドされているという特性上，個々の安全性が評価は困難である。例えば，アンチエイジング効果などをうたい，多種類販売されているコエンザイムQ10サプリメントは，同じくコエンザイムQ10が主成分である医薬品（ノイキノン＝うっ血性心不全治療薬）と，商品の品質（不純物混入の有無），商品中の表示成分含量の真偽，摂取した時の体内吸収などから同等のものとは到底考えられない。過去にはコエンザイムQ10サプリメントとして販売されていた商品にもかかわらずコエンザイムQ10が全く検出されず，別の医薬品成分を添加していた事例も報告されている（2015年3月4日，厚生労働省医薬食品局報道発表）。よって，茶のしずく石鹸問題のように個々の製品で有害事例が頻発しない限り，情報が収集されにくく，実際に網羅的にまとめて公表されているものはほとんどない。

限られた手段の中で，患者が使用しているサプリメントについて，どのように情報収集したらよいだろうか。サプリメントの製造企業からの情報の多くは有効

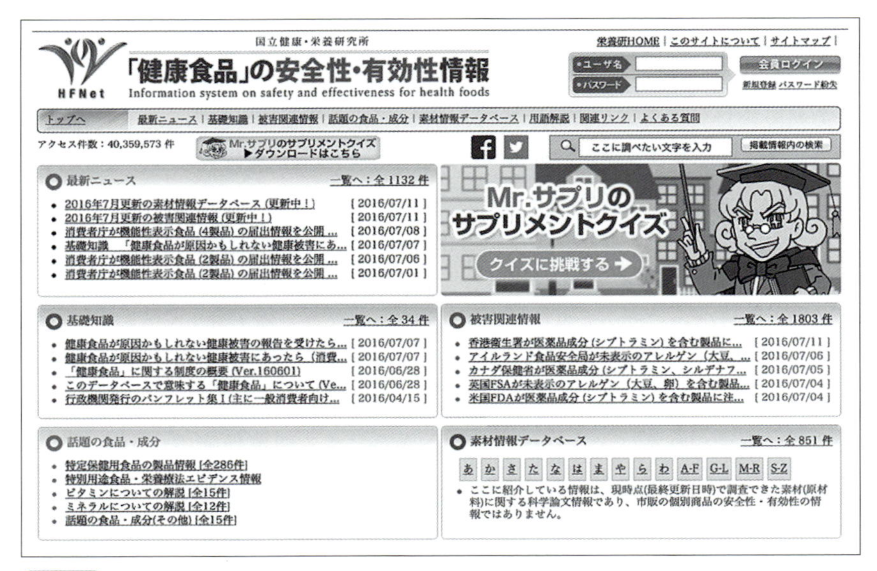

図3 「健康食品」の安全性・有効性情報（HFNET）

〔国立健康・栄養研究所：「健康食品」の安全性・有効性情報のホームページ（https://hfnet.nih.go.jp）より〕

性情報であり，都合の悪い安全性情報は少ない。お勧めなのが，国立健康・栄養研究所が運営している「健康食品」の安全性・有効性情報（HFNET）だ（図3）。海外のものも含めて，最新の被害関連情報がアップデートされており，素材別の情報検索，トクホの製品情報や話題の食品・成分に関する情報にも簡単にアクセスできるようになっている。ぜひ，現場で活用したいツールだ。

【3】OTC医薬品，サプリメントの使用は医療従事者に伝わっていない

さて，冒頭の症例のような経験をしたことのある方は多いのではないだろうか。OTC医薬品，サプリメント個別の副作用，相互作用についてすべてを暗記することは不可能であるが，最も危険なことは患者が服用している事実を医

療従事者側が把握していない場合である。

まず前提として，どのくらいの人がOTC医薬品，サプリメントを使用しているのだろうか。東京都における2011年度「一般用医薬品に関する都民の意識調査」では，「ここ1年間で一般用医薬品を購入したことがない」と回答したのはわずか8.0％であり，かぜ薬（50.9％），目薬（42.8％）をはじめ，多くの市民が年1回以上は一般用医薬品を購入している。

次に，サプリメント使用率は過去の国内からの報告[4〜7]によると概ね20〜40％，つまり3人に1人の日本人はサプリメントを使用していることになる。サプリメントによるセルフメディケーション先進国である米国ではさらに普及しており，約50％，2人に1人が使用している。特に，50歳代，女性，アジア系米国人，糖尿病既往，禁煙者，健康に関心のある層で使用率が高いことが示されている[8]。閉経後で体調変化を来しやすく，比較的経済的余裕がある年代，かつ健康意識の高い50歳代女性層においてサプリメント使用率が高いのは何ともイメージしやすい。

これだけ多くの人がOTC医薬品，サプリメントの購入をしているのだが，サプリメントの摂取について医療従事者に相談した，ないしは，使用を伝えた患者は23〜39％程度に過ぎない[4〜7]。つまり，サプリメントを使用している患者のうち3人に2人は主治医や担当薬剤師にその事実を伝えていないのである。そして，症例の研修医のように漠然と内服薬を聞いてしまうと，患者は病院処方の薬剤しか答えてくれないことが常である。特にサプリメントについては，患者も薬剤と認識していない（実際に医薬品ではなく食品なので）ため，内服歴を聴取する際にはクローズドに聞き出さないと見落とされる。

【4】まとめ

冒頭の症例は，OTC医薬品である総合感冒薬内に含まれていた抗ヒスタミン薬による急性尿閉の患者であった。MTXの副作用軽減のために葉酸製剤であるフォリアミンを予防内服しているにもかかわらず，葉酸含有サプリメントを使用していることが偶発的にわかった。このように，薬剤そのものによる副作用以外の薬物相互作用（薬物動態的相互作用，薬力学的相互作用）にも常に注意を払いたい。

本稿の最も重要なメッセージとしては，患者情報の少ないOTC医薬品販売現場において，特に高齢者では「無理をしない」ことである。売り上げの問題などがあるのは重々承知のうえで，例えば「感冒薬はかぜそのものを治す薬ではなく，必ずしも内服は必要ない」など正確な情報提供を意識していただければ幸いである。

参考文献

1) 梅津亮汧　他：日本国内の有害事象自発報告データベースを用いた一般用医薬品の有害事象発生傾向の調査．藥學雑誌，135（8）：991－1000，2015
2) De Sutter AI, et al.: Antihistamines for the common cold. Cochrane Database Syst Rev: CD009345, 2015
3) Gislason GH, et al.: Increased mortality and cardiovascular morbidity associated with use of nonsteroidal anti−inflammatory drugs in chronic heart failure. Arch Intern Med, 169（2）: 141−149, 2009
4) 和田敦　他：入院患者における健康食品利用実態と薬局およびインターネットにおける健康食品情報提供に関する調査．医療薬学，29（2）：237－246，2003
5) 田中淳　他：機能性食品（健康食品）についての意識調査．日本病院薬剤師会雑誌，40（1）：37－39，2004
6) 北本真一　他：がん化学療法施行患者における健康食品の摂取状況と意識調査．日本病院薬剤師会雑誌，43（9）：1175－1178，2007
7) 國領俊之　他：入院患者におけるサプリメントの摂取状況および医療用医薬品との相互作用リスク評価．日本病院薬剤師会雑誌，52（4）:418－422，2016
8) Archer SL, et al.: Association of dietary supplement use with specific micronutrient intakes among middle−aged American men and women: the INTERMAP Study. J Am Diet Assoc, 105（7）: 1106−1114, 2005

9章

日常的に
知識をアップデートする方法

私が勧める勉強法・ツール

【1】知識とは情報が生み出した構成物である

処方整理・deprescribingに限らず，薬物治療を考えるうえで，臨床判断の基本的な根拠となるのは「知識」であろう。当たり前だが，私たちは「知識」なしに社会的に妥当かつ常識的な判断を行うことは難しい。ただ，そもそも「知識」とは何か，改めて考える機会も少ないだろう。まずはこの基本的な問題から考察を加えたい。

人は，産まれてから物心つき，精神的に成熟するまでは，社会的に妥当な判断を行うことができない。一般的には「もう大人なんだから自分で判断しなさい」といわれるような年齢にならないと，主体的に判断することは難しいだろう。ある程度，物事の分別がつく程度の「知識」がないと，人はこの社会で妥当と思われるような判断をすることができないのである。

では，人は「知識」をどのように吸収していくのであろうか。本を読んだり，他人と会話したり，テレビやラジオ，インターネットの「情報」を介して学んでいくことであろう。つまり「知識」とは「情報」が生み出した構成物なのである。例えば，病態生理学の教科書で糖尿病の病態生理を学んだとしよう。私たちは教科書情報から，糖尿病という疾患概念を「知識」として構築するだろう。また，薬理学の教科書で糖尿病治療薬の作用機序を学び，糖尿病の治療概念を「知識」として構築するわけである。

【2】手持ちの「情報」は臨床判断に役立つ「知識」となりうるか

病態生理学理論，薬理学理論のような「情報」から構築された「知識」は，薬がどんな人に，どのように効くかという問いに対する答えを与えてくれる。このような情報から生み出された信念は，薬物治療に関して，絶対的な知識を与えてくれるように感じる。しかし，実際の臨床では，このような知識だけでは，解決できない問題の方が多い。どういうことか。

薬がどんな人に，どのように効くかという「知識」は，その薬がどんな人に，どの程度効果があり，その人の人生にどのような影響を及ぼすのか，という非常に臨床的な疑問に明確に答えられないのである。例えば，糖尿病の人に，DPP4阻害薬を投与すると，インクレチンの分解を防ぎ，内因性のインスリン分泌量を増やし，血糖値を下げる，という「知識」があっても，どれだけ合併症が予防でき，どれだけ健康寿命が延びるか，という問いには明確に答えられないだろう。臨床判断に必要な「知識」を構成するには，病態生理学理論情報や薬理学理論情報だけではなく，何か別の「情報」も必要なのだ。

【3】どんな情報を追えばよいのか

薬を投与するというような医療介入により，対象となった患者がどのような転帰をたどるか，介入の成り行きのようなものを「アウトカム」と呼ぶ。そして薬剤投与と臨床アウトカムの関連を定量的に示した情報があれば，その薬がどんな人に，どの程度効果があり，その人の人生にどのような影響を及ぼすのか，という疑問への有力な示唆となるだろう。ちなみに，このような普遍的な回答を得られないような臨床上の疑問を前景疑問と呼ぶ。それに対して，薬理学理論や病態生理学理論から答えを得られるような一般知識に対する疑問を背景疑問と呼ぶ。

医学的な介入とそのアウトカムの関連は，臨床研究によって検討される。臨床研究とは人を対象とした医療介入の有効性，安全性を検討する研究のことだが，例えば，高血圧患者に薬を投与すると，薬を投与しない場合に比べて，脳卒中の発症がどれだけ減るのか，あるいは副作用の発症がどれだけ多いのか，ということを検討する。そして，このような情報は臨床医学に関する研究論文として報告される。

【4】情報を入手し，知識をアップデートするためのツール

ところで，EBM（Evidence–based Medicine）をご存じだろうか。日本語では「根拠に基づく医療」などと呼ばれるが，この“根拠”に相当するのが臨床医学に関する研究論文（エビデンス）である。EBMは前景疑問に対する問題解決のための臨床行動スタイルであり，以下の5つのステップからなるツールでもある[1]。

●ステップ1：問題の定式化

前景疑問を①どんな患者に，②どんな介入をすると（どんな曝露があると），③何と比べて，④アウトカムはどうなるかの4つの要素で定式化する。①patient，②intervention（exposure），③comparison，④outcomeの頭文字を取ってPICOもしくはPECOと呼ばれる。例えば，2型糖尿病患者にDPP–4阻害薬は有効だろうか，という疑問をPECOで定式化すると，①P：2型糖尿病患者に，②E：DPP–4阻害薬を投与すると，③C：プラセボに比べて，④O：心血管疾患や死亡は減るか？　となる。このように疑問を定式化することで，問題の明確化や情報収集の効率化を可能にさせる。

●ステップ2：問題についての情報収集

疑問に対する情報，つまりエビデンスを収集する。EBMの実践では，主に臨床医学に関する研究論文をエビデンスとして活用することになる。情報収集のためのデータベースはPubMed（http://www.ncbi.nlm.nih.gov/pubmed）が無料で使用可能だ。なお，論文検索手法や情報アップデートの重要性について，その詳細は本稿で取り上げないが，参考文献[2~4]を参照いただけると幸いである。

●ステップ3：情報の批判的吟味

得られた情報は鵜のみにするのではなく，批判的に吟味を行う。本稿では詳細を取り上げないが，ここでは疫学や統計学の知識が必要となる。詳しくは，参考文献[2, 3]を参照いただけると幸いである。

●ステップ4：情報の患者への適用

エビデンスの患者への適用である。ここで大事なのは，必ずしも医学的正しさが，患者にとっての正しさと同一ではないということである。最終的な臨床判断はエビデンスを踏まえて，患者の思い，患者を取り巻く環境，そして医療者の臨床経験を統合して行う。

●ステップ5：一連の流れの再評価

つけ加えるべきエビデンスはなかったか，その後の患者の状態はどうか，一連の流れを再評価し，今後に役立てていく。

EBMというツールを使いこなすことで，処方整理・deprescribingにおける薬剤個別のリスク/ベネフィットを薬剤師の主観だけでなく，論文に基づく客観的情報を踏まえ，定量的に評価できるようになるのだ。医師との情報共有も円滑に進むであろう。ポリファーマシー問題にEBMの実践は不可欠である。

【5】EBMスタイルで学ぶ

ポリファーマシーの問題はつまるところ，薬物療法の最適化というごく当たり前の問題に集約できる。ただそこには患者の思いや価値観など，医学的正しさだけでは解決できない難しさもある。つまり問題解決アプローチの基本は，エビデンスを踏まえたうえで，患者の思いや環境を考慮し，臨床判断を行っていくというEBM実践そのものといえる。

しかし，エビデンスの多くは英語で書かれており，一般的な論文検索データベースPubMedもすべて英語での検索となる。英語を苦手とする薬剤師にとっては大きな壁になるかもしれない。最後に，日本語で検索できるデータベースとEBMを学ぶための1つの取り組みを紹介しよう。

■ CMEC (Community Medicine Evidence Center)

http://cmec.jp/

臨床的に重要かつ，質の高い臨床医学論文を厳選し，日本語で要約しているサイト。疾患カテゴリーごとの検索やキーワード検索も日本語で可能。

■ J-STAGE

https://www.jstage.jst.go.jp/browse/-char/ja/

文部科学省所管の独立行政法人科学技術振興機構(JST)が運営する電子ジャーナルの無料公開システム。各学会誌などの閲覧，文献検索が可能。

■ 薬剤師の地域医療日誌

http://blog.livedoor.jp/ebm_info/

筆者が気になった論文や，実際に業務で活用した論文抄録を翻訳し，コメントをつけて投稿しているブログ。

毎日1論文，読み続けてみてほしい。医学論文を日々読み続けることで，薬物治療概念が大きく変わることに気づくだろう。繰り返すが知識とは情報が生み出す構成物である。薬が人の一生にどのような影響を及ぼしうるのか，そういった情報を日々整理していく中で，薬物治療に対する自分なりの意見をしっかりと持つことが可能になる。

また，医学論文の読み方が全くわからない人も安心してほしい。ソーシャルメディアを活用し，インターネット上で開催している医学論文抄読会「薬剤師のジャーナルクラブ」[5, 6]という取り組みがある。筆者も共同主宰者の1人であるが，この取り組みはツイットキャスティング(TwitCasting, http://twitcasting.tv)というインターネットサービスを利用し，オンライン上で開催している抄読会をラジオ配信するものだ。配信視聴者はコメント投稿機能を用いて抄読会への能動的な参加が可能である。開催概要は薬剤師のジャーナルクラブ公式Facebookページ（http://j.mp/jjclippage）で確認できる。ぜひ参加してみてほしい。

● 参考文献

1) Straus SE, et al.: Evidence-based Medicine; How to practice and teach it, 4th ed, Churchill Livingstone, 2010
2) 名郷直樹：ステップアップEBM実践ワークブック，南江堂，2009
3) 薬剤師のジャーナルクラブ　編：薬剤師のための医学論文活用ガイド～エビデンスを探して読んで行動するために必要なこと～，中外医学社，2016
4) 青島周一：エビデンスの定期的なアップデート法．薬局，67（1）：10-13，2016
5) 青島周一：薬剤師のジャーナルクラブ インターネット上でのEBM学習の場を提供する試み，週刊医学界新聞，第3084号，2014年7月14日，http://www.igaku-shoin.co.jp/paperDetail.do?id=PA03084_03
6) 桑原秀徳：ジャーナルクラブの実際．薬局，67（1）：15-19，2016

今日から取り組む

実践！ さよならポリファーマシー

定価　本体2,700円（税別）

平成28年10月12日　発　行

編　著　北 和也（きた かずや）

発行人　武田 正一郎

発行所　株式会社 じ ほ う

101-8421　東京都千代田区猿楽町1-5-15（猿楽町SSビル）
電話　編集　03-3233-6361　販売　03-3233-6333
振替　00190-0-900481
<大阪支局>
541-0044　大阪市中央区伏見町2-1-1（三井住友銀行高麗橋ビル）
電話　06-6231-7061

デザイン・組版　（株）サンビジネス　　印刷　シナノ印刷（株）

ISBN 978-4-8407-4893-3